U0297211

临床微生物学检验实验指导

（第 2 版）

主　编　彭奕冰

编　者　（以姓氏笔画为序）

王豫萍（贵州医科大学）

刘晓一（清华大学）

宋　珍（上海交通大学医学院）

张　敏（西藏民族大学医学院）

张竹君（第三军医大学）

周爱萍（同济大学）

晏　群（中南大学湘雅医学院）

彭奕冰（上海交通大学医学院）

谢　轶（四川大学华西临床医学院）

秘　书　宋　珍

中国健康传媒集团

中国医药科技出版社

内 容 提 要

本书根据全国高等医学院校医学检验技术（医学检验）专业最新教学大纲要求，结合编者自身的教学和临床经验进行编写。本书以实验技术为主线，共分7个单元、32个实验，较为系统地介绍了细菌学检验基本技术、常见病原菌的培养和鉴定、常见病原性真菌的培养和鉴定、抗菌药物敏感性试验与耐药性检测、常见病毒检测技术及常见临床标本的细菌学检验等内容。

本书适合医学检验技术（医学检验）专业本科和大专院校师生教学使用。

图书在版编目（CIP）数据

临床微生物学检验实验指导/彭奕冰主编 . —2 版 . —北京：中国医药科技出版社，2015.7
全国高等医药院校医学检验技术（医学检验）专业规划教材
ISBN 978 - 7 - 5067 - 7600 - 4

Ⅰ . ①临…　Ⅱ . ①彭…　Ⅲ . ①微生物学 - 医学检验 - 医学院校 - 教材　Ⅳ . ①R446.5

中国版本图书馆 CIP 数据核字（2015）第 174257 号

美术编辑　陈君杞
版式设计　郭小平

出版　**中国健康传媒集团** | 中国医药科技出版社
地址　北京市海淀区文慧园北路甲 22 号
邮编　100082
电话　发行：010 - 62227427　邮购：010 - 62236938
网址　www. cmstp. com
规格　889 × 1194mm $^1/_{16}$
印张　11
字数　263 千字
初版　2010 年 2 月第 1 版
版次　2015 年 7 月第 2 版
印次　2018 年 12 月第 2 次印刷
印刷　三河市国英印务有限公司
经销　全国各地新华书店
书号　ISBN 978 - 7 - 5067 - 7600 - 4
定价　24.00 元
本社图书如存在印装质量问题请与本社联系调换

全国高等医药院校医学检验技术（医学检验）专业规划教材

建设委员会

主 任 委 员　丛玉隆（中国人民解放军总医院）

副主任委员　（以汉语拼音为序）

樊绮诗（上海交通大学医学院）

胡丽华（华中科技大学同济医学院）

刘新光（广东医学院）

吕建新（温州医学院）

王　前（南方医科大学）

吴忠道（中山大学中山医学院）

姚　智（天津医科大学）

尹一兵（重庆医科大学）

委　　　员　（以汉语拼音为序）

陈育民（河北工程大学医学院）

洪秀华（上海交通大学医学院）

胡建达（福建医科大学）

胡翊群（上海交通大学医学院）

李咏梅（北华大学医学部）

刘　辉（大连医科大学）

刘成玉（青岛大学医学院）

吕世静（广东医学院）

王　辉（新乡医学院）

徐克前（中南大学湘雅医学院）

姚群峰（湖北中医药大学）

张进顺（河北北方学院）

吴俊英（蚌埠医学院）

郑铁生（江苏大学医学院）

秘 书 长　匡罗均（中国医药科技出版社）

办 公 室　罗万杰（中国医药科技出版社）

尚亭华（中国医药科技出版社）

全国高等医药院校医学检验技术（医学检验）专业规划教材

出版说明

全国高等医药院校医学检验专业规划教材，于 20 世纪 90 年代开始启动建设。是在教育部、原国家食品药品监督管理局的领导和指导下，在广泛调研和充分论证基础上，由中国医药科技出版社组织牵头江苏大学、温州医科大学、中山大学、华中科技大学同济医学院、中南大学湘雅医学院、广东医学院、上海交通大学医学院、青岛大学医学院、广西医科大学、南方医科大学、301 医院等全国 20 多所医药院校和部分医疗单位的领导和专家成立教材建设委员会共同规划下，编写出版的一套供全国医学检验专业教学使用的本科规划教材。

本套教材坚持"紧扣医学检验专业本科教育培养目标，以临床实际需求为指导，强调培养目标与用人需求相结合"的原则，10 余年来历经二轮编写修订，逐渐形成了一套行业特色鲜明、课程门类齐全、学科系统优化、内容衔接合理的高质量精品教材，深受广大师生的欢迎，为医学检验专业本科教育做出了积极贡献。

本套教材的第三轮修订，是在我国高等教育教学改革的新形势和医学检验专业更名为医学检验技术、学制由 5 年缩短至 4 年、学位授予由医学学士变为理学学士的新背景下，为更好地适应新要求，服务于各院校教学改革和新时期培养医学检验专门人才需求，在 2010 年出版的第二轮规划教材的基础上，由中国医药科技出版社于 2014 年组织全国 40 余所本科院校 300 余名教学经验丰富的专家教师不辞辛劳、精心编撰而成。

本轮教材含理论课程教材 10 门、实验课教材 8 门，供全国高等医药院校医学检验技术（医学检验）专业教学使用。具有以下特点：

1. 适应学制的转变　第三轮教材修订符合四年制医学检验技术专业教学的学制要求，为目前的教学提供更好的支撑。

2. 坚持"培养目标"与"用人需求"相结合　紧扣医学检验技术专业本科教育培养目标，以医学检验技术专业教育纲要为基础，以国家医学检验技术专业资格准入为指导，将先进的理论与行业实践结合起来，实现教育培养和临床实际需求相结合，做到教师好"教"、学生好"学"、学了好"用"，使学生能够成为临床工作需要的人才。

3. 充实完善内容，打造教材精品　专家们在上一轮教材基础上进一步优化、精炼和充实内容。坚持"三基、五性、三特定"，注重整套教材的系统科学性、学科的衔接性。进一步精简教材字数，突出重点，强调理论与实际需求相结合，进一步提高教材质量。

编写出版本套高质量的全国高等医药院校医学检验技术（医学检验）专业规划教材，得到了相关专家的精心指导，以及全国各有关院校领导和编者的大力支持，在此一并表示衷心感谢。希望本套教材的出版，能受到全国本科医学检验技术（医学检验）专业广大师生的欢迎，对促进我国医学检验技术（医学检验）专业教育教学改革和人才培养做出积极贡献。希望广大师生在教学中积极使用本套教材，并提出宝贵意见，以便修订完善，共同打造精品教材。

全国高等医药院校医学检验技术（医学检验）专业规划教材建设委员会

中国医药科技出版社

2015 年 7 月

前　言

　　近年来，随着临床医学和相关检测技术的不断发展，对医学检验人员的理论知识和操作技能提出了更高的要求。临床微生物学检验作为医学检验技术（医学检验）专业的主干课程之一，对学生的基础理论知识和基本实验技术展开教学和训练，并更注重于培养学生的实验技能，为其今后从事检验相关领域的工作打下基础。本书全体编委根据全国高等医药院校医学检验技术（医学检验）专业《临床微生物学检验》（第 3 版）教学大纲的要求，总结自身的教学和临床经验，编写了这本《临床微生物学检验实验指导》（第 2 版），可作为相应理论课程的配套实验教材，主要供医学检验技术（医学检验）专业本科和大专的师生教学使用，旨在培养学生临床微生物学的实验操作技能以及分析、解决实际问题的基本能力。

　　本教材以实验技术为主线，基本框架结构与上一版类似，共分为 7 个单元，由 32 个实验组成，较为系统地介绍了细菌学检验基本技术、常见病原菌的培养和鉴定、常见病原性真菌的培养和鉴定、抗菌药物敏感性试验与耐药性检测、常见病毒检测技术以及常见临床标本的细菌学检验等内容。其中，每个实验的编写内容包括实验目的、实验器材、实验方法、实验结果、注意事项等部分，还特别设置了相应的思考题，有助于学生的理解和学习，并启发其对关键问题的思考。本书在强调对学生基本理论知识和技能训练的同时，也希望通过一些设计性实验和综合性实验来培养学生的创新思维，并引导他们运用所学知识来分析与解决临床问题。教材内容注重基础与临床相结合，突出理论联系实际的原则，兼顾科学性、系统性、实用性和启发性，以期在有限的实验教学时数内取得良好的教学效果。为方便读者，本书在附录中列举了常用培养基、常用染液与试剂的配方和用途，以及临床标本检验实验记录表和常用仪器设备等。

　　本教材在编写过程中得到了各参编单位的支持和帮助及上海交通大学医学院洪秀华教授的悉心指导，在此表示衷心的感谢。尽管全体编者已努力尽心地去完成编写工作，但由于我们的学术水平和编写能力有限，在教材的内容和编排上难免存在缺点和错漏，敬请广大读者批评指正。

编者

2015 年 5 月

笔记

目录

第一单元　临床微生物实验室的生物安全防护与实验室守则

一、临床微生物实验室的生物安全防护

临床微生物实验的对象为病原微生物，对实验室内工作人员和周围环境具有一定的潜在生物危害性，操作不慎有可能造成感染，因此做好临床微生物实验室的生物安全防护对保护实验室工作人员及室内外的环境非常重要。实验室生物安全防护（biosafety containment for laboratories）是指在实验室环境下处理和保存感染性物质的过程中采取的一系列防护措施，其主要内容包括实验室特殊设计和建设要求、实验室安全设备、个人防护装置和措施，以及标准化的操作技术和流程。

1. 实验室生物安全防护水平分级　根据实验室对所处理微生物及其毒素采取的防护措施不同，将实验室生物安全防护水平（biosafety level，BSL）分为四级，分别以 BSL－1、BSL－2、BSL－3、BSL－4 表示，一级防护水平低，四级防护水平最高。一般教学用的普通微生物实验室属于 BSL－1，其实验室设计和结构、安全设备、安全操作规程等适用于对健康成年人已知无致病作用的微生物。而临床微生物实验室属于 BSL－2，其实验室设计和结构、安全设备、安全操作规程等适用于对人和环境具有中等潜在危害的微生物。不同等级的生物安全防护水平，对实验室的设计和结构、安全设备、个人防护、实验室的安全操作规程等均有具体而详细的要求和规定［参照世界卫生组织（WHO）编写出版的《实验室生物安全手册》］。

2. 实验室内产生生物危害的设备　某些设备在使用时有潜在的生物危害，了解能产生生物性危害的器材和设备有助于有针对性地进行防范。常见的包括注射针、离心机、振荡器、摇床、搅拌器、水浴箱等，实验过程中正确使用和维护这些设备，以防实验室获得性感染及保护环境免受污染。

3. 实验室的安全设备　临床微生物实验室常见的安全防护设备包括生物安全柜、高压灭菌器、洗眼器、冲淋装置等，实验过程中正确使用和维护这些设备，对防止实验室获得性感染，保护环境免受污染具有至关重要的作用。

4. 实验室的个人防护用品　常用的包括口罩、工作帽、实验室防护服、护目镜（安全眼镜）、面罩、手套、防护鞋等。

5. 实验室设计和建设　考虑新建实验室或计划对已建的实验室进行结构改造时，应根据拟建（改造）实验室的生物安全防护水平，依据我国《生物安全实验室建筑技术规范》进行实验室的设计和建设。

有关详细内容和要求可参考 WHO 编写出版的《实验室生物安全手册》。

二、临床微生物教学实验室守则

为防止遭受临床微生物学实验室病原微生物的感染，以及保护实验室内外环境，要求同学们进入实验室后必须严格遵守以下规则。

（1）必要的实验指导、书籍和文具等带入后，应放在指定的清洁区；在实验室，应穿防

滑、防渗不露脚趾的鞋。

（2）进入实验室必须先穿实验服，不得佩戴戒指、手镯、腕表等，长发必须束在脑后。

（3）实验室内禁止饮食、吸烟。

（4）每项微生物学实验都要坚持无菌操作，这样既可防止临床标本及纯培养物被污染，又可防止临床标本或纯培养中的病原微生物感染人体或污染环境；使用接种环刮琼脂平板、吸带菌液体、制作细菌涂片、打开培养物等操作都有可能产生气溶胶，操作者有吸入病原体的危险，因此所有的操作应降低气溶胶或泡沫的生成，无菌操作时禁止开风扇。感染性材料的离心操作应使用安全的离心杯或密封的离心机转子，在生物安全柜中开启、装载或关闭感染性材料；禁止用嘴吸取液体，除了注射药物或从动物体内抽吸液体以外，不应使用注射器，因为使用注射器等锐器有可能致表皮破损，使病原微生物通过皮肤黏膜引起感染。

（5）用过的吸管、滴管、试管、玻片等带菌器材，应放在指定的地方或含消毒液的容器内，禁止放在桌面上或水池内，禁止将带菌液体倾入水槽；禁止酒精灯互相点燃，以防发生意外。

（6）若发生割破手指，菌液进入口、眼，或遇带菌材料破损、污染环境和物品等事故时，应立即报告老师，及时进行预防处理。

（7）不可擅自搬动示教、实验器材或室内设施；节约使用实验材料，爱护公物，如有损坏，应立即向指导教师报告，并主动登记。

（8）实验完毕，应清理桌面，把用过的物品放回原处（如显微镜、接种环、染色液、擦镜纸、香柏油、火柴等），需培养的物品做好标记后按要求放入培养箱。

（9）离开实验室前，应脱下实验服，反折放入专用容器内，在消毒液中将手浸泡 5~10 分钟，并用自来水冲洗干净，关好水、电、门、窗后方可离室；禁止在实验室以外的场所（教室、图书馆、宿舍、厕所等）穿曾在微生物实验室穿过的实验服；穿过的实验服应定期清洗消毒，被污染的实验服应立即更换，先消毒灭菌后再洗涤；实验服不应与生活服装放在一起。

（10）未经许可，不得将实验室内任何物品（特别是菌种）带出室外。

三、实验室意外应急处理措施

1. 皮肤刺伤、切割伤或擦伤　受伤人员应脱下实验服，清洗双手，尽可能挤出损伤处的血液，除尽异物，用肥皂和清水冲洗伤口或沾污的皮肤；如果黏膜破损，应用生理盐水（或清水）反复冲洗。伤口应使用适当的皮肤消毒剂（如70%酒精、0.2%次氯酸钠、0.2%~0.5%过氧乙酸、0.5%聚维酮碘等）浸泡或涂抹消毒，必要时进行医学处理。

2. 化学药品腐蚀伤　若为强酸，先用大量清水冲洗，再以5%碳酸氢钠或5%氢氧化铵溶液中和之；强碱腐蚀则先以大量清水冲洗后，再以5%醋酸或5%硼酸洗涤中和。

3. 眼睛溅入液体　立即用生理盐水连续冲洗至少10分钟，避免揉擦眼睛，然后再进行相应的医学处理。

4. 衣服污染　①尽快脱掉实验服以防止感染物污染皮肤并进一步扩散，然后洗手并更换实验服；②将已污染的实验服进行高压蒸汽灭菌；③清理发生污染的地方及放置实验服的地方；④如果个人衣服被污染，应立即将污染处浸入消毒剂，并更换干净的衣服或一次性衣服。

5. 吸入病原菌菌液　立即将口腔中的菌液吐入容器内消毒，并用大量清水漱口；然后根据菌种不同，服用抗菌药物予以预防（在医生的指导下进行）。

6. 菌液流洒桌面　应倾倒适量消毒液于污染面，让其浸泡半小时后抹去；若手上沾有活菌，亦应浸泡于上述消毒液10分钟后，再以肥皂及水清洗干净。

7. 容器破碎及感染性物质的溢出　破碎的容器和被溅的地方用经消毒剂浸泡的吸水物质

（布、纸等）覆盖，消毒剂起作用10~15分钟后，以可行的方法移走吸水性物质和破碎的容器（玻璃碎片应用镊子清理），这些吸水性物质和破碎的容器应当放在盛放污染性废弃物的容器内，高压灭菌或用有效的消毒剂浸泡，然后再用消毒剂冲洗清理该污染的地方。在所有这些操作过程中都应戴手套。

8. 实验书籍、表格或其他打印或手写材料被污染　应将这些信息复制，并将原件置于盛放污染性废弃物的容器内，高压灭菌处理。

9. 在生物安全柜以外发生有潜在危害性的气溶胶释放　所有人员必须立即撤离相关区域，并通知实验室负责人，任何暴露人员都应该接受医学咨询。为了使气溶胶排出和较大的粒子沉降，在一定时间内（如1小时内）严禁人员入内。如果实验室没有中央通风系统，则应推迟进入实验室（如24小时）。应在实验室门上张贴"禁止进入"的标志。过了相应时间后，在相关人员的指导下来清除污染。

10. 严防火灾　如发生火灾应沉着处理，切勿慌张，立即关闭电源。如系乙醇、二甲苯、乙醚等起火，切忌用水，应迅速用沾水的布类和沙土覆盖扑火。

11. 感染的实验动物逃跑　应立即抓回，并对污染区进行处理。

（彭奕冰）

第二单元　细菌检验基本技术

实验一　细菌形态检查

一、不染色标本细菌检查

【实验目的】

1. 熟悉细菌不染色检查法。

2. 了解不染色标本细菌检查的临床意义。

【实验器材】

1. 菌种　奇异变形杆菌、金黄色葡萄球菌 8～12 小时肉汤培养物。

2. 培养基　肉汤培养基。

3. 其他　酒精灯、火柴、接种针、接种环、记号笔、培养箱、载玻片、凹玻片、盖玻片、凡士林等。

【实验方法】

1. 原理　不染色标本一般用于观察细菌动力及运动情况，细菌未染色时无色透明，在显微镜下主要靠细菌的折射率与周围环境不同进行观察。有鞭毛的细菌在镜下呈活泼有方向的运动，无鞭毛的细菌则呈不规则布朗运动。

2. 步骤

（1）悬滴法　取 1 张洁净凹玻片，在凹窝四周涂少许的凡士林；用接种环取 1 环金黄色葡萄球菌或奇异变形杆菌肉汤培养物置于盖玻片中央；将凹玻片凹孔对准盖玻片中央并接触液滴；然后迅速翻转载玻片，用小镊子轻压盖玻片，封闭后显微镜观察，先用低倍镜找到悬滴，再换高倍镜。

（2）压滴法　用接种环取 1 环菌悬液，置于洁净载玻片中央，用镊子夹住盖玻片覆盖于菌液上，先将盖玻片一端接触菌液缓缓放下，使玻片之间不产生气泡，防止菌液外溢。标本立即置显微镜下观察，先低倍镜找到标本，然后在高倍镜下观察。

【实验结果观察】

无论是悬滴法还是压滴法，有鞭毛的变形杆菌可见发生位移的运动现象，而无鞭毛的金黄色葡萄球菌不发生位置变化。

【注意事项】

1. 不能使用陈旧的细菌培养物，以对数生长期的培养物最佳。

2. 压滴法观察时玻片间不能产生气泡，以免影响观察。

【思考题】

不染色标本细菌检查主要用于检测哪些生物特性？

二、细菌涂片制作和革兰染色

【实验目的】

1. 掌握革兰染色技术，了解革兰染色法的临床意义。

2. 熟悉细菌涂片的制作。

【实验器材】

1. 菌种　金黄色葡萄球菌、大肠埃希菌。

2. 试剂　革兰染色液。

3. 其他　玻片、生理盐水、酒精灯、接种环、显微镜等。

【实验方法】

1. 原理

（1）革兰染色法的原理尚不完全清楚，主要有以下3种学说。

①通透性学说：革兰阳性菌细胞壁结构较致密，肽聚糖层厚，脂质含量少，乙醇不易透入。革兰阴性菌细胞壁结构疏松，肽聚糖层薄，脂质含量多，乙醇易渗入。

②等电点学说：革兰阴性菌等电点（pI 4~5）较革兰阳性菌等电点（pI 2~3）高，一般染料酸碱度在 pH 7.0 左右，电离后革兰阳性菌所带的负电荷比革兰阴性菌多，与带正电荷的结晶紫染料结合较牢固不易脱色。

③化学学说：革兰阳性菌菌体含大量核糖核酸镁盐，可与结晶紫和碘牢固地结合呈大分子复合物，不易被乙醇脱色；革兰阴性菌菌体内含核糖核酸镁盐很少，吸附染料量少，形成的复合物分子也较小，故易被脱色。

2. 步骤

（1）细菌涂片标本的制作

①涂片：取洁净玻片1张，用蜡笔在玻片上划2个直径1.5cm左右的圆圈，用接种环按无菌操作取1~2环生理盐水在玻片上，分别取细菌培养物少许与各自生理盐水磨匀，涂成直径约1cm×1cm大小的区域。

②干燥：涂片一般在室温下自然干燥，或将涂片膜面朝上，在火焰上方的热空气中加温干燥，切勿在火焰上烤干。

③固定：将干燥的载玻片在酒精灯火焰上迅速来回通过3次，注意温度不能太高，以玻片反面触及皮肤热而不烫为度。固定的目的在于杀死细菌，并使菌体与玻片黏附牢固，染色时不被染液和水冲掉，同时可凝固细胞质，改变细菌胞壁对染料的通透性。

（2）革兰染色步骤

①初染：滴加结晶紫1~2滴于涂布细菌处，1分钟后用细水流轻轻冲洗。

②媒染：滴加卢戈碘液1~2滴，1分钟后用细水流轻轻冲洗。

③脱色：滴加95%酒精数滴，轻轻晃动玻片，约30秒后用细水流轻轻冲洗。

④复染：滴加稀释石炭酸品红1~2滴，30秒后用细水流轻轻冲洗。待标本自干或用吸水纸印干后，置油镜下观察。

【实验结果观察】

金黄色葡萄球菌是革兰阳性球菌，被染成紫色，呈葡萄串状排列；大肠埃希菌是革兰阴性杆菌，被染成红色，呈散在的排列。

【注意事项】

1. 涂片厚薄要适宜，菌膜应该薄而均匀。

2. 所有染液应防止染液蒸发而浓度改变。

3. 水洗时水流不宜过大，避免水流直接对准菌膜冲洗。

4. 菌种应选用对数期的菌种，菌龄过长影响细菌染色性。

【思考题】

革兰染色结果的影响因素有哪些？

三、细菌特殊染色

【实验目的】

1. 掌握细菌鞭毛、芽胞、荚膜染色方法的基本原理和操作方法。

2. 熟悉细菌鞭毛、芽胞、荚膜观察的临床意义。

【实验器材】

1. 菌种 变形杆菌、枯草芽胞杆菌、肺炎链球菌。

2. 培养基 1.4%软琼脂平板、普通琼脂斜面。

3. 染色液 魏曦鞭毛染色液、芽胞染色液（石炭酸品红、95%乙醇、碱性美蓝液）、荚膜染色液。

4. 其他 载玻片、擦镜纸、吸水纸、记号笔、镊子、接种环、显微镜等。

【实验方法】

1. 原理

（1）鞭毛染色法 一般细菌的鞭毛都非常纤细，直径为 $0.01 \sim 0.02 \mu m$，只有用电子显微镜才能观察到。鞭毛染色法是借媒染剂和染色剂的沉淀作用，使染料堆积在鞭毛，使鞭毛直径加粗，同时使鞭毛着色，在普通光学显微镜下能够观察。常用的媒染剂由丹宁酸和氯化高铁或钾明矾等配制而成。

（2）芽胞染色法 芽胞是利用细菌细胞不同部分与染料的亲和力不同，用不同染料进行着色，使芽胞和菌体呈不同的颜色而便于区别。芽胞壁厚、透性低，着色、脱色均较困难。因此，当先用石炭酸品红在加热条件下进行染色时，此染料不仅可以进入菌体，还可以进入芽胞，进入菌体的染料可经95%乙醇脱色，而进入芽胞的染料则难以透出，若再用碱性美蓝液进行复染，此时菌体即被染成蓝色，而芽胞难着色，仍呈红色，进而更明显地衬托出芽胞，便于观察。

（3）荚膜染色法 由于荚膜与染料的亲和力弱，不容易着色，且可溶于水，易在用水冲洗时被除去。通常采用负染色法，使菌体和背景着色而荚膜不着色，从而在菌体周围呈一透明圈。由于荚膜的含水量在90%以上，故染色时一般不加热固定，以免荚膜皱缩变形。

2. 步骤

（1）鞭毛染色法

①载玻片的准备：将载玻片置于含适量洗衣粉水中煮沸20分钟，取出稍冷后用自来水冲洗、沥干，放入95%乙醇中脱水，用时在火焰上去除乙醇。

②菌液的制备与制片：菌龄较老的细菌容易丢失鞭毛，为了增强细菌的动力，将细菌在新鲜配制的牛肉膏蛋白胨培养基斜面上连续培养3~5代。最后一代菌种培养12~16小时后，用接种环挑取斜面与冷凝水交接处的菌液数环，移至装有1~2ml无菌水的试管中，并放入35℃恒温箱中静置10分钟，让幼龄菌的鞭毛松展开。用记号笔在洁净的玻片上划分3~4个相等的区域，吸取少量菌液滴在载玻片第一个小区的一端，将载玻片稍倾斜，使菌液缓慢流向另一端，平放自然干燥。

③染色：加染色液于第一区，使染料覆盖涂片。隔数分钟后再将染料加入第二区，依此类推。

④水洗：用蒸馏水轻轻地冲去染料。

⑤干燥：自然干燥。

⑥镜检：先低倍观察，再高倍观察，最后再用油镜观察。

（2）芽胞染色法（石炭酸品红染色法）

①制片：枯草芽胞杆菌斜面培养物涂片、自然干燥、固定。

②加染色液：滴加 3 ~ 5 滴石炭酸品红液于涂片上。

③加热：用木夹夹住载玻片在火焰上加热，使染液冒蒸汽但勿沸腾，切忌使染液蒸干，必要时可添加少许染液。加热时间从染液冒蒸汽时开始计算 4 ~ 5 分钟，冷后水洗。

④脱色：用 95% 乙醇脱色 2 分钟，水洗。

⑤复染：碱性美蓝液复染 30 分钟，水洗，干后镜检。

（3）荚膜染色法（Hiss 染色法）

①制片：涂片，自然干燥，无须加热固定。

②染色：滴加结晶紫染液 5 ~ 7 分钟。

③脱色：用 20% $CuSO_4$ 溶液轻洗染液 2 次，勿水洗，直接用吸水纸吸干后镜检。

【实验结果观察】

变形杆菌菌体和鞭毛均染成红色；枯草芽胞杆菌芽胞被染成红色，菌体为蓝色；肺炎链球菌菌体呈紫色，荚膜呈淡蓝色或无色。

【注意事项】

1. 玻片干净无油污决定鞭毛染色是否成功。

2. 细菌鞭毛极细，容易脱落，所以操作中必须小心仔细，以防鞭毛脱落。

3. 芽胞染色用的菌种应控制菌龄。

4. 芽胞染色过程中勿使染色液干涸。

5. 荚膜为可溶性物质，薄、易变形及易脱落，染色时冲洗的动作要轻柔。

【思考题】

1. 鞭毛染色的影响因素有哪些？

2. 芽胞染色的影响因素有哪些？

3. 荚膜染色的影响因素有哪些？

（王豫萍）

实验二　细菌分离培养和保存技术

一、培养基制备

【实验目的】

1. 掌握基础培养基的制备过程。

2. 熟悉常用培养基的种类及其用途。

【实验器材】

1. 试剂　牛肉膏（或牛肉浸液）、蛋白胨、$K_2HPO_4 \cdot 3H_2O$、KH_2PO_3、葡萄糖、乳糖、NaCl、琼脂粉、胰酶、三氯甲烷、5% Na_2CO_3、1mol/L NaOH、1mol/L HCl、蒸馏水、精密 pH 试纸等。

2. 器材　量筒、试管、吸管、锥形瓶、烧杯、玻棒、硅胶塞、无菌平皿、牛角匙、天平、漏斗、高压蒸汽灭菌器、牛皮纸、脱脂棉、滤纸、棉线、纱布等。

【实验方法】

1. 原理　培养基是供细菌生长用的，用人工方法将多种营养物质根据细菌的需要组合而成

笔记

的混合营养基质。适宜的培养基应具备：细菌所需的营养物质，合适的酸碱度，澄清且无菌。根据微生物的种类和实验目的不同，培养基的种类很多。

2. 步骤

（1）培养基制备的基本过程　包括调配成分、溶解、校正 pH，过滤澄清、分装、灭菌、质量检查和保存。

①调配成分：按培养基配方准确称取各种成分，倒入加有定量蒸馏水的锥形瓶中，充分混合。

②溶解：将调配好的混合物加热至完全溶解。

③pH 校正：因培养基高压灭菌后，pH 会发生 0.1～0.2 变动（若用 NaOH 校正，pH 下降 0.1～0.2），一般培养基的 pH 调到 7.2～7.6。调节 pH 时逐滴加入 1mol/L NaOH 或 1mol/L HCl 边滴边搅动。

④过滤澄清：自配的培养基一般都有一些沉渣或混浊，需过滤澄清后方可使用，液体或半固体培养基用滤纸过滤，固体培养基用清洁纱布加脱脂棉趁热过滤。

⑤分装：根据需要将培养基分装于不同容量的锥形瓶、试管中。分装的量不宜超过容器的 2/3，以免灭菌时外溢。基础培养基一般分装于容量为 500ml 的锥形瓶中，待灭菌后可倾注平板或配制营养培养基等；琼脂斜面分装量为试管容量的 1/4～1/3，灭菌后须趁热摆成斜面，斜面长约为试管长的 2/3；半固体培养基分装量为试管长的 1/4～1/3，灭菌后直立凝固待用；高层琼脂分装量约为试管的 2/3，灭菌后趁热直立，待冷后凝固待用；液体培养基分装于试管中，约是试管长度的 1/3。

⑥灭菌：由耐热物质配制的培养基（如普通营养琼脂等）常用高压蒸汽灭菌法，条件为 103.43kPa、15～20 分钟。含糖的培养基经 68.95kPa 灭菌 10～15 分钟为宜，以免糖类被破坏。其他含不耐热或蛋白质丰富的培养基，应按其要求所需条件灭菌。

⑦质量控制：培养基制成后需做无菌试验和效果试验。将灭菌后培养基置 35℃温箱内孵育 24 小时，无任何细菌生长为合格，同时将已知标准菌种接种于培养基上，检查细菌生长繁殖和生化反应是否与预期结果符合。

⑧保存：每批制备好的培养基要注明名称、日期等，琼脂平板应将底朝上，盖在下，装于保鲜袋内减少水分蒸发。液体培养基应直立放置。培养基应储存在 4℃冰箱内。放置时间不宜超过 1 周，倾注的平板培养基不宜超过 3 天。

（2）常用培养基的配制

①肉汤培养基：将除去结缔组织和脂肪的鲜牛肉 50g 切碎并搅碎，加蒸馏水 100ml，混合，4℃冰箱过夜。次日取出，煮沸 30 分钟，边加热边搅拌。加胰酶 0.5%，用 5% Na$_2$CO$_3$ 调 pH 至 8.4，滴加少量三氯甲烷防腐，42℃水浴箱过夜。次日，用纱布和脱脂棉过滤，补足水分至 100ml，加入 NaCl 0.5g、蛋白胨 1g、K$_2$HPO$_4$ 0.1g，加热使之完全溶化，补足蒸发的水分。再度加热煮沸 10 分钟，过滤后，测定酸碱度并用 NaOH 校正至 pH 7.6。分装于试管或烧瓶内，加塞，121.3℃ 20 分钟灭菌，4℃保存。

②普通琼脂培养基：肉汤 1000ml，加入 20g 琼脂，加热融化后调 pH 为 7.6，必要时过滤。趁热分装于试管或锥形瓶内，加棉塞。置高压蒸汽灭菌器内，经 121.3℃ 20 分钟高压蒸汽灭菌。取出趁热将试管倾斜一定角度，待琼脂凝固后即成普通琼脂斜面。锥形瓶中琼脂冷至 50℃～60℃时，以无菌操作注入无菌平皿内，凝固后即成普通琼脂平板。

③半固体培养基：肉汤 1000ml，加入 5g 琼脂，加热融化，调节 pH 为 7.6，分装于小试管中，每管约 2ml。121.3℃ 20 分钟高压蒸汽灭菌，取出直立，待凝固后即成半固体培养基。

④血液和巧克力琼脂培养基：将灭菌后的普通琼脂加热融化，待冷至 50℃左右时，以无菌

操作加入5%～10%脱纤维羊血，轻轻摇匀（避免产生泡沫），分装于灭菌试管或平皿中，制成血液琼脂斜面或血液琼脂平板。若在琼脂温度70℃～80℃时加入血液，80℃水浴摇匀15～20分钟，倾注平板后即成巧克力平板。

【注意事项】

1. 培养基调配溶解时，先在锥形瓶中加少量蒸馏水，再加入各种固体成分，以免加热时粘瓶底烧结；制备培养基不可用铁、铜等材质的器皿，防止铁、铜离子进入培养基中抑制细菌的生长或细菌毒素的产生。

2. 倾注平板时勿将平皿盖全部打开，避免空气中灰尘及细菌落入。倾注平板时注意温度，若温度过高，冷凝水过多，容易污染；若温度过低，则倾注的平板表面会高低不平。

【思考题】

1. 制备培养基的一般程序是什么？

2. 培养基配制过程中应注意哪些问题？

二、细菌接种与分离

【实验目的】

1. 掌握细菌的接种方法。

2. 掌握无菌操作技术。

【实验器材】

1. 菌种　大肠埃希菌、金黄色葡萄球菌。

2. 培养基　普通琼脂平板、琼脂斜面培养基、肉汤培养基、半固体培养基。

3. 其他　接种环、接种针、酒精灯、记号笔等。

【实验方法】

1. 原理　由于临床标本中往往有多种细菌存在，包括有正常菌群细菌，需要通过分离接种技术使混杂的细菌在平板上分散生长，获得单个纯培养菌落，进一步进行生化鉴定和抗菌药物敏感试验；同时观察单个菌落特性有助于细菌菌种鉴定。

2. 步骤　根据标本性质、培养目的和培养基性质的不同采用不同的接种方法。

（1）平板划线分离法

①平板连续划线分离法：此法主要用于杂菌不多的标本。右手持接种环于酒精灯上烧灼灭菌，待冷却；左手持平皿，用拇指、食指及中指将平皿边缘稍微提高呈现30°～45°角，并靠近火焰左前方5～6cm处；用接种环取标本少许，先在平板一端涂布，然后来回作曲线连续划线接种，线与线间有一定距离，划满平板为止（图2－1）。划线时以腕力在平板表面进行划线，注意勿使培养基划破。划线结束，烧灼接种环，盖好平皿，用记号笔在平皿底部注明日期和标本，倒置35℃温箱培养。

图2－1　连续划线分离法（左）及培养后菌落分布

②平板分区划线分离法：本法适用于杂菌量较多的标本。先将标本均匀涂布于平板表面并在第一区内做连续数次划线，约占平板1/5面积，再在二、三、四区依次连续划线（图2-2）。每划完一个区是否需要烧灼接种环视标本中含菌量而定。每一区的划线与上一区的接种线交叉3~4次，使菌量逐渐减少，以获得单个菌落。

图2-2　平板分区划线分离法（左）及培养后菌落分布示意图（右）

（2）斜面接种法　主要用于纯菌的移种，进一步鉴定和保存菌种。左手持菌种管，略倾斜，琼脂的斜面部向上。以右手掌与小指拨取并挟持盖塞，将管口迅速通过火焰灭菌；右手持接种环烧灼后，插入菌种管，待冷却后，刮取菌苔少许；立即移入待接种管，自斜面底部向上先划一条直线，然后再由底部向上来回划线，直到斜面顶部（图2-3）。取出接种环灼烧，管口通过火焰灭菌，塞回盖塞。

图2-3　斜面培养基接种法

（3）液体培养基接种法　用于肉汤、蛋白胨水和糖发酵管等液体培养基的接种。左手持细菌斜面菌种和肉汤培养基两支试管，右手持接种环，按无菌操作取菌苔少许，在接近液面的试管壁上轻轻地研磨，并沾取少许液体培养基与之调和，使细菌均匀分布于液体培养基中。管口火焰灭菌，塞上试管塞（图2-4）。

菌苔

液体培养基

菌扩散于培养基中

图2-4　液体培养基接种法

（4）半固体穿刺接种法　用于半固体培养基和 KIA 培养基的接种，保存菌种或观察细菌的动力和生化反应。接种针经火焰烧灼灭菌冷却后，从斜面培养物上沾取少许细菌，从半固体培养基的正中央垂直刺入，直至距管底 0.5cm 处为止，然后接种针沿穿刺线退出（图 2-5）；或从 KIA 培养基中心穿刺进入，沿穿刺线退出，并在斜面做蛇形划线。管口经火焰灭菌后，塞回盖塞，接种针经火焰灭菌后放回原处。

图 2-5　半固体培养基穿刺接种法

（5）涂布接种法　用于标本中的细菌计数和纸片法药物敏感性测定。细菌计数时，取一定稀释度的菌液 0.1ml 滴于平板上，然后用灭菌的 L 型玻璃棒反复涂布，使被检物均匀分布在琼脂表面，35℃培养 18～24 小时后，计数菌落，再乘以稀释倍数，即为每毫升含活菌数。纸片法药敏试验时，用无菌棉签沾取已校正浓度菌液，在管壁上挤去多余液体，在 MH 平板上按三个方向均匀涂布，最后沿着平板边缘环涂一周。待干后，贴上药敏纸片，经 35℃培养 18～24 小时后观察结果。

【注意事项】

1. 严格无菌操作，防止杂菌污染。

2. 接种时，刚灼烧灭菌的接种环，温度高，不能直接挑取菌种，应在没有长菌的培养基部分接触一下，使快速冷却后，挑取细菌少许，以避免烫死细菌。

3. 分区划线时，所划直线应尽量直、密，但不重复，并注意不能划破平板。

4. 穿刺法接种时应注意不能穿至管底，沿原路退出。

【思考题】

1. 标本接种时，可以采取哪些措施来防止杂菌污染？

2. 平板分区划线接种应注意哪些事项？

三、细菌培养

【实验目的】

1. 掌握细菌需氧和 CO_2 培养方法。

2. 熟悉常用的厌氧培养技术。

【实验器材】

1. 菌种　金黄色葡萄球菌、淋病奈瑟菌、产气荚膜梭菌。

2. 培养基　普通琼脂平板、巧克力琼脂平板、卵黄琼脂平板。

3. 器材　普通孵育箱、CO_2 培养箱、厌氧培养箱、厌氧罐、产气袋。

4. 其他　接种环、接种针、酒精灯、记号笔等。

【实验方法】

1. 原理　不同的细菌生长对气体要求不同，需要人工设置气体微环境以满足细菌生长要求。根据不同的标本及不同的培养目的，可选用不同的培养方法，一般把细菌的培养方法分为需氧培养、CO_2 培养、微需氧培养和厌氧培养四种。

2. 步骤

（1）需氧培养　是指需氧菌或兼性厌氧菌等在普通大气条件下的培养方法，将已接种好细菌的平板置 35℃ 普通培养箱内孵育 18～24 小时，观察结果。

（2）CO_2 培养　某些细菌如淋病奈瑟菌、布鲁菌属等在初分离时需在 5%～10% CO_2 环境中才能良好生长。CO_2 培养方法有 CO_2 培养箱、烛缸法和化学法。①CO_2 培养箱法：CO_2 孵箱能自动调节 CO_2 的含量、温度，使用方便。②烛缸培养法：取有盖磨口的玻璃干燥器，缸盖和缸口均涂上凡士林，将接种好的培养基放入缸内，点燃蜡烛后加盖密封。因缸内蜡烛燃烧消耗氧气，产生的 CO_2 浓度增加，数分钟后蜡烛自行熄灭，此时容器内 CO_2 含量占 5%～10%，将缸置于 35℃ 普通培养箱内孵育。③化学法：常用碳酸氢钠 – 盐酸法。按每升容积称取碳酸氢钠 0.4g 与 1mol/L 盐酸 0.35ml 比例，分别置容器内，放置于玻璃缸内，盖紧密封，倾斜后使盐酸与碳酸氢钠接触而生成 CO_2，于 35℃ 普通培养箱内孵育。

（3）微需氧培养　微需氧菌（如空肠弯曲菌、幽门螺杆菌等）在大气中及绝对无氧环境中均不能生长，在含有 5%～6% O_2、5%～10% CO_2 和 85% N_2 左右的气体环境中才可生长，可用抽气换气法充 5% O_2、10% CO_2、85% N_2 的混合气体于放有培养物的厌氧罐中，35℃ 培养。

（4）厌氧培养　①厌氧罐培养法：常用的方法有抽气换气法和气体发生袋法。厌氧罐内放入接种好的标本，放入催化剂钯粒和美蓝指示剂。抽气换气法即先用真空泵抽成负压 99.99kPa，然后充入 N_2，反复 3 次，最后充入 80% N_2、10% H_2 和 10% CO_2 的混合气体。气体发生袋法即铝泊制成可密封的口袋，装有硼氢化钾 – 氯化钴合剂和碳酸氢钠 – 枸橼酸合剂，使用时剪去指定部位，注入 10ml 水，发生化学反应产生 H_2 和 CO_2，紧闭厌氧罐盖子。如厌氧罐内达无氧状态，则指示剂美蓝变为无色，即可放入普通培养箱中培养。催化剂钯粒可通过 160℃ 干烤 2 小时反复使用。②厌氧箱培养法：为专门培养厌氧菌的培养箱，现多为全自动控制，当将培养物放入培养箱，关上封闭门后，其自动启动，通过多次抽掉空气，灌入 80% N_2、10% H_2 和 10% CO_2，形成厌氧环境。③庖肉培养基：将庖肉和肉汤装入大试管，液面封以凡士林，培养基中的肉渣可吸收氧气，凡士林可阻断空气中的氧气进入，造成无氧环境。

【注意事项】

1. 少数生长缓慢的细菌需要培养 3～7 天甚至 1 个月才能生长。为使孵育箱内保持一定的湿度，可在其内放置一杯水。对培养时间较长的培养基，接种后应将试管口塞好棉塞或硅胶塞后用石蜡 – 凡士林封固，以防培养基干裂。

2. 为了提高标本检验的正确率，同一标本常同时采用 2 种或 3 种不同的培养法。

【思考题】

厌氧培养的注意事项有哪些？

四、细菌生长现象观察

【实验目的】

1. 掌握观察菌落的方法。

2. 熟悉细菌在液体和半固体培养基的生长现象和意义。

【实验器材】

1. 菌种　金黄色葡萄球菌、大肠埃希菌、铜绿假单胞菌。

2. 培养基　普通琼脂平板和斜面、半固体培养基、肉汤培养基、血琼脂平板。

3. 其他　接种环、接种针、酒精灯、记号笔等。

【实验方法】

1. 原理 不同的细菌在固体培养基、半固体培养基和液体培养基中的生产现象各不相同，通过观察细菌的培养特征可以对细菌进行初步的分类和鉴定。

2. 步骤

（1）固体培养基中的生长现象 观察菌落和菌苔特征。特征观察包括大小、形状、突起、边缘、颜色、表面、透明度、黏度、溶血现象、色素和气味等。描写菌落大小按直径以毫米（mm）计算；形状用点滴状、圆形、丝状、不规则、根状等，菌落表面用扁平、隆起、凸起、枕状、脐状等，颜色以白色、黄色、黑色、淡黄色等，透明度以不透明、半透明、透明等；黏度用奶油状、黏液状等描述。

（2）液体培养基中的生长现象 液体培养基中细菌生长有 3 种现象，分别为均匀混浊、沉淀生长和表面生长（菌膜生长），同时可以观察色素产生情况。

（3）半固体培养基中的生长现象 应注意观察穿刺线是否清晰，周围培养基是否混浊。如果在穿刺线的两侧均可见羽毛状或云雾状浑浊生长，表示细菌有动力，即有鞭毛。如果细菌沿穿刺线生长，培养基透明度无变化表示细菌无动力，即无鞭毛。

【注意事项】

观察固体培养基时，除菌落形态特征外，还要注意是否有特殊气味。

【思考题】

1. 固体培养基上细菌生长现象的观察主要有哪些方面？

2. 有鞭毛的细菌在半固体培养基上生长的特征是什么？

五、细菌菌种保存

【实验目的】

熟悉常用菌种保藏的方法。

【实验器材】

1. 菌种 大肠埃希菌、金黄色葡萄球菌。

2. 培养基 固体斜面培养基、半固体培养基。

3. 其他 酒精灯、火柴、接种针、接种环、记号笔、培养箱、普通冰箱、超低温冰箱、真空泵、液氮罐、灭菌脱脂牛奶、滤纸等。

【实验方法】

1. 原理 菌种保藏是一项重要的微生物学基础工作，为了保持菌种的生命活力，并在保存期间和菌种传代过程中不衰退、不变异，永远保持原种所有的各种生物学特性。微生物具有容易变异的特性，因此，在保存的过程中，必须使微生物的代谢处于最不活跃或相对静止的状态，才能在一定的时间内不发生变异而又保持生活能力。低温、干燥和隔绝空气是使微生物代谢能力降低的重要因素。

2. 步骤 菌种保藏方法大致可分为传代培养保藏法、液体石蜡覆盖保藏法、载体保藏法、冷冻保藏法、真空冷冻干燥保藏法。

（1）传代培养保藏法 将菌种接种于固体斜面培养基、半固体培养基、庖肉培养基培养等（后者作保存厌氧细菌用），35℃培养后于4℃冰箱内保存，这是实验室最常用的保藏方法，营养要求不高的细菌一般每于 2~3 个月转种一次。

（2）液体石蜡覆盖保藏法 是传代培养的变相方法，能够适当延长保藏时间，在斜面培养物和穿刺培养物上面覆盖一层 1cm 厚度的灭菌液体石蜡，4℃冰箱内保存。一方面可防止因培养基水分蒸发而引起菌种死亡，另一方面可阻止氧气进入，以减弱代谢作用。

（3）载体保藏法（滤纸法）　每个微量离心管装入 1～2 张 0.5cm×1.2cm 大小的滤纸，高压蒸汽灭菌。将细菌悬液吸附在已灭菌的滤纸上，真空泵抽气至干燥，盖好管盖，4℃或室温保存。

（4）冷冻保藏法　将数环新鲜菌液加入小牛血清，再放入无菌玻璃珠，冷冻保存。可分低温冰箱（-20℃，-70℃）和液氮（-196℃）等保藏法。在液氮中，细菌等微生物的代谢处于停滞状态，可长期保持原种的生物学特性，因此液氮超低温保存法是目前保存菌种的最理想方法。

（5）真空冷冻干燥保藏法　先使微生物在极低温度（-70℃左右）下快速冷冻，然后在减压下利用升华现象除去水分（真空干燥）。

【注意事项】

1. 有些方法如滤纸保藏法、液氮保藏法和真空冷冻干燥保藏法等均需使用保护剂来制备细胞悬液，以防止因冷冻或水分不断升华对细胞的损害。保护剂有牛乳、血清、糖类、甘油、二甲亚砜等。

2. 对温度变化敏感的细菌，如淋病奈瑟菌和脑膜炎奈瑟菌，不可放于冰箱短期保存，可用真空冷冻干燥保藏法长期保存。

【思考题】

常用的菌种保存方法有哪些？

（王豫萍）

实验三　细菌鉴定

一、生物化学鉴定

【实验目的】

1. 掌握常用生化试验的方法、结果判定及主要用途。

2. 熟悉常用生化试验的原理、注意事项。

3. 了解常用生化试验主要实验器材。

（一）单糖发酵试验

【实验器材】

1. 菌种　大肠埃希菌、伤寒沙门菌 18～24 小时培养物。

2. 培养基　葡萄糖、乳糖发酵管（内置小倒管）。

3. 其他　酒精灯、火柴、接种针、接种环、记号笔、培养箱等。

【实验方法】

1. 原理　不同的细菌分解利用糖的能力有很大差别，有的能利用，有的不能利用。能利用者分解糖后，有的只产酸不产气，有的既产酸又产气。根据这些特征，在培养基内加入某种单糖和某种指示剂如溴甲酚紫（该指示剂在碱性环境中显紫色，在酸性环境中显黄色），可以判断细菌分解糖后的产酸性。另外，单糖发酵管内还倒置一小试管，以观察细菌分解糖时是否产气。一般使用的单糖有葡萄糖、乳糖、麦芽糖、甘露糖、蔗糖、木胶糖、鼠李糖、阿拉伯糖等。

2. 步骤　无菌操作，用接种环将大肠埃希菌和伤寒沙门菌分别接种于葡萄糖、乳糖发酵管内，35℃培养18～24小时，观察液体培养基颜色的变化，倒置小管内有无气泡产生；若为半固体培养基则利用穿刺针接种，观察穿刺线、管壁、管底有无微小气泡或培养基断裂等现象。空白对照管不接种细菌。

【实验结果观察】

观察结果时，先确定有无细菌生长，有细菌生长则液体培养基变混浊，再确定细菌对糖类分解的结果。

1. 不分解糖　接种管与对照管颜色一致，指示剂不变色，表明该菌不利用该糖，记录用"－"表示。

2. 分解糖产酸　培养基呈黄色，液体培养基的倒管内没有气泡；半固体培养基内未见气泡或琼脂断裂，记录用"＋"表示。

3. 分解糖产酸产气　培养基呈黄色，液体培养基的倒管内出现气泡；半固体培养基内出现气泡或琼脂断裂，记录用"⊕"表示。

本试验大肠埃希菌分解葡萄糖和乳糖产酸产气"⊕"；伤寒沙门菌分解葡萄糖只产酸不产气"＋"，不分解乳糖"－"。

【注意事项】

接种细菌前，检查糖发酵管小倒置管内应无气泡存在，否则不能使用。

【思考题】

单糖发酵中影响细菌产酸产气的因素有哪些？

（二）氧化－发酵试验（O/F试验）

【实验器材】

1. 菌种　大肠埃希菌、铜绿假单胞菌、粪产碱杆菌18～24小时培养物。

2. 培养基　Hugh–Leifson（HL）培养基（蛋白胨0.2％，NaCl 0.5％，K_2HPO_4 0.03％，琼脂0.4％，葡萄糖1％，0.002％溴麝香草酚蓝，pH 7.2）。

3. 其他　灭菌液体石蜡、酒精灯、火柴、接种针、接种环、记号笔、培养箱等。

【实验方法】

1. 原理　细菌对葡萄糖的分解过程，有3种不同类型。氧化型（O型）：细菌仅在有氧环境中分解葡萄糖。发酵型（F型）：有氧或无氧环境，细菌都能分解葡萄糖。产碱型（O－F试验阴性）：有氧或无氧环境中细菌都不能分解葡萄糖。因此，利用该试验可检测细菌对葡萄糖的代谢类型，进而对细菌进行鉴定。

2. 步骤　纯化的每种细菌穿刺接种在两支HL培养基，其中一支滴加无菌液体石蜡隔绝氧气，高度约1cm，称为闭管；另一只不加液体石蜡，暴露于空气中，称为开管。两支HL培养基置35℃培养24～48小时后观察结果。

【实验结果观察】

若两管均不变色，表明细菌不产酸，即为产碱型或不分解糖型；两管均变成黄色，表示细菌利用葡萄糖产酸，为F型；若仅开管产酸变黄，闭管不变色，则为O型。本试验大肠埃希菌为发酵型（F型），铜绿假单胞菌为氧化型（O型），粪产碱杆菌为产碱型（O/F试验阴性）（表3－1）。

表3－1　葡萄糖氧化－发酵试验结果

菌种	HL培养基（开管）	HL培养基（闭管）	代谢类型
大肠埃希菌	黄色	黄色	F型
铜绿假单胞菌	黄色	不变色	O型
粪产碱杆菌	不变色	不变色	产碱型

笔记

【注意事项】

个别菌株能分解乙醇产酸，因此指示剂溴甲酚紫溶液不能用酒精配制，应该为水溶液。

【思考题】

氧化发酵试验与单糖发酵试验在细菌鉴定中各有什么用途？

（三）克氏双糖铁（KIA）试验

【实验器材】

1. 菌种 大肠埃希菌、伤寒沙门菌、乙型副伤寒沙门菌 18～24 小时培养物。

2. 培养基 克氏双糖铁斜面培养基。

3. 其他 酒精灯、火柴、接种针、记号笔、恒温培养箱等。

【实验方法】

1. 原理 KIA 中乳糖与葡萄糖之比为 10:1，指示剂酚红在酸性时呈黄色，碱性时呈红色。若细菌分解乳糖和葡萄糖产酸产气，则斜面与底层均呈黄色，且有气泡产生；如只分解葡萄糖不分解乳糖，因培养基中葡萄糖含量较少，产酸量少，可因接触空气被氧化挥发，同时斜面氨基酸被细菌降解产氨，可中和斜面里少量的酸，因而斜面保持原来的红色。底层由于相对缺氧，细菌发酵葡萄糖所生成的酸类物质不易被氧化挥发且氨基酸的降解也不足以发挥中和作用，故呈黄色。如细菌分解蛋白质产生 H_2S，则与 Fe^{2+} 作用生成黑色的沉淀物 FeS，培养基底层变黑，呈 H_2S 试验阳性。

2. 步骤 将待检菌分别接种于克氏双糖铁培养基（底层穿刺接种，斜面划线接种），35℃培养 18～24 小时，观察结果。

【实验结果观察】

斜面上层和底层均呈黄色且有气泡或培养基因细菌产气而出现断裂现象，表明细菌既分解乳糖又分解葡萄糖，产酸产气。若斜面底层变黄，上层仍为红色，表明细菌只分解葡萄糖不分解乳糖。斜面底层若出现黑色，表明该菌能产生 H_2S。见表 3－2。

表 3－2 KIA 试验结果

菌名	斜面上层	斜面底层	产气	H_2S（黑色）
大肠埃希菌	A（黄色）	A（黄色）	+（有气泡）	－（无）
伤寒沙门菌	K（红色）	A（黄色）	－（无气泡）	－/＋（无/有）
乙型副伤寒沙门菌	K（红色）	A（黄色）	+（有气泡）	+（有）

注：A 产酸，K 产碱

【注意事项】

穿刺接种 KIA 斜面培养基时，应注意不要因穿刺带入气泡。

【思考题】

试解释 KIA 试验中结果出现培养基断裂的原因。

（四）甲基红试验（methyl red test，MR）

【实验器材】

1. 菌种 大肠埃希菌、产气肠杆菌 18～24 小时培养物。

2. 培养基 葡萄糖蛋白胨水培养管。

3. 试剂 甲基红试剂。

4. 其他 酒精灯、火柴、接种环、记号笔、培养箱等。

【实验方法】

1. 原理 某些细菌（如大肠埃希菌）分解葡萄糖产生丙酮酸，丙酮酸进一步分解为甲酸、乙酸、乳酸等酸性物质，使培养基 pH 下降至 4.5 以下。加入甲基红指示剂后培养基呈红色（阳性）。若细菌（如产气肠杆菌）产酸量少或将酸进一步分解为醇、酮等非酸性物质，则培养基的 pH 在 5.4 以上，加入甲基红试剂呈黄色（阴性）。本实验一般用于肠杆菌科各菌属的鉴别。

2. 步骤 将纯化的菌株分别接种于葡萄糖蛋白胨水培养管 35℃培养 18～24 小时。加入甲基红指示剂 2～3 滴，混匀后立即观察。

【实验结果观察】

呈红色者为阳性，黄色为阴性。本试验大肠埃希菌为阳性，产气肠杆菌为阴性。

【注意事项】

加入指示剂后，培养物颜色应出现明显变化，方可判断试验阴阳性。

【思考题】

甲基红试验常应用于哪些细菌的鉴别？

（五）V－P 试验（Voges－Proskauer test）

【实验器材】

1. 菌种 大肠埃希菌、产气肠杆菌 18～24 小时培养物。

2. 培养基 葡萄糖蛋白胨水培养管。

3. 试剂 V－P 试剂，包括甲液（5% α－萘酚乙醇溶液）和乙液（40% KOH 溶液）。

4. 其他 酒精灯、火柴、接种环、记号笔、培养箱等。

【实验方法】

1. 原理 某些细菌（如产气肠杆菌）能发生如下生理代谢：葡萄糖→丙酮酸→乙酰甲基甲醇→二乙酰。二乙酰与培养基内精氨酸所含胍基发生反应，生成红色化合物（阳性）。若培养基中胍基含量少，可加入少量含胍基的化合物如肌酸或肌酐等，以加速其反应。本实验一般用于肠杆菌科各菌属的鉴别。

2. 步骤 将纯化菌株分别接种于葡萄糖蛋白胨水培养管中，37℃培养 24～48 小时。每毫升培养物中加入 V－P 甲液 0.5ml 和乙液 0.2ml，充分摇动试管，室温下静置 10 分钟后，观察结果。

【实验结果观察】

出现红色反应者为阳性，无红色出现者为阴性。本试验大肠埃希菌为阴性、产气肠杆菌为阳性。

【注意事项】

若无红色出现，可置 35℃孵育 4 小时。仍无红色出现者，最终判断为阴性。

【思考题】

试述 V－P 试验中甲液（5% α－萘酚乙醇溶液）和乙液（40% KOH 溶液）的作用分别是什么。

（六）枸橼酸盐利用试验

【实验器材】

1. 菌种 大肠埃希菌、产气肠杆菌 18～24 小时培养物。

2. 培养基 枸橼酸盐琼脂斜面。

3. 其他 酒精灯、火柴、接种环、接种针、记号笔、培养箱等。

【实验方法】

1. 原理 某些细菌（如产气肠杆菌）能利用铵盐和枸橼酸盐作为氮源和碳源，产生碳酸钠和氨，使培养基变为碱性，进而使指示剂（1% 溴麝香草酚蓝）由绿色变为深蓝色（阳性）。

笔记

若细菌不能利用枸橼酸盐作为碳源，则培养基仍为绿色（阴性）。

2. 步骤　将纯化菌株分别接种于枸橼酸盐琼脂培养管中，35℃培养24~48小时，观察结果。

【实验结果观察】

培养基呈深蓝色者为阳性，培养基不变色（绿色）为阴性。本试验大肠埃希菌为阴性，产气肠杆菌为阳性。

【注意事项】

由于一些菌种的枸橼酸盐利用试验颜色变化不明显，因此观察结果时，可以用一支未接种管做阴性对照观察颜色变化。

【思考题】

枸橼酸盐利用试验常应用于哪些细菌的鉴别？

（七）硝酸盐还原试验

【实验器材】

1. 菌种　大肠埃希菌、鲍曼不动杆菌、铜绿假单胞菌18~24小时培养物。

2. 培养基　硝酸盐培养基。

3. 试剂　硝酸盐还原试剂（甲液：对氨基苯磺酸0.8g、5mol/L醋酸100ml；乙液：α-萘胺0.5g、5mol/L醋酸100ml）。

4. 其他　1ml吸管、酒精灯、火柴、接种环、记号笔、培养箱等。

【实验方法】

1. 原理　某些细菌能还原硝酸盐生成亚硝酸盐、氨和氮。亚硝酸盐与试剂中醋酸作用生成亚硝酸，亚硝酸进一步对氨基苯磺酸作用生成偶氮苯磺酸，偶氮苯磺酸可与乙液中α-萘胺结合形成红色的$N-\alpha$-萘胺偶氮苯磺酸。

2. 步骤　将待检菌株分别接种硝酸盐培养基，35℃培养18~24小时，吸取培养液0.5~1ml加入等量甲、乙液，混合均匀，观察结果。

【实验结果观察】

加入硝酸盐还原试剂后10分钟内呈现红色为阳性，若加入试剂后无颜色反应，可能是：①硝酸盐没有被还原，试验为阴性；②硝酸盐被还原为氨和氮等其他产物致显色反应阴性，如果观察到倒管内有气体产生，则表明硝酸盐被还原并产生氮气。本实验大肠埃希菌为阳性，醋酸钙不动杆菌为阴性，铜绿假单胞菌可还原硝酸盐并产气。

【注意事项】

加入硝酸盐试剂不出现红色，并不代表阴性，需进一步检查硝酸盐是否被还原成氨和氮，方法：①在硝酸盐培养基试管内加入小倒管，如观察到倒管内有气体产生，表明硝酸盐被还原并产生氮气，硝酸盐还原实验阳性；②可于原试管内再加入少许锌粉，如出现红色，表示硝酸盐仍然存在，硝酸盐还原实验阴性；若不出现红色，表示硝酸盐已被还原为氨和氮，硝酸盐还原实验阳性。

【思考题】

加入硝酸盐还原试验甲液和乙液后，若不出现红色，是否可判断该试验为阴性？

（八）动力、吲哚及脲酶（MIU）试验

【实验器材】

1. 菌种　大肠埃希菌、宋内志贺菌、普通变形杆菌18~24小时培养物。

2. 培养基　MIU半固体培养基。

3. 试剂　吲哚试剂。

4. 其他　酒精灯、火柴、接种环/针、记号笔、培养箱等。

【实验方法】

1. 原理　MIU 培养基为含尿素、蛋白胨成分的半固体培养基，指示剂为酚红。细菌含有脲酶，能分解尿素产氨，培养基变碱。培养基变红为脲酶试验阳性。具有色氨酸酶的细菌能分解蛋白胨中的色氨酸产生吲哚，吲哚与对二甲基氨基苯甲醛作用，生成玫瑰吲哚而呈红色。有鞭毛的细菌在半固体培养基中可沿穿刺线扩散生长，培养基呈模糊云雾状。

2. 步骤　纯化菌株穿刺接种 MIU 培养基，35℃孵育 18～24 小时，观察结果。

【实验结果观察】

培养基变碱性使酚红指示剂显红色，为脲酶阳性。加入吲哚试剂后，培养基界面变深红，为吲哚试验阳性。培养基呈模糊云雾状为动力试验阳性。本试验大肠埃希菌动力阳性，吲哚阳性，脲酶阴性；宋内志贺菌动力阴性，吲哚阴性，脲酶阴性；普通变形杆菌动力阳性，吲哚阳性，脲酶阳性。见表 3-3。

表 3-3　MIU 试验结果

	动力	吲哚	脲酶
大肠埃希菌	+	+	-
宋内氏志贺菌	-	-	-
普通变形杆菌	+	+	+

【注意事项】

本试验应观察动力和脲酶结果后再滴加吲哚试剂，进行观察。

【思考题】

MIU 培养基可用于观察哪几种生化鉴定试验？结果如何判断？

（九）氨基酸脱羧酶试验

【实验器材】

1. 菌种　普通变形杆菌、乙型副伤寒沙门菌 18～24 小时培养物。

2. 培养基　氨基酸脱羧酶培养基（含葡萄糖、鸟氨酸或赖氨酸）、对照管（只含葡萄糖，不含氨基酸）。

3. 其他　无菌液体石蜡、酒精灯、火柴、接种环、记号笔、恒温培养箱等。

【实验方法】

1. 原理　某些细菌（如乙型副伤寒沙门菌）含氨基酸脱羧酶，分解氨基酸，生成胺和 CO_2，使培养基变为碱性。溴甲酚紫为指示剂时，培养物变为紫色。赖氨酸、鸟氨酸和精氨酸是肠杆菌科细菌鉴定中常用的 3 种氨基酸。

2. 步骤　将待检菌分别接种于氨基酸脱羧酶培养基和对照培养基中，加入无菌液体石蜡隔绝氧气，高度约 1cm。35℃培养 1～4 天，逐日观察结果。

【实验结果观察】

对照管应始终保持黄色，否则不能作出判断。实验管由黄变紫（溴甲酚紫为指示剂）为阳性，黄色为阴性。本试验乙型副伤寒沙门菌为阳性，普通变形杆菌为阴性。

【注意事项】

1. 若指示剂为溴麝香草酚蓝，培养基颜色变化为由绿变蓝。

2. 由于蛋白胨中的其他氨基酸分解可造成假阳性出现，故必须设置对照管。

【思考题】

氨基酸脱羧酶试验中对照管孵育后变色（即未保持黄色）时，如何解释结果？

二、数字编码鉴定及自动化鉴定

【实验目的】

1. 掌握数字编码鉴定技术的工作原理及方法。
2. 熟悉数字编码鉴定技术的结果判断及解释。

(一) 数字编码鉴定

【实验器材】

1. 菌种 大肠埃希菌18~24小时培养物。

2. 培养基 肠杆菌科细菌微量培养板或微量培养管。

3. 试剂 吲哚试剂、苯丙氨酸脱氨酶试剂、V-P试剂、硝酸盐还原试剂、氧化酶试剂、生理盐水、无菌液体石蜡等。

4. 其他 小试管、显微镜、革兰染液、酒精灯、火柴、接种环、接种针、记号笔、培养箱、麦氏比浊管、编码本或电脑分析系统等。

【实验方法】

1. 原理 待检细菌纯培养物接种于每个微量孔/管经培养后，根据指示剂变化得出生化反应结果，将这些结果按照一定规则进行数字化编码并比较数据库内已知细菌条目，计算出该编码相对应的细菌名称，作出鉴定。

2. 步骤（以鉴定大肠埃希菌为例）

（1）待检菌的初步鉴定 将分离培养的纯菌落涂片、革兰染色、镜检。大肠埃希菌为革兰阴性杆菌，氧化酶试验阴性。选择适合革兰阴性杆菌，氧化酶阴性的微量鉴定系统。

（2）制备细菌悬液 挑取平板上的单个菌落混悬于1ml无菌生理盐水中，使菌液浓度达0.5麦氏浊度。

（3）接种和培养 将上述菌悬液接种于微量孔/管内（氨基酸脱羧酶试验需在细菌悬液上加无菌液体石蜡），于35℃培养18~24小时，观察结果。

【实验结果观察】

直接用肉眼观察颜色变化或培养液是否混浊（生长试验），有些试验需在紫外灯下观察荧光，部分试验需添加试剂后出现颜色变化再进行观察。观察后判断＋或－，按3个一组分别赋值4、2、1（表3-4），即每组第一项试验阳性为4分，第二项试验阳性为2分，第三项试验阳性为1分，阴性为0分。根据该菌生化反应结果，得出一组五位数字的编码，查阅编码本上与之对应的细菌条目，得到鉴定结果。若使用的是电脑分析软件，可在软件上直接输入"＋/－"后直接得到鉴定结果。

表3-4 大肠埃希菌微量生化反应编码鉴定系统

组别	生化反应试验	各项分值	待检菌反应	结果	各项实得分	鉴定值
一	V-P	4	-	0		23434
	硝酸盐还原	2	+	2	2	
	苯丙氨酸脱氨酶	1	-	0		
二	H_2S	4	-	0		
	吲哚	2	+	2	3	
	鸟氨酸	1	+	1		
三	赖氨酸	4	+	4		
	丙二酸盐	2	-	0	4	

续表

组别	生化反应试验	各项分值	待检菌反应	结果	各项实得分	鉴定值
	尿素	1	–	0		
四	七叶苷	4	–	0		
	ONPG	2	+	2	3	
	阿拉伯糖	1	+	1		
五	侧金盏花醇	4	+	4		
	肌醇	2	–	0	4	
	山梨醇	1	–	0		

注：ONPG，O – Nitrophenyl – β – D – galactopyranoside，为 β – 半乳糖苷酶试验简写。本试验所得的编码为 23434，查编码手册得出相应细菌名称为大肠埃希菌

【注意事项】

1. 根据所使用的鉴定系统的要求调整菌液浓度。

2. 有些试验需要加试剂后才可以观察到结果，操作时应注意阅读鉴定系统的操作说明。

3. 出现无鉴定编码者可能由于细菌不纯或生化反应不典型所致。

【思考题】

在数码鉴定中，鉴定结果若遇到分辨不清或多条鉴定菌名的情况应如何进一步处理？

（二）微生物自动化鉴定

【实验目的】

1. 掌握微生物自动化鉴定技术的工作原理、方法、结果判断和解释。

2. 了解微生物自动化鉴定中鉴定和药敏结果修订的原则。

【实验器材】

1. 菌种　大肠埃希菌 18～24 小时培养物。

2. 鉴定板　革兰阴性菌鉴定板、革兰阴性菌药敏板。

3. 仪器　自动微生物鉴定和药敏测试系统。

【实验方法】

1. 原理

（1）细菌鉴定　不同细菌生长时代谢产物不同，与鉴定反应板上底物发生化学变色或荧光酶学反应，采用光电比色法，通过计算机控制的读数器得到光电信号，得出细菌数码分类鉴定编码，经与已知菌编码数据库进行对比、分析获得最后鉴定结果。

（2）药敏试验　按 CLSI 推荐的微量肉汤稀释方法，在含有不同浓度药物的反应板中加入待测细菌的菌悬液，孵育后经光电比浊法测定其透光度。若细菌生长，反应板内浊度增加，透光度 OD 值下降，表示该孔抗生素不能抑制待检菌。反之，细菌被抑制，反应板内透光度不变。以最低药物浓度仍能抑制细菌的反应孔浓度为该抗生素对此菌的 MIC，报告 MIC 值并按 CLSI 标准同时报告判断结果：敏感（S）、中介（I）、耐药（R）。

2. 步骤（具体操作按仪器说明进行）

（1）制备菌悬液　按不同测试卡的要求配制不同浓度的纯菌悬液。

（2）接种菌悬液　按不同测试卡的要求加入菌悬液。

（3）孵育、读数　将测试卡置入孵育箱/读数器。

（4）输入受检者有关资料并打印报告。

【实验结果观察】

检验结果：大肠埃希菌。

鉴定及药敏结果：（略）。

【注意事项】

1. 根据不同细菌的革兰染色结果选择鉴定和药敏测试卡。

2. 根据仪器的具体要求及操作程序进行试验。

3. 待测菌应为新鲜培养物，菌悬液需新鲜配制，室温下放置时间不要超过20分钟。

4. 药敏试验若以荧光测定法判读时，则应在培养基中加入酶基质。

【思考题】

试述微生物自动化鉴定技术和数字编码鉴定的区别与联系。

三、血清学鉴定（玻片凝集试验）

【实验目的】

1. 掌握细菌玻片凝集试验的方法和结果判定。

2. 熟悉细菌玻片凝集试验的基本原理及用途。

【实验器材】

1. 菌种 乙型副伤寒沙门菌18~24小时培养物。

2. 试剂 沙门菌诊断血清：①A~F群多价O血清；②O单价因子血清：B群O4、D群O9，③鞭毛因子H血清：Hb、Hd；生理盐水。

3. 其他 载玻片、生理盐水、接种环、记号笔、酒精灯、火柴等。

【实验方法】

1. 原理 取含已知抗体的诊断血清与待测菌液各1滴，玻片上混匀，若血清中抗体与菌体抗原结合，则形成凝集团块，表明该菌具有与已知抗体相对应的抗原，进而对细菌作出进一步鉴定。玻片凝集试验为定性试验，适用于菌种鉴定或分型。

2. 步骤 用接种环分别取诊断血清及生理盐水2~3环于载玻片两侧，取少许待检菌菌落，分别涂于诊断血清（试验侧）和生理盐水（对照侧）中，充分乳化使之均匀混合，旋转摇动玻片数次，1~3分钟后观察结果。

按上述操作方法，依次分别做：①A~F群多价O血清初步定群；②特异性O因子血清定群；③H因子血清定种（型）。

【实验结果观察】

1. 阳性 对照侧均匀混浊，试验侧肉眼可见颗粒（或团块）状凝集。

2. 阴性 对照侧与试验侧均均匀混浊无凝集。

3. 自凝 对照侧出现凝集，则试验不能进行判断。

本试验乙型副伤寒沙门菌A~F群多价O、O4、Hb血清均为阳性。

【注意事项】

1. 对照侧必须无自凝现象，试验侧的凝集才有阳性意义。

2. 某些沙门菌有Vi抗原，可出现A~F群多价O血清和因子血清O不凝集现象，可事先制成浓菌悬液，加热破坏Vi抗原后，再行凝集。

【思考题】

玻片凝集试验的判读难点和影响因素有哪些？

四、分子生物学鉴定（DNA体外扩增及测序试验）

【实验目的】

1. 掌握DNA体外扩增试验和琼脂糖凝胶电泳操作及结果观察。

2. 掌握测序结果解释。

3. 了解扩增产物测序流程。

【实验器材】

1. 菌种　大肠埃希菌 ATCC25922、大肠埃希菌临床分离株。

2. 试剂　蒸馏水、引物、PCR 试剂、1% 琼脂糖、凝胶上样缓冲液（40% 蔗糖水溶液，0.125% 溴酚蓝）、5×TBE、DNA Marker DL2000、0.5μg/ml GoldView。

3. 仪器　凝胶成像系统、电泳仪、PCR 仪等。

4. 其他　移液器、微量离心管、吸头、橡胶手套、口罩、引物设计软件。

【实验方法】

1. 原理　原核生物 16S rRNA 基因（16S rDNA）具有种属特异性和保守性，已经被广泛用于原核生物的鉴定。提取原核生物 DNA，对原核生物 16S rRNA 基因进行体外 PCR 扩增，再进行琼脂糖电泳，判断 PCR 产物大小正确后进行测序，测序结果与相应数据库进行序列比对，得到待测菌株的生物种类。

2. 步骤

（1）引物的设计　引物设计参照 NCBI 上发表的 16S rRNA 基因序列，引物序列为：引物1：5′－AGAGTTTGATCCTGGCTCAG－3′；引物2：5′－GGTTACCTTGTTACGACTT－3′。

（2）待测菌 DNA 模板提取　培养大肠埃希菌标准菌株和临床分离株，35℃培养 18～24 小时，挑取 1～2 个菌落至 1ml 蒸馏水中，制备成菌悬液。95℃加热 10 分钟后，3000r/min 离心 10 分钟，取上清液为 DNA 模板备用。

（3）PCR 反应　反应体系（50μl）：PCR 反应 Mix（10×）试剂 5μl，灭菌超纯水 41.5μl，上下游引物（20pmol/ml）各 1μl，待测菌 DNA 模板 1μl，PCR Taq 酶 0.5μl。PCR 反应管瞬间离心混匀，进行 PCR。反应条件：94℃预变性 5 分钟，PCR 循环：94℃ 1 分钟，56℃ 1 分钟，72℃ 1 分钟，30 个循环后，72℃延伸 10 分钟。设置阴性对照：PCR 反应体系中以灭菌超纯水 1μl 代替待测菌 DNA 模板 1μl，其余实验步骤同反应测试管。设置阳性对照：PCR 反应体系中以标准菌株 DNA 模板 1μl 代替待测菌 DNA 模板 1μl，其余实验步骤同反应测试管。

（4）琼脂糖凝胶电泳　配制 1% 琼脂糖 100ml，融化后冷却至 50℃～60℃，其间不停旋转摇晃。加入 GoldView 5μl，混匀后倒入倒胶槽内，厚度为 3～5mm，插入梳板。待琼脂糖凝胶冷却，轻轻拔出梳板，将倒胶槽置入电泳槽，加 0.5×TBE 电泳缓冲液，液面高出胶面。向各孔内分别加入与上样缓冲液混合好的标准菌株和临床分离株 PCR 产物、阴性对照、阳性对照、DNA Marker DL2000 各 2μl，100V 恒压电泳 30 分钟，电泳结束，将凝胶在凝胶成像系统下观察并拍照（图 3-1）。

图 3-1　琼脂糖凝胶电泳结果

（5）DNA 测序　电泳阳性的菌株，对其 PCR 产物进行测序，可交由生物技术公司完成。

【实验结果观察】

1. 琼脂糖凝胶电泳 临床分离株（泳道 2 ~ 5）与阳性对照（泳道 1）PCR 产物一致，均在约 750bp 可见亮条带，阴性对照（泳道 6）无条带（图 3 - 1）。M 为 DNA Marker DL 2000。

2. 测序结果 将测序结果在 NCBI GenBank 数据库中进行搜索分析，根据搜索结果中显示相似性最高的细菌鉴定细菌菌种。

【注意事项】

1. 模板 DNA 的纯度对 PCR 扩增反应有很大影响，使用 DNA 抽提试剂盒能得到更纯的模板，但模板的量不宜过大。

2. PCR 操作各个环节中需严格无菌操作。

【思考题】

16S rRNA 基因扩增中设置阴性、阳性对照的意义。

五、质谱鉴定

质谱鉴定即基质辅助激光解吸电离飞行时间质谱（MALDI - TOF）鉴定试验。

【实验目的】

掌握质谱鉴定原理、方法、结果解释和应用。

【实验器材】

1. **菌种** 大肠埃希菌 ATCC25922、大肠埃希菌临床分离株。

2. **试剂** MH 琼脂平板、质谱厂商提供基质液和靶板。

3. **仪器** 基质辅助激光解吸电离飞行时间质谱仪。

4. **其他** 移液器、吸头、质谱自带分析软件。

【实验方法】

1. **原理** 每种微生物都有自身独特的蛋白质组成，因而拥有独特的蛋白质指纹图谱。质谱技术将细菌分解，赋予不同蛋白质电荷，形成不同荷质比的蛋白分子。这些蛋白分子通过真空管飞行进而分离，接收器对不同荷质比的蛋白进行记录，得到微生物的蛋白质指纹谱图，再通过软件对这些指纹谱图进行处理并和数据库中各种已知微生物的标准指纹图谱进行比对，从而完成对微生物的鉴定。

2. **步骤** 分别挑取大肠埃希菌 ATCC25922、大肠埃希菌临床分离株 18 ~ 24 小时培养物，涂布厂商提供的靶板上，每株菌一孔。按照厂商说明书要求加入基质液，室温放置干燥后将靶板放入质谱仪中，点击开始，读取结果。

【实验结果观察】

根据质谱软件分析结果将细菌鉴定到种（图 3 - 2）。

图 3 - 2 质谱仪鉴定细菌时显示的蛋白质质量分布

【注意事项】

1. 质谱鉴定试验中涂布靶板时应仔细防止交叉污染。

2. 涂布靶板时应涂布均匀，不均匀的菌膜会造成鉴定失败的结果。

【思考题】

质谱鉴定技术在操作过程中细菌涂布的厚薄是否对鉴定有影响？

（谢　轶）

实验四　感染性疾病动物模型与细菌毒素检测

一、感染性疾病动物模型建立

【实验目的】

1. 掌握感染性疾病动物模型的建立。

2. 了解实验动物解剖的方法。

【实验器材】

1. 菌种　肺炎链球菌 16～18 小时液体培养物。

2. 实验动物　小鼠。

3. 试剂　2% 碘酒、75% 乙醇。

4. 其他　无菌注射器、剪刀、镊子、棉球、解剖台、大头针、小鼠笼等。

【实验方法】

1. 原理　感染性疾病动物模型是在感染性疾病研究中建立具有人类感染性疾病相似表现的动物实验对象。对该对象的病理生理过程进行观察和干预可为人类认识该疾病的发生发展规律提供依据。实验技术流程和手段为建立感染性疾病动物模型提供了基础。

2. 方法　常用的方法为动物接种法。

将动物固定，对接种部位去毛并消毒。使用无菌注射器以无菌操作吸取比使用量稍多的肺炎链球菌菌液，排除气泡（将注射器针头朝上，然后轻轻将气泡推出）。接种后应做好标记和记录，如实验动物的名称、编号、接种物及剂量、日期等。

（1）小鼠腹腔接种法　注射部位：常选左下腹。注射方法：用右手抓住鼠尾将小鼠放于试验台上，向后轻拉鼠尾，当其向前挣扎时，左手食指和拇指捏住脑背部皮肤，使其头部不能动。翻转鼠体，把鼠尾和一侧的后腿夹在小指和无名指之间，使动物处于头低位，内脏移向上腹。右手持注射器在左下腹刺入皮下，沿皮下朝头部方向进针 0.5～1cm，再以 45°角刺入腹腔，此时有落空感，回抽针栓若无肠液、尿液或血液，即可缓缓注入。接种量为 0.5～1ml。

（2）小鼠皮下接种法　注射部位：一般选择皮下组织疏松的部位，如腹部两侧。注射方法：固定小鼠的方法与腹腔接种法相同，注射时直接捏起小鼠局部皮肤使其绷紧，右手持注射器将针头斜向刺入，针头摆动无阻力，说明已进入皮下，慢慢注入，注射部位随即隆起，注射完毕，用棉球压住针刺处，拔出针头，接种量一般为 0.2～0.5ml。

（3）小鼠肌肉接种法　注射部位：选择左大腿外侧肌肉。注射方法：固定小鼠的方法与腹腔接种法相同，将小鼠左后肢自左手无名指背部横过，夹于无名指和小手指之间，使大腿内侧暴露。右手持注射器将针头自大腿内侧由上而下斜刺入肌肉，回抽针栓如无回血即可注射，接种量为 0.1～0.5ml。

（4）小鼠尾静脉接种法　注射部位：两侧尾静脉。注射方法：将小鼠置于小鼠笼中，使尾巴露出笼外，将鼠尾置 40℃～50℃温水中浸泡 1～2 分钟，使尾部静脉扩张。在鼠尾末端 1/3

或 1/4 处用左手固定尾部，选择鼠尾两侧明显的静脉，右手持注射器，将针头平行缓慢刺入静脉。试注入少许注射液，如无阻力，皮肤不发白，表示针头已刺入静脉，再缓缓注入接种物。若失败，则再逐步向尾根部移位重新注射，注射完毕，用棉球压住针眼处，拔出针头。接种量为 0.5～1ml。

【实验结果观察】

动物感染后的观察如下。

1. 常规观察 动物接种后，应隔离喂养，逐日观察，注意有无发病症状，如动物的精神状态、食欲及接种部位有无变化。动物的体温、呼吸、脉搏等生理体征有无变化。根据实验要求做好实验记录。

2. 解剖观察 实验动物经接种后死亡应立即进行解剖观察。尚未死亡的，如需解剖观察，也可人工处死，进行病原学和病理学检查。

（1）人工处死小鼠　颈椎脱臼法，即一手持小鼠尾将小鼠放于试验台上，另一手用镊子按住小鼠颈部，沿身体纵轴向相反方向用力拉，拉断其颈椎，致其迅速死亡。

（2）固定小鼠　将死亡的小鼠腹部朝上，身体伸展，四肢用大头针固定于在解剖板上。

（3）剪开皮肤　用碘酒消毒整个胸腹部和四肢皮肤，提起生殖器前方的皮肤，用剪子剪一小口，沿腹中线至下颌处剪开皮肤，再向四肢剪开，剥离皮下组织。将皮肤向两边翻转固定，露出整个腹部，检查皮下组织、腹股沟及腋下淋巴结有无病变。

（4）解剖腹部　用镊子将腹壁提起，自横膈沿中线向耻骨处剪开腹膜，在两侧做直角切口，再将腹膜向两侧翻转，检查腹腔有无渗出液，以及肝、脾、肾等脏器有无病变。

（5）解剖胸腔　用剪刀将胸部两侧肋骨做"∧"形剪开，向上翻起胸骨，检查胸腔有无射出液，以及心、肺有无病变。

（6）取腹腔渗出液做涂片或取脏器做压迹涂片，行革兰染色，显微镜镜检。

（7）本试验中，显微镜镜检时可观察到肺炎链球菌菌体周围不着色的荚膜层。

（8）解剖后的小鼠尸体要用厚纸包好，焚烧或高压灭菌后掩埋。

【注意事项】

1. 在临床微生物实验中，用于动物接种的材料多具有传染性，在接种过程中应注意防止接种物污染工作人员和环境。

2. 动物接种和动物解剖时应注意无菌操作，以免受其他微生物污染，影响结果观察。

【思考题】

请列举常用的动物接种方法。

二、实验动物采血技术

【实验目的】

熟悉实验动物采血的常用方法。

【实验器材】

1. 动物 家兔。

2. 试剂 2% 碘酒、75% 乙醇。

3. 其他 无菌注射器、无菌采血瓶、剪刀、解剖台、大头针等。

【实验方法】

1. 家兔耳静脉采血 将家兔固定，暴露耳缘静脉，剪去耳缘毛，用手指轻弹兔耳缘静脉或用浸二甲苯的棉球擦拭使其扩张。待静脉扩张后，用碘酒和酒精消毒，用 2ml 注射器在近耳根处做静脉穿刺抽血 1～2ml，以棉球压迫止血。此法可重复采血，通常用于免疫动物血清的抗体效价的测试。

2. 家兔心脏采血 采血前家兔应禁食 18～24 小时。将家兔仰卧固定，暴露胸部，用左手触摸选择心跳动最明显处（约在由下向上数第 3～4 肋间、胸骨左侧外 3cm 处）作为穿刺点。剪去心前区毛，消毒。右手持注射器，将针头垂直插入胸腔，当针头感到心脏搏动时，再将针头刺进心脏，如有血涌入注射器则表明已插入心脏，可缓慢抽出所需血量，否则应稍拔出（针尖至胸壁或皮下），改变角度再刺入。采血量 < 10ml 时，可再过 1 周重复采血，致死采血量 40～80ml。

【注意事项】

1. 采血所用器具应保证无菌，采血部位应严格消毒，避免血液污染。

2. 若需抗凝全血应在注射器或试管中预先加入抗凝剂。

【思考题】

实验动物采血应注意哪些事项？

三、细菌内毒素的检测

【实验目的】

1. 掌握鲎试验测定内毒素的方法。

2. 了解细菌内毒素的致病作用。

【实验器材】

1. 菌种 经 100℃ 30 分钟加热处理的伤寒沙门菌菌液。

2. 试剂 鲎试剂、无热原质的蒸馏水。

3. 其他 无热原质的吸管。

【实验方法】

1. 原理 鲎是一种海洋节肢动物，其血液及淋巴液中有一种有核的变形细胞，胞浆内有大量的致密颗粒，内含凝固酶原及凝固蛋白原。鲎试剂为鲎变形细胞冻融后的溶解物。当内毒素与鲎试剂接触时，可激活凝固酶原，继而使可溶性的凝固蛋白原变成凝固蛋白，而使鲎试剂呈凝胶状态。

2. 步骤

（1）打开 3 支鲎试剂安瓿，各加入 0.1ml 无热原蒸馏水使之溶解。

（2）在 3 支安瓿中分别加入 0.1ml 标准内毒素（阳性对照）、待测样品（伤寒沙门菌菌液）、无热原蒸馏水（阴性对照）。

（3）轻轻摇匀，垂直放入 35℃ 培养箱中孵育 1 小时。

（4）观察安瓿中液体有无凝固。

【实验结果观察】

安瓿中液体凝固者为内毒素阳性，不凝固者为内毒素阴性。

记录如下： -，不形成凝胶； +，形成凝胶但不牢固； + +，形成牢固凝胶。

【注意事项】

所有与样品或检测试剂接触的材料必须是无热原的。

【思考题】

试分析鲎试验检测内毒素的原理。

四、细菌外毒素的毒性检测

【实验目的】

1. 掌握破伤风外毒素毒性的检测方法。

2. 了解细菌外毒素的致病作用。

【实验器材】

1. 动物 小鼠。

2. 试剂 1∶100 稀释的破伤风外毒素、破伤风抗毒素、碘酒、乙醇。

3. 其他 无菌注射器、棉球。

【实验方法】

1. 原理 细菌外毒素对机体的毒性作用可被相应抗毒素中和。先给动物注射抗毒素，然后再注射外毒素，则动物不产生中毒症状。破伤风外毒素毒性剧烈，抑制脊髓前角运动神经细胞，阻止抑制性神经介质的释放，从而导致肌肉活动的兴奋与抑制失调，造成麻痹性痉挛。

2. 步骤

（1）取小鼠 1 只，腹腔注射破伤风抗毒素 0.2ml（100 单位），30 分钟后于小鼠左后肢肌内注射 1∶100 稀释的破伤风外毒素 0.2ml。

（2）另取小鼠 1 只，于左后肢肌内注射破伤风外毒素 0.2ml。

（3）将上述 2 只小鼠分别标记后，逐日观察有无发病情况。

【实验结果观察】

只注射外毒素的小鼠发病，可见尾部强直，注射毒素侧的下肢体麻痹，强直性痉挛，继而逐渐蔓延到另一侧肢体或全身，最后全身肌肉痉挛，小鼠于 2～3 天内死亡，而先注射抗毒素的小鼠不出现上述症状。

【注意事项】

实验操作中切记自我保护，勿被动物抓伤。

【思考题】

细菌外毒素的作用特点及抗毒素的作用是什么？

（谢　轶）

实验五　细菌遗传与变异（大肠埃希菌转化实验）

【实验目的】

1. 掌握大肠埃希菌感受态细胞的制备方法。

2. 掌握质粒 DNA 转化大肠埃希菌的原理和操作要点。

【实验器材】

1. 菌种 大肠埃希菌 DH5α。

2. 质粒 有 Amp^r（氨苄青霉素抗性）标记的质粒，如 pBR322、pUC18/19 等。

3. 培养基 LB 固体和液体培养基（营养培养基）和含 Amp（氨苄青霉素）的 LB 固体培养基（选择培养基）。

4. 试剂 0.01mol/L CaCl$_2$ 溶液，高压灭菌后备用，100mg/ml Amp 溶液。

5. 其他 振荡培养箱、离心机、分光光度计、水浴锅、微量移液器等。

【实验方法】

1. 原理 应用特殊方法（如电击或 CaCl$_2$ 处理）后，可使细菌细胞膜通透性增加，允许外源 DNA 分子进入，此时细菌细胞即为感受态细胞。细菌在感受态下菌体细胞膨胀成球形，局部失去细胞壁或细胞壁溶解，外来的 DNA 可黏附于细胞表面，经 42℃ 短暂热冲击处理，促使

DNA 复合物进入细胞，从而实现外源基因向细菌细胞内的转化。转化后细菌会获得外源 DNA 赋予的新性质，如获得性耐药。

2. 步骤

（1）制备大肠埃希菌 DH5α 感受态细胞

①从 LB 平板上挑取新活化的大肠埃希菌 DH5α 单菌落，接种于 3~5ml LB 液体培养基中，37℃ 180r/min 振荡培养，18~24 小时。

②取细菌悬液 1ml，以 1:100 的比例接种于 100ml LB 液体培养基中，37℃ 振荡培养 1~2 小时，分光光度计检测菌悬液通光值为 $A_{600} = 0.5$ 左右。

③加入 1/10 体积（10ml）0℃~4℃ 预冷的无菌 $CaCl_2$（0.01mol/L）溶液，轻轻悬浮细胞，冰上放置 10 分钟后，于 4℃ 离心机 5000r/min 离心 10 分钟，弃上清。

④加入 2ml 预冷的无菌 $CaCl_2$（0.01mol/L）重新悬浮细胞，分装成 100μl 备用。

（2）质粒 DNA 转化

①取 100μl 感受态细胞悬液，在冰浴中加入 10μl 提取好的质粒 DNA（DNA 含量不超过 50mg，体积不超过 10μl），轻轻混匀，冰上静置 30 分钟。质粒提取可使用成品试剂盒。

②转化产物在 42℃ 水浴中热激 90 秒（勿摇动、勿超时），之后迅速置于冰上冷却 2 分钟。

③向管中加入 1ml LB 液体培养基，37℃ 100~180r/min 振荡培养 45 分钟至菌液肉眼观察到轻微浑浊。

④取上述菌液 100μl 涂含 Amp 选择培养基，正面向上放置 30 分钟，待菌液完全被培养基吸收后，37℃ 倒置培养 12~16 小时，观察转化结果。

【注意事项】

1. 细菌细胞生长宜采用处于对数期的细菌，以保证转化率。

2. 所用的 $CaCl_2$ 需纯度最高，如分析纯，并用超纯水配制。

3. 质粒 DNA 可使用商品化的质粒提取试剂盒从培养好的带质粒的细菌细胞中提取，提取的质粒质量即可满足本试验要求。

4. 整个操作过程均应在无菌条件下进行。

5. 整个操作过程均需在冰上进行以维持细菌的感受态状态，否则将会降低细胞的转化率。

【思考题】

热激操作在细菌转化实验中的目的是什么？

（谢　轶）

实验六　细菌分布与消毒灭菌

一、细菌的分布

【实验目的】

1. 了解细菌在自然界及正常人体的分布。

2. 掌握物品中细菌检查的方法。

【实验器材】

1. 水样本　自来水、污水。

2. 培养基　普通琼脂平板、高层琼脂培养基、血琼脂平板。

3. 其他 无菌生理盐水、培养箱、无菌刻度吸管、无菌空平皿、无菌空试管、无菌棉签等。

【实验方法】

1. 空气中的细菌检查 打开普通琼脂平板培养皿盖，培养基在空气中暴露10分钟，盖上培养皿盖，将其放入培养箱中35℃孵育24小时。计数培养基上生长的菌落数并观察菌落的特征。

2. 实验室操作台面的细菌检查 取一支无菌生理盐水润湿的无菌棉签，擦拭实验室操作台面，约10cm×10cm，将棉签涂布接种于普通琼脂平板上，平板放入培养箱中35℃孵育24小时。计数培养基上生长的菌落数并观察菌落的特征。

3. 水中的细菌检查（平板菌落计数——倾注法）

（1）将污水用无菌生理盐水制成10^{-1}、10^{-2}、10^{-3}等不同稀释度的液体。

（2）用无菌吸管分别吸取自来水、各稀释度污水各1ml，分别放入编号的无菌空培养皿中（每个水样做3个重复的平皿）。

（3）将高层琼脂培养基融化并冷却至50℃左右，尽快取约15ml培养基分别倾入上述加有标本的培养皿中，立即将培养皿底贴于桌面轻轻转动，使培养基与样本充分混合，注意勿使培养基荡出平皿或溅到平皿盖上，将培养皿静置桌面，待琼脂凝固。

（4）将琼脂平板置于培养箱中35℃孵育24小时，记录培养基中生长的菌落数，计算水中的细菌数（CFU/ml）。

4. 手指皮肤的细菌检查 手指在普通琼脂平板上轻轻按压数秒，将琼脂平板置于培养箱中35℃孵育24小时，记录琼脂平板上的菌落的数量和特征。

5. 飞沫中的细菌检查 取血琼脂平板1块，打开平皿盖，将培养基置于距受试者口腔前约10cm处，用力咳嗽，使唾液飞沫落在培养基上。将血琼脂平板置于培养箱中35℃孵育24小时。记录血琼脂平板上生长的菌落数量和特征，注意菌落周围是否有溶血现象。

【实验结果观察】

1. 计算各种水样本中细菌的含量（CFU/ml），比较不同水样本中细菌的数量。

2. 记录空气、实验室操作台面、人体手指皮肤和飞沫中的细菌分布情况。

3. 描述空气、实验室操作台面、人体手指皮肤和飞沫中所检查到的细菌菌落特征。

【注意事项】

1. 平板菌落计数 可用肉眼观察，必要时可用放大镜检查，以防遗漏。

2. 培养基中生长菌落数的计数方法

（1）记下各平板上的菌落数后，应求出同一稀释度的平均菌落数，供下一步计算时应用。

（2）在求同一稀释度的平均菌落数时，若其中一个平板有较大片状菌落，则不宜采用，而应以无片状菌落生长的平板作为该稀释度的平均菌落数。若片状菌落不足平板一半，而其余一半中菌落数分布均匀，则计数后乘以2代表全平板的菌落数，然后再求该稀释度的平均菌落数。

（3）计数时应选取菌落数在30~300个之间的平板。

（4）不同稀释度平均菌落数的确认

①当只有一个稀释度的平均菌落数在30~300之间时，即以该平均菌落数乘以稀释倍数报告，如表6-1例1。

②若两个稀释度的平均菌落数的比值<2时，报告两个稀释度的平均菌落数，如表6-1例2。若比值≥2时，应报告两个稀释度中较多菌落数者，如表6-1例3、例4。

③当所有稀释度平均菌落数均>300时，则应按稀释度最高的平均菌落数乘以稀释倍数报告，如表6-1例5。

④当所有稀释度平均菌落数均 < 30 时，则应按稀释度最低的平均菌落数乘以稀释倍数报告，如表 6 – 1 例 6。

⑤若所有稀释度的菌落数均不在 30 ~ 300 之间，则以最接近 30 或 300 的平均菌落数乘以稀释倍数报告，如表 6 – 1 例 7。

⑥当所有稀释度的培养基中均未见菌落时，报告 < 10，而不报告 0。

3. 培养基中生长的菌落数的报告方式（表 6 – 1）

（1）菌落数 < 100 时按实数报告，未见菌落者报告为 < 10。

（2）菌落数 > 100 时，采用两位有效数字，在两位有效数字后面的数值以四舍五入法计算，也可用 10 的指数表示。

（3）在报告菌落数为"无法计数"时，应注明待检标本的稀释倍数。

表 6 – 1 稀释度选择及菌落数报告方式

例子	不同稀释度的平均菌落数			相邻稀释度菌落数在 30 ~ 300 之间的比值	菌落总数（CFU/ml）	报告方式（CFU/ml）
	10^{-1}	10^{-2}	10^{-3}			
1	1366	164	20	—	16400	1.6×10^4
2	2760	295	46	1.6	37750	3.8×10^4
3	2890	271	60	2.2	27100	2.7×10^4
4	150	30	8	2.0	1500	1.5×10^3
5	无法计数	4650	513	—	513000	5.1×10^3
6	27	11	5	—	270	2.7×10^2
7	无法计数	305	12	—	30500	3.1×10^4
8	0	0	0	—	< 10	< 10

【思考题】

试述琼脂平板在空气中的暴露时间对空气细菌分布计数的影响。

二、物理消毒灭菌法（紫外线杀菌试验）

【实验目的】

掌握紫外线对细菌的杀灭作用。

【实验器材】

1. 菌种 枯草芽胞杆菌、大肠埃希菌、表皮葡萄球菌 16 ~ 18 小时培养物。

2. 培养基 普通琼脂平板、肉汤培养基。

3. 其他 培养箱、高压蒸汽灭菌器、干热灭菌器、水浴箱、紫外灯、滤菌器、不同孔径的滤膜、无菌吸管等。

【实验方法】

1. 原理 用于消毒灭菌的物理方法主要有热力、紫外线和过滤等。波长为 265 ~ 266nm 的紫外线杀菌作用最强。紫外线照射可使同一条 DNA 链上相邻的胸腺嘧啶形成二聚体，干扰正常碱基配对，最终导致细菌死亡。但紫外线穿透能力弱，只能用于空气及物表消毒。

2. 步骤 取表皮葡萄球菌 18 ~ 24 小时肉汤培养物，涂布普通琼脂平板。将平板置于紫外灯照射的台面上，皿盖不完全遮盖平板，露出弯月形空隙，紫外线照射 30 分钟。盖好皿盖，35℃孵育 18 ~ 24 小时。

【实验结果观察】

平板上有皿盖遮盖的地方，形成菌苔，而经紫外线直接照射的部分，基本无细菌生长。

笔记

【注意事项】

1. 实验方案的设计中，应注意设置实验对照。紫外线对人体有一定的伤害，注意防护。

2. 紫外线的杀菌作用决定于紫外线的照射剂量，紫外线照射剂量 = 紫外线强度（$\mu W/cm^2$）× 照射时间（秒）。当强度低于 $40\mu W/cm^2$ 时，即使延长时间达到了杀菌剂量亦不能杀死细菌。一般说来，紫外线杀灭细菌繁殖体的剂量为 $10000\mu W/cm^2$，小病毒、真菌为 $50000 \sim 60000\mu W/cm^2$。目前我国使用的不同规格紫外线消毒灯辐射强度标准见表 6 - 2。

表 6 - 2　不同规格紫外线消毒灯辐射强度标准（$\mu W/cm^2$）

灯具类型	30 ~ 40W	20 ~ 25W	15W
普通型紫外线灯	≥90	≥60	≥20
高强度紫外线灯	≥180		≥30

【思考题】

紫外线常用于物品表面和空气的消毒，这种说法有何道理？

三、消毒灭菌效果的评价（高压蒸汽灭菌试验）

【实验目的】

掌握压力蒸汽灭菌效果的评价方法与标准。

【实验器材】

1. 指示菌片　嗜热脂肪芽胞杆菌（ATCC7953）菌片。

2. 培养基　溴甲酚紫蛋白胨水。

3. 其他　无菌试管、通气储物盒、高压蒸汽灭菌器。

【实验方法】

1. 原理　通过嗜热脂肪芽胞杆菌是否全部被杀灭来判断灭菌物品内各种微生物是否能完全被杀灭。溴甲酚紫蛋白胨水因细菌生长繁殖引起的 pH 改变而出现颜色变黄，颜色无变化说明无细菌生长。

2. 步骤

（1）将 5 片嗜热脂肪芽胞杆菌菌片分别装在灭菌的试管中，管口用牛皮纸包封，置于通气储物盒内。

（2）将通气储物盒平放于高压蒸汽灭菌器内部不同的位置。

（3）103.43kPa 压力下灭菌 20 ~ 30 分钟后，无菌取出指示菌片，放入溴甲酚紫蛋白胨水中，置于培养箱中 56℃孵育 48 小时，观察培养基颜色的变化。

【实验结果观察】

如每片指示菌片接种的溴甲酚紫蛋白胨水不变色，判定灭菌合格。如有一片指示菌片接种的溴甲酚紫蛋白胨水培养基变黄，即判定灭菌不合格。

【注意事项】

1. 高压蒸汽灭菌时应注意安全，防止压力超标和蒸汽烫伤。

2. 市售的商品化的蒸汽压力灭菌指示条可供选择，将其粘贴在物体表面，经高压灭菌后，指示条变色为合格。

【思考题】

试述蒸汽灭菌试验的优点。

（谢　轶）

第三单元　常见病原菌检验

实验七　球　菌

一、葡萄球菌属

【实验目的】

1. 掌握葡萄球菌属的菌落形态、菌体特点、染色性和基本生化反应。

2. 掌握葡萄球菌属的分离培养和鉴定方法。

3. 熟悉葡萄球菌属各生化反应的原理、方法和注意事项。

4. 了解葡萄球菌属的基本检验程序。

【实验器材】

1. 菌种　金黄色葡萄球菌、表皮葡萄球菌和腐生葡萄球菌。

2. 培养基　血琼脂平板、普通琼脂平板、MH 琼脂平板、肉汤培养基、甲苯胺蓝核酸琼脂、甘露醇发酵管、10g/L NaCl 琼脂。

3. 试剂　生理盐水、3% H_2O_2、EDTA 抗凝新鲜兔血浆或人血浆、新生霉素纸片、致敏胶乳试剂、标准肠毒素、抗肠毒素血清、革兰染色液。

4. 其他　酒精灯、接种针、接种环、记号笔、擦镜纸、香柏油、玻片、试管、胶乳反应板、幼猫、恒温培养箱、离心机、游标卡尺等。

【实验方法】

1. 形态观察　金黄色葡萄球菌、表皮葡萄球菌和腐生葡萄球菌制片并标记，革兰染色镜检，记录显微镜下细菌染色性、大小形态和排列方式。

2. 分离培养　上述 3 种细菌分别分区划线接种于血琼脂平板和普通琼脂平板上，置35℃培养 18～24 小时，观察细菌形态，记录菌落大小、形态、表面、边缘、透明度、颜色和血琼脂平板上的溶血特点。

3. 生化反应

（1）触酶试验　挑取普通琼脂平板上的菌落于洁净载玻片上，滴加3% H_2O_2 数滴，若半分钟内有大量气泡产生者为阳性，不产生气泡者为阴性。试验同时做阳性对照（金黄色葡萄球菌）和阴性对照（链球菌）。触酶试验主要用于鉴别葡萄球菌和链球菌，前者为阳性，后者为阴性。

（2）凝固酶试验

①玻片法：生理盐水分别滴于洁净玻片的两端，挑取待检菌混匀成浓厚乳浊液，在其中一侧加入新鲜兔血浆或人血浆并混匀，立即观察结果。如血浆中有明显颗粒出现，而盐水中无自凝现象者为阳性。此法用于检测结合型血浆凝固酶。

②试管法：三支无菌试管中分别加入 0.5ml 新鲜人血浆或兔血浆，其中一支再加入 0.5ml 葡萄球菌的肉汤培养物或生理盐水悬液，另外两支试管分别加凝固酶阳性菌株和凝固酶阴性菌

笔记

株作对照，置37℃水浴中每30分钟观察一次，若细菌使试管内血浆凝固呈胶冻状者为阳性，试管内血浆不凝固仍流动者为阴性。若阴性，应继续观察到24小时，仍不凝固者为阴性。某些菌种（中间葡萄球菌、猪葡萄球菌）出现凝集所需的时间长于4小时。此法用于测定游离型凝固酶。

金黄色葡萄球菌的凝固酶试验为阳性，而表皮葡萄球菌和腐生葡萄球菌的凝固酶试验为阴性。

（3）耐热核酸酶测定

①玻片法：取融化好的甲苯胺蓝核酸琼脂3ml均匀浇到玻片上，待琼脂凝固后打6～8个孔径2～5mm的小孔，各孔分别加1滴预先经沸水浴15分钟处理的待测葡萄球菌和耐热核酸酶阳性、阴性葡萄球菌培养物，37℃孵育3小时后观察有无粉红色圈及其大小。

②平板法：在已形成葡萄球菌落的平板上挑选待检菌落并做好标记，置60℃ 2小时，灭活不耐热的DNA酶，取出后于平板上倾注10ml已预先融化的甲苯胺蓝核酸琼脂，37℃孵育3小时后观察有无粉红色圈及其大小。

耐热核酸酶测定可作为鉴定致病性葡萄球菌的重要指标之一。金黄色葡萄球菌耐热核酸酶阳性，表皮葡萄球菌和腐生葡萄球菌耐热核酸酶阴性。

（4）甘露醇发酵试验　致病性葡萄球菌多能发酵甘露醇产酸，使培养基由紫色变为黄色。将待检菌分别接种于甘露醇发酵管35℃孵育18～24小时后观察结果。若培养基混浊，由紫色变为黄色者为阳性，仍为紫色者为阴性。金黄色葡萄球菌甘露醇发酵试验阳性，表皮葡萄球菌和腐生葡萄球菌阴性。

（5）新生霉素敏感试验　将0.5麦氏管浊度的待检菌液均匀涂布于MH琼脂平板上，贴上新生霉素纸片（5μg/片），35℃孵育16～20小时，观察抑菌圈大小。试验时以金黄色葡萄球菌ATCC25923作为阳性对照。抑菌圈直径＜16mm为耐药，抑菌圈直径＞16mm为敏感。表皮葡萄球菌对新生霉素敏感，腐生葡萄球菌对新生霉素耐药，可通过该试验鉴别表皮葡萄球菌和腐生葡萄球菌。

4. 血清学试验　SPA胶乳凝集试验：将致敏的胶乳试剂充分摇匀，在胶乳反应板的两个不同区域滴加1滴致敏试剂，挑取待检菌加入试验区，在对照区加1滴对照试剂，摇匀，轻摇胶乳反应板，观察结果。若试验区在30秒内发生凝聚，而对照区无凝聚，可判定被检菌为金黄色葡萄球菌。该方法可同时测定金黄色葡萄球菌的凝聚因子和SPA。

5. 金黄色葡萄球菌肠毒素测定

（1）琼脂扩散试验　金黄色葡萄球菌肠毒素与肠毒素抗血清在琼脂平板上可形成白色沉淀线，将融化的10g/L NaCl琼脂3ml倾注在玻片上，在玻片中央打一个小孔，加入肠毒素抗血清，在四周打4个小孔，孔内分别加入标准肠毒素（阳性对照）、液体培养基（阴性对照）和待检培养物经处理后的上清液，然后放入湿盒中，35℃孵育20小时后观察结果。在中央孔和待检孔之间出现白色沉淀线为阳性，无白色沉淀线为阴性。

（2）动物试验　金黄色葡萄球菌产生的肠毒素是一种耐热蛋白质，通常在100℃ 30分钟不会被破坏，注入动物后可产生食物中毒的症状。通过观察幼猫对注入物的反应及症状判断有无肠毒素的产生。

金黄色葡萄球菌48小时肉汤培养物煮沸30分钟，3000r/min离心1小时，取上清液2ml注入幼猫静脉或腹腔，15分钟～2小时内观察幼猫的情况，若幼猫发生呕吐、腹泻、体温升高、畏寒、体颤等症状，为动物肠毒素试验阳性，无变化则为阴性。

【实验结果观察】

1. 形态与染色特点　金黄色葡萄球菌、表皮葡萄球菌和腐生葡萄球菌镜下均为革兰阳性球菌，呈散在或不规则葡萄状排列。

2. 分离培养结果　金黄色葡萄球菌、表皮葡萄球菌和腐生葡萄球菌在普通琼脂平板上形成中等大小、圆形凸起、表面光滑、湿润、边缘整齐的不透明菌落，并可产生不同的色素，金黄色葡萄球菌呈金黄色，表皮葡萄球菌多呈白色，腐生葡萄球菌多呈柠檬色。在血琼脂平板上这三种葡萄球菌的菌落形态与普通琼脂平板上的类似，但金黄色葡萄球菌菌落周围有明显溶血环（β溶血），而腐生葡萄球菌和多数表皮葡萄球菌菌落周围无溶血环。

3. 生化反应和其他试验结果　见表7-1。

表7-1　葡萄球菌的基本生化反应

项　目	金黄色葡萄球菌	表皮葡萄球菌	腐生葡萄球菌
菌落色素	+	-	d
触酶	+	+	+
凝固酶	+	-	-
凝集因子	+	-	-
耐热核酸酶	+	-	-
甘露醇发酵	+	-	-
SPA 乳胶凝集试验	+	-	-
肠毒素	+	-	-
新生霉素	S	S	R

注：d：11%～89%阳性；+：≥90%阳性；-：≥90%阴性；S：敏感；R：耐药

【注意事项】

1. 触酶试验中3% H_2O_2 溶液要新鲜配制，不宜用血琼脂平板上的菌落，因红细胞内含有触酶会导致假阳性。陈旧培养物可丢失触酶活性，出现阴性反应。

2. 凝固酶试验中玻片法检测结合型凝固酶，试管法检测游离型凝固酶。凝固酶试验常用玻片法作初筛，试验结果不典型者可以用试管法鉴定。有10%～15%的金黄色葡萄球菌呈假阴性，必须用试管法验证。试管法阳性者应见到明显的纤维蛋白凝胶块，出现羊毛状或纤维状沉淀物并非真正凝固，应判为阴性。中间型葡萄球菌、猪葡萄球菌需要孵育较长时间，通常超过4小时才可出现阳性。

3. 凝固酶试验所用血浆必须新鲜，使用肝素或EDTA抗凝剂，不能使用枸橼酸盐抗凝剂。

【思考题】

1. 简述血浆凝固酶试验的原理和用途。

2. 简述触酶试验的注意事项。

二、链球菌属

【实验目的】

1. 掌握链球菌属的菌落形态、菌体特点、染色性和基本生化反应。

2. 掌握链球菌属的分离培养和鉴定方法。

3. 熟悉链球菌属各生化反应的原理、方法和注意事项。

【实验器材】

1. 菌种　草绿色链球菌、A群溶血性链球菌、无乳链球菌、肺炎链球菌、牛链球菌和β溶血的金黄色葡萄球菌。

2. 培养基　血琼脂平板、血MH琼脂平板、马尿酸钠培养基、菊糖发酵管、胆汁-七叶苷培养基、血清肉汤培养基、65g/L NaCl 血清肉汤培养基。

3. 试剂 革兰染色液、3% H_2O_2、100g/L 去氧胆酸钠溶液、链球菌分群胶乳试剂、溶血素 "O" 及还原剂、ASO 胶乳试剂、美蓝溶液、PYR 试剂、25g/L $CaCl_2$ 溶液、新鲜人血浆、$FeCl_3$ 试剂、0.1% 吕氏碱性美蓝染液等。

4. 其他 滤纸、杆菌肽纸片、Optochin 纸片、生理盐水、玻片、胶乳反应板、离心机、恒温培养箱、水浴箱、家兔、小鼠等。

【实验方法】

1. 形态观察 挑取草绿色链球菌、A 群溶血性链球菌、无乳链球菌、肺炎链球菌、牛链球菌制片并标记，革兰染色镜检，记录显微镜下细菌染色性、大小、形态和排列。

2. 分离培养 将上述细菌分别分区划线接种于血琼脂平板上，标记后置 35℃ 5% CO_2 培养 18～24 小时后观察细菌生长状况，记录菌落大小、形态、表面、边缘、透明度、颜色和菌落周围有无溶血环等特点。

3. 生化反应

（1）触酶试验 链球菌属为阴性。

（2）杆菌肽敏感试验 挑取待检菌密集划线于血琼脂平板上，或用棉拭子将待检菌的血清肉汤培养物均匀密集涂布于血琼脂平板上，稍干后将杆菌肽纸片（0.04U/片）贴于血琼脂平板上，35℃ 孵育 18～24 小时后观察结果。若抑菌圈直径≥10mm 为敏感，抑菌圈直径 <10mm 为耐药。A 群溶血性链球菌对杆菌肽几乎 100% 敏感，而其他链球菌对杆菌肽通常耐药，此试验是鉴别 A 群溶血性链球菌和其他群链球菌的重要试验。

（3）链激酶试验 0.2ml 新鲜人血浆与 0.8ml 生理盐水在试管中混匀，加入待检菌 24 小时肉汤培养物 0.5ml，混匀后加入 0.25ml 2.5g/L $CaCl_2$ 溶液，置 35℃ 水浴 10 分钟观察结果。血浆先凝固，随后又溶解。血浆溶解时间长短与链激酶的含量有关。在 10 分钟内溶解凝固的血浆为阳性，在 15 分钟内完全溶解凝固的血浆为强阳性，24 小时仍不溶解为阴性。此试验是鉴定 A 群溶血性链球菌的一个重要试验。

（4）CAMP 试验 在血琼脂平板上先以 β 溶血的金黄色葡萄球菌划一横线接种，再将待检菌与前一划线作垂直接种，两线不能相交，线与线相距 3～5mm，35℃ 孵育 18～24 小时后观察结果，同时设阴性和阳性对照。在两种细菌的交界处出现箭头形透明溶血区为阳性，否则为阴性。此试验是鉴别无乳链球菌和其他链球菌的一个重要试验。

（5）马尿酸钠试验 取待检菌纯培养物接种于马尿酸钠培养基，35℃ 孵育 48 小时，3000r/min 离心 30 分钟，吸取上清液 0.8ml 于另一试管中，加入 $FeCl_3$ 试剂 0.2ml，立即混匀，10～15 分钟观察结果。若出现恒定沉淀物为阳性。如果出现沉淀物，但轻摇后立即溶解为阴性。此试验是鉴别无乳链球菌和其他链球菌的一个重要试验，前者为阳性，后者为阴性。

（6）Optochin 敏感试验 挑取待检菌密集划线接种于血 MH 琼脂平板上，贴上 Optochin 纸片（5μg/片）置 35℃ 5% CO_2 孵育 18～24 小时，观察抑菌圈的大小。若抑菌圈直径≥14mm 为敏感，推断为肺炎链球菌。若抑菌圈直径 <14mm，参照胆汁溶菌试验判断是肺炎链球菌还是草绿色链球菌。可用此试验鉴别肺炎链球菌和其他链球菌，尤其是草绿色链球菌。

（7）胆汁溶菌试验

①平板法：在血琼脂平板上选取单个可疑菌落，作好标记，直接在菌落上加 1 滴 100g/L 去氧胆酸钠溶液，35℃ 孵育 15～30 分钟，观察结果。若菌落消失为阳性，菌落不消失为阴性。

②试管法：将草绿色链球菌和肺炎链球菌血清肉汤培养液各 1ml 分别加入 2 支试管中，再于各管中加入 100g/L 去氧胆酸钠溶 0.1ml，液摇匀后置 35℃ 水浴 10～15 分钟，观察结果。若液体由混浊变为透明为阳性，菌悬液仍混浊为阴性。此试验是鉴别肺炎链球菌和草绿色链球菌的重要试验，前者为阳性，后者为阴性。

（8）菊糖发酵试验 将待检菌接种于菊糖发酵管中，35℃孵育 18～24 小时后观察结果。若培养基由紫色变为黄色为阳性，不变色为阴性。此试验可用于鉴别肺炎链球菌和草绿色链球菌。

（9）荚膜肿胀试验 取待检菌纯培养液和肺炎链球菌诊断血清各 1 滴，滴于凹玻片上，加入一环 0.1% 吕氏碱性美蓝染液后混匀，加盖玻片，油镜下观察。若细菌荚膜显著肿胀，菌体周围有一无色较宽的环状物（荚膜与抗体形成的复合物），即荚膜肿胀试验阳性。若在数分钟内无反应，20 分钟后再观察。此试验可用于鉴别肺炎链球菌和草绿色链球菌，前者为阳性，后者为阴性。

4. 血清学试验

（1）链球菌快速分群胶乳凝集试验 挑取 2～3 个待检菌落转种于含有 0.4ml 提取酶的试管中，使其成为乳化均匀的菌悬液，置 37℃ 水浴 10～15 分钟备用。在胶乳反应板的相应区域各加 1 滴 A、B、C、D、F、G 致敏胶乳，取处理后的菌悬液 1 滴分别与胶乳液混匀。同时在胶乳反应板相应区域加 1 滴控制液与 1 滴任意一种致敏胶乳液混匀，作为阳性对照，轻轻摇动胶乳反应板，观察结果。在 2～10 分钟内发生胶乳凝集为阳性。待检菌与哪种致敏胶乳颗粒凝集，就表明该菌为相应血清群的链球菌。

（2）抗链球菌溶血素 "O" 的测定 A 群溶血性链球菌产生的溶血素 "O"（streptolysin，SLO）是一种含巯基的蛋白质毒素，能溶解红细胞，不耐热，易被氧化而失去溶血能力，加入还原剂后可使其恢复溶血能力。同时 SLO 又有很强的抗原性，人感染 A 群链球菌 2～3 周后，85%～90% 的患者血清中可出现相应的抗链球菌溶血素 "O" 抗体（ASO）。患者血清中高滴度的 ASO 被适量的 SLO 中和后，失去了正常水平量的抗体，多余的 ASO 与 ASO 胶乳试剂反应，出现清晰、均匀的凝聚颗粒。ASO 胶乳试剂是羧化聚苯乙烯胶乳与溶血素 "O" 共价交联的产物。ASO 阳性提示患者近期感染过溶血性链球菌，可以辅助诊断风湿热和肾小球肾炎等。

将患者血清 56℃ 30 分钟灭活，用生理盐水作 1:15 稀释。在反应板各孔内分别滴加稀释血清、阳性和阴性对照血清各 1 滴（50μl），再于各孔内滴加 1 滴溶血素 "O" 溶液，轻摇 1 分钟混匀，最后在各孔内分别滴加 1 滴 ASO 胶乳试剂，轻摇 3 分钟后观察结果，若出现清晰凝聚为阳性，不凝聚为阴性（ASO≤250U/ml）。

5. 动物试验

（1）透明质酸酶试验 家兔剪去背部两侧约 10cm×10cm 的毛，常规消毒。待检菌 24 小时血清肉汤培养物经 3000r/min 离心 30 分钟，吸取上清液 1ml 于试管中，加入 0.1ml 美蓝溶液，混匀后取 0.2ml 皮内注射于家兔背部一侧消毒处，出现一皮丘。另一侧注射含等量美蓝的血清肉汤作对照。注射后 20～60 分钟观察。比较两侧美蓝溶液在皮内扩散的范围，试验侧美蓝扩散圈直径较对照侧大 2 倍以上者为阳性，反之为阴性。此试验用于 A 群溶血性链球菌的鉴定和测定其致病性。

（2）小鼠毒力试验 小鼠对肺炎链球菌非常敏感，少量有荚膜的肺炎链球菌可使小鼠感染致死。将待检菌 24 小时血清肉汤培养液稀释细菌数为 $1.0×10^8$ CFU/ml，取 0.5ml 菌悬液注射于小鼠腹腔，饲养 1～2 天观察小鼠情况。若小鼠在 1～2 天内死亡为阳性，解剖作腹腔印片，革兰染色镜检，可见革兰阳性有荚膜的双球菌。若小鼠不死亡为阴性。此试验用于鉴别有荚膜的肺炎链球菌和草绿色链球菌，前者为阳性，后者为阴性。

【实验结果观察】

1. 形态与染色特点 链球菌为革兰阳性球菌，圆形或卵圆形，成双或呈链状排列，链的长度因菌种和培养基而有明显差异，一般在液体培养基中易形成长链。肺炎链球菌为矛头状、成双排列、有荚膜的革兰阳性球菌。

笔记

2. 分离培养结果 链球菌在血琼脂平板上呈灰白色、圆形凸起、表面光滑、边缘整齐的针尖大小菌落，菌落周围可出现不同的溶血情况。草绿色链球菌菌落周围出现 1～2mm 草绿色溶血环（α 溶血），A 群溶血性链球菌和无乳链球菌菌落周围出现 2～4mm 透明溶血环（β 溶血）。

肺炎链球菌的菌落扁平，因含丰富的荚膜多糖可使菌落呈黏液状。培养 2～3 天后由于肺炎链球菌自溶酶的作用，菌体发生自溶而使菌落中心凹陷呈"脐窝状"。

3. 生化反应和其他试验结果

（1）A 群溶血性链球菌和无乳链球菌的鉴别见表 7–2。

表 7–2　A 群链球菌和无乳链球菌的鉴别

菌种	杆菌肽	链激酶	CAMP	PYR	马尿酸钠
A 群链球菌	S	+	–	+	–
无乳链球菌	R	–	+	–	+

注：S：敏感；R：耐药

（2）肺炎链球菌和草绿色链球菌的鉴别见表 7–3。

表 7–3　肺炎链球菌和草绿色链球菌的鉴别

菌种	镜下形态	菌落形态	血清肉汤	胆汁溶菌	菊糖分解	Optochin	荚膜肿胀试验	小鼠毒力试验
肺炎链球菌	矛头状、成对、有荚膜	稍大、扁平、湿润、脐状	均匀浑浊	+	+	S	+	+
草绿色链球菌	圆形、成链、无荚膜	较小、凸起、稍干、圆形	沉淀生长	–	–	R	–	–

注：S：敏感；R：耐药

【注意事项】

1. 除 A 群链球菌外，约 6.5% 的无乳链球菌和 10%～20% 的 C 群和 G 群链球菌对杆菌肽敏感，此时需补充其他生化试验加以鉴别。

2. 已发现对 Optochin 耐药的肺炎链球菌，当 Optochin 敏感试验的抑菌圈直径 <14mm 时，应结合胆汁溶菌试验判断是肺炎链球菌还是草绿色链球菌。

3. 在胆汁溶菌试验中，去氧胆酸钠溶液在酸性条件下容易发生沉淀，若培养物为酸性，应先纠正 pH 为弱碱性后再做试验。胆汁或胆盐只使活的肺炎链球菌自溶，对死菌无作用。

4. 做 ASO 胶乳试验时，加入 ASO 胶乳试剂后轻摇至规定的时间应立即记录试验结果，超过规定的时间出现的凝聚不能判断为阳性。胶乳试剂不能冻存，用前摇匀。室温低于 10℃ 时，加入胶乳试剂后延长反应时间 1 分钟，室温每升高 10℃，缩短反应时间 1 分钟。

【思考题】

1. 简述肺炎链球菌的菌落形态和染色特性。

2. 简述 CAMP 试验的原理和检测方法。

三、肠球菌属

【实验目的】

1. 掌握肠球菌属的菌落形态、菌体特点、染色性和基本生化反应。

2. 掌握肠球菌属的分离培养和鉴定方法。

3. 熟悉肠球菌属各生化反应的原理、方法和注意事项。

【实验器材】

1. 菌种　粪肠球菌、牛链球菌。

2. 培养基　血琼脂平板、胆汁－七叶苷培养基、血清肉汤培养基、65g/L NaCl 血清肉汤培养基。

3. 试剂　革兰染色液、PYR 试剂、PYR 纸片。

4. 其他　滤纸、生理盐水、玻片。

【实验方法】

1. 形态观察　粪肠球菌、牛链球菌制片并标记，革兰染色后镜检，记录显微镜下细菌染色性、大小、形态和排列。

2. 分离培养　上述菌种分别分区划线接种于血琼脂平板上，标记后置 35℃ 5% CO₂ 培养 18～24 小时观察细菌生长状况，记录菌落大小、形态、表面、边缘、透明度、颜色和菌落周围有无溶血环等特点。

3. 生化反应

（1）触酶试验　肠球菌属为阴性。

（2）胆汁－七叶苷试验　将待检菌接种到胆汁－七叶苷培养基，35℃孵育18～24小时后观察结果，若细菌生长且培养基变黑为阳性，不变色为阴性。此试验是鉴定肠球菌的重要试验，但不能区分 D 群链球菌和肠球菌。

（3）PYR 试验　用接种环挑取待检菌在含有 PYR 的纸片上涂擦，然后置 35℃孵育 5 分钟，在纸片上滴加 PYR 试剂，观察纸片颜色。约 1 分钟后纸片呈红色为阳性，不变色为阴性。此试验可用于鉴定能产生吡咯烷酮芳基酰胺酶的细菌，如肠球菌。此试验是鉴别肠球菌和 D 群链球菌的重要试验，前者为阳性，后者为阴性。

（4）65g/L NaCl 生长试验　将待检菌接种在 65g/L NaCl 血清肉汤培养基中，35℃孵育18～24 小时后观察结果。若细菌生长且培养基变黄为阳性，细菌不生长为阴性。此试验是鉴别肠球菌和 D 群链球菌的重要试验，前者为阳性，后者为阴性。

【实验结果观察】

1. 形态与染色特点　粪肠球菌形态类似链球菌，为单个、成双或呈短链状排列的卵圆形革兰阳性球菌。链球菌为革兰阳性球菌，圆形或卵圆形，成双或呈链状排列，链的长度因菌种和培养基而有明显差异，一般在液体培养基中易形成长链。

2. 分离培养结果　粪肠球菌在血琼脂平板上呈灰白色、不透明、表面光滑的小菌落，菌落周围可见 α 溶血环，也可无溶血环。链球菌在血琼脂平板上呈灰白色、圆形凸起、表面光滑、边缘整齐的针尖大小菌落，菌落周围可出现不同的溶血情况。

3. 生化反应和其他试验结果　粪肠球菌和牛链球菌的鉴别见表 7－4。

表 7－4　粪肠球菌和牛链球菌的鉴别

菌种	胆汁－七叶苷	PYR	65g/L NaCl 生长
粪肠球菌	+	+	+
牛链球菌	+	－	－

【注意事项】

1. 观察胆汁－七叶苷试验结果时要求至少 1/2 斜面变黑才能判断为阳性，如只有细菌生长而斜面不变黑或小部分变黑，不能判断为阳性。

2. 高盐培养时细菌接种量不能过大，否则细菌不需要生长即可使葡萄糖产酸导致假阳性结果。

【思考题】

简述牛链球菌、粪肠球菌的鉴别要点。

四、奈瑟菌属和卡他莫拉菌属

【实验目的】

1. 掌握奈瑟菌属和卡他莫拉菌属的菌落形态、菌体特点、染色性和基本生化反应。
2. 掌握奈瑟菌属和卡他莫拉菌属的分离培养和鉴定方法。
3. 熟悉奈瑟菌属和卡他莫拉菌属各生化反应的原理、方法和注意事项。

【实验器材】

1. 菌种　脑膜炎奈瑟菌、淋病奈瑟菌和卡他莫拉菌。

2. 培养基　巧克力平板、血琼脂平板、葡萄糖发酵管、麦芽糖发酵管、蔗糖发酵管、硝酸盐培养基、DNA 琼脂平板。

3. 试剂　革兰染色液、氧化酶试剂、3% H_2O_2、硝酸盐还原试剂、1mol/L 盐酸。

4. 其他　滤纸、玻片、恒温培养箱等。

【实验方法】

1. 形态观察　脑膜炎奈瑟菌、淋病奈瑟菌和卡他莫拉菌制片并标记，革兰染色镜检，记录显微镜下细菌染色性、大小、形态和排列。

2. 分离培养　上述 3 种菌分别分区划线接种于血琼脂平板和巧克力平板上，置 35℃ 5% CO_2 培养 18～24 小时，观察细菌生长状况，记录菌落大小、形态、表面、边缘、透明度、颜色和菌落周围有无溶血环等特点。

3. 生化反应

（1）氧化酶试验　滤纸刮取血琼脂平板上的菌落，滴加 1 滴氧化酶试剂，立即观察纸片颜色的变化，呈红色为阳性，不变色为阴性。若试剂为盐酸四甲基对苯二胺，则蓝紫色为阳性。奈瑟菌和卡他莫拉菌氧化酶试验阳性。

（2）葡萄糖、麦芽糖、蔗糖发酵试验　将脑膜炎奈瑟菌、淋病奈瑟菌和卡他莫拉菌分别接种于葡萄糖、麦芽糖和蔗糖发酵管，35℃ 孵育 18～24 小时后观察结果。若培养基变黄为阳性，培养基仍呈紫色为阴性。脑膜炎奈瑟菌可分解葡萄糖和麦芽糖，发酵后使培养基酸性增高，培养基由紫色变为黄色。淋病奈瑟菌只分解葡萄糖，而卡他莫拉菌不分解任何糖类。此试验是鉴别脑膜炎奈瑟菌和淋病奈瑟菌的重要试验。

（3）硝酸盐还原试验　待检菌接种于硝酸盐培养基，35℃ 孵育 1～4 天，每天吸取培养液 0.5～1ml 加入硝酸盐还原试剂 0.1ml 后观察结果，10 分钟内呈红色为阳性，不变色为阴性。如检查有无氮气产生，可在硝酸盐培养基的试管内加一支小倒管，有气泡在小倒管内，表示有氮气生成。如加入硝酸盐还原试剂不出现红色，需检查硝酸盐是否被还原，可在原试管内再加入少许锌粉，若出现红色为阴性，表示硝酸盐未被细菌还原。红色是由于锌粉的还原作用所致。若不出现红色为阳性，表示硝酸盐已被还原。试验时应以大肠埃希菌为阳性对照，以硝酸盐培养基为阴性对照，此试验可用于卡他莫拉菌和奈瑟菌属的鉴别，前者为阳性，后者多为阴性（黏液奈瑟菌为阳性）。

（4）DNA 酶试验　将待检菌点状接种于 DNA 琼脂平板上，35℃ 培养 18～24 小时，用 1mol/L 盐酸倾注平板，菌落周围出现透明环为阳性，无透明环为阴性。此试验可用于奈瑟菌和卡他莫拉菌的鉴别，前者为阴性，后者为阳性。

【实验结果观察】

1. 形态与染色特点　脑膜炎奈瑟菌和淋病奈瑟菌均为革兰阴性双球菌，呈肾形或豆形，成对排列，凹面相对。在急性感染的临床标本中，脑膜炎奈瑟菌和淋病奈瑟菌多位于吞噬细胞内，少数在吞噬细胞外。在慢性淋病性尿道炎患者标本中，多数淋病奈瑟菌在吞噬细胞外。卡他莫拉菌为革兰阴性双球菌，呈咖啡豆形，成对排列，痰标本中可存在于吞噬细胞内或外。

2. 分离培养结果 脑膜炎奈瑟菌在巧克力平板上的菌落直径为 1～2mm，圆形凸起、光滑湿润、无色透明、边缘整齐，似露滴状，在血琼脂平板上不溶血、不产生色素。淋病奈瑟菌在巧克力平板上为直径 0.5～1.0mm 的小菌落，圆形凸起、半透明或不透明、无色或灰白色、边缘整齐，经传代培养后菌落增大并变扁平。卡他莫拉菌在血琼脂平板上初为灰白色或浅红棕色菌落，光滑、圆形凸起、不透明，继续培养至 48 小时，菌落表面干燥、坚韧，如用接种环推移，整个菌落可在平板上移动。卡他莫拉菌在 28℃生长良好。

3. 生化反应结果 见表 7－5。

表 7－5　脑膜炎奈瑟菌、淋病奈瑟菌和卡他莫拉菌的基本生化反应结果

菌种	氧化酶	葡萄糖	麦芽糖	蔗糖	硝酸盐还原	DNA 酶
脑膜炎奈瑟菌	+	+	+	－	－	－
淋病奈瑟菌	+	+	－	－	－	－
卡他莫拉菌	+	－	－	－	+	+

【注意事项】

1. 脑膜炎奈瑟菌和淋病奈瑟菌抵抗力弱，对环境温度和湿度的改变敏感，标本应保温、保湿，尽快送检。

2. 淋病奈瑟菌在血琼脂平板上培养 24 小时后可自溶，需及时转种。

3. 硝酸盐还原试验必须在加试剂后立即观察试验结果，否则因迅速褪色而造成判读困难。

4. 做氧化酶试验时，应避免接触含铁物质，否则会出现假阳性。试验时可选用铜绿假单胞菌为阳性对照，大肠埃希菌为阴性对照。

【思考题】

简述脑膜炎奈瑟菌、淋病奈瑟菌和卡他莫拉菌的菌落形态和染色特性。

（张竹君）

实验八　肠杆菌科

一、埃希菌属

【实验目的】

1. 掌握大肠埃希菌的菌体特点、染色性、分离培养和基本生化反应。

2. 熟悉大肠埃希菌的鉴定方法。

【实验器材】

1. 菌种 普通大肠埃希菌、EPEC、ETEC、EIEC、EHEC。

2. 培养基 血琼脂平板、SS 平板、MaC 平板或中国蓝平板、伊红美蓝（EMB）平板、山梨醇－麦康凯（SMAC）平板、克氏双糖铁（KIA）培养基、动力－吲哚－尿素（MIU）培养基、葡萄糖蛋白胨水、枸橼酸盐琼脂斜面、硝酸盐培养基、苯丙氨酸琼脂斜面。

3. 试剂 氧化酶试剂、3% H_2O_2 溶液、硝酸盐还原试剂、甲基红试剂、苯丙氨酸脱氨酶试剂、吲哚试剂、EPEC 多价诊断血清和 12 种单价诊断血清、EIEC 多价诊断血清和 8 种单价诊断血清、革兰染色液、鞭毛染色液。

4. 其他 豚鼠、家兔、手术器械、载玻片、接种针、接种环。

【实验方法】

1. 形态观察 大肠埃希菌制片并标记，革兰染色、鞭毛染色后显微镜观察。

2. 分离培养 大肠埃希菌分别分区划线接种于血琼脂平板、肠道选择培养基，35℃培养18～24小时观察细菌生长状况。

3. 生化反应 大肠埃希菌分别做氧化酶试验、触酶试验，并接种于KIA、MIU、枸橼酸盐、硝酸盐、葡萄糖蛋白胨水、苯丙氨酸脱氨酶等生化反应管，35℃培养18～24小时，加入相应的试剂，观察结果。

4. 血清学试验

（1）肠致病型大肠埃希菌（EPEC）的鉴定 取EPEC的KIA培养物，先分别与EPEC多价诊断血清作玻片凝集试验，若发生凝集，则再与该组中的各单价分型血清作玻片凝集试验。

（2）肠侵袭型大肠埃希菌（EIEC）的鉴定 鉴定方法同EPEC，需注意本菌与志贺菌的区分。

（3）肠出血型大肠埃希菌（EHEC）（O157：H7）的鉴定 不发酵或迟缓发酵山梨醇为本菌特征，挑取山梨醇-麦康凯（SMAC）平板上的无色、中等大小的菌落与大肠埃希菌O157抗血清作胶乳凝集试验。

5. 动物试验

（1）豚鼠角膜结膜炎试验 用纤维玻棒取EIEC菌液接种于豚鼠结膜囊内或用无菌滴管吸浓菌液滴眼，18～24小时后观察。

（2）肠段结扎法 用于检测不耐热肠毒素。取健康家兔1只，禁食2天，乙醚麻醉（吸入法）后剖腹取出小肠，自回盲末端开始结扎肠段6段，每段长5cm。一段为阳性对照（注入7922或7910产肠毒素标准菌株培养上清液2ml）；一段为阴性对照（注入*E. coli* K-12W 1485培养上清液2ml）；其余四段注入ETEC的培养上清液2ml。注射完毕，将小肠送回腹腔，手术部位连续缝合，无菌纱布包扎，18～24小时后观察。

【实验结果观察】

1. 形态与染色特点 大肠埃希菌油镜下为两端钝圆、单个分散存在的革兰阴性中等大小杆菌、鞭毛染色为周毛菌。

2. 分离培养结果 大肠埃希菌在各种肠道选择培养基上，因培养基指示剂不同而产生不同颜色的菌落（表8-1）。

表8-1 大肠埃希菌在各种培养基上的菌落形态

培养基	菌落形态
血琼脂平板	圆形、灰白色、湿润、光滑、凸起、稍不透明，边缘整齐，直径2～3mm的菌落，部分菌株可产生β溶血环
MaC平板	红色、不透明、浑浊、较大的菌落
SS平板	红色、圆形、凸起、边缘整齐的菌落
中国蓝平板	蓝色、凸起、较大的菌落
伊红美蓝平板	紫黑色、有金属光泽、大而隆起的菌落
山梨醇-麦康凯平板	大肠埃希菌O157呈无色、中等大小的菌落，其余大肠埃希菌为红色菌落

3. 生化反应和其他试验结果

（1）氧化酶（-）、触酶（+）、硝酸盐还原（+）、苯丙氨酸（-）。

（2）大肠埃希菌生化特性 KIA（AA+-）、MIU（++-）。EIEC生化特性：动力阴性、不发酵或迟缓发酵乳糖、赖氨酸脱羧酶阴性。以上生化反应与志贺菌相似，故易与志贺菌属混淆。二者可用醋酸盐、黏质酸盐产酸试验、葡萄糖铵利用试验区分（表8-2）。

表 8 – 2 **EIEC 与志贺菌生化试验的区别**

生化反应	大肠埃希菌	志贺菌
醋酸盐	+	−
黏质酸盐	+	−
葡萄糖铵利用	+	−

4. 血清学试验 以 EPEC 的鉴定为例：EPEC 与某一组多价诊断血清发生凝集，则应与该组中的各单价分型血清做玻片凝集试验。若出现明显凝集，而阴性对照不凝集，则表示该菌具有某型 EPEC 的 K 抗原，需进一步鉴定其 O 抗原。用生理盐水将待检菌制成 10^8/ml 的菌液，菌液 100℃水浴 1 小时后，再与该分型血清做玻片凝集。若与相应分型血清发生凝集，即表示该菌具有某型 EPEC 的 O 抗原。

5. 动物试验

（1）豚鼠角膜结膜炎试验 豚鼠产生典型的角膜结膜炎，角膜上皮细胞内可查见 EIEC。

（2）肠段结扎法 检查各段肠内液体蓄积量。阴性对照肠段未见液体，阳性对照肠段内充满液体。试验组以液体贮留量与肠段长度之比作为毒素活力指标，一般以试验肠段平均积液量 ≥1ml/cm 者为阳性。ETEC 该试验阳性。

【注意事项】

1. 触酶、氧化酶试验宜从普通琼脂平板或 KIA 斜面上取菌，不宜用 SS 平板上的菌落，以免影响试验结果。

2. 用同一培养物接种一组生化试验管时，在接种枸橼酸盐培养基前，接种环（针）应火焰灭菌或先接种枸橼酸盐培养基，否则若将葡萄糖等营养物质带到该培养基内可造成假阳性。

3. 血清学凝集试验时须用生理盐水作阴性对照，以防部分菌株发生自凝而影响结果判断。

【思考题】

1. 请描述 MaC 平板、SS 平板上大肠埃希菌的菌落形态。

2. 请简述血清学凝集试验时的注意事项。

3. 请简述 KIA、MIU 鉴定培养基的实验原理。

二、志贺菌属和沙门菌属

【实验目的】

1. 掌握志贺菌属和沙门菌属菌体特点、染色性、分离培养和基本生化反应。

2. 掌握志贺菌属和沙门菌属的血清学鉴定方法。

3. 掌握肥达试验的原理、操作方法和结果判断。

【实验器材】

1. 菌种 福氏志贺菌、鲍氏志贺菌或宋内志贺菌、伤寒沙门菌、甲型或乙型副伤寒沙门菌。

2. 培养基 MaC 平板、SS 平板、中国蓝平板、伊红美蓝平板、KIA 培养基、MIU 培养基、硝酸盐培养基、葡萄糖蛋白胨水培养基、苯丙氨酸琼脂培养基、枸橼酸盐培养基、氨基酸脱羧酶及对照培养基。

3. 试剂 氧化酶试剂、3% H_2O_2、甲基红试剂、硝酸盐还原试剂、苯丙氨酸脱氨酶试剂、吲哚试剂、志贺菌属诊断血清、沙门菌属诊断血清、伤寒沙门菌"O"、"H"诊断菌液，甲型、乙型、丙型副伤寒沙门菌"H"诊断菌液，伤寒或副伤寒患者血清、革兰染色液、鞭毛染色液。

4. 其他 载玻片、试管、试管架、吸管、恒温水浴箱。

【实验方法】

1. 形态观察　上述菌制片并标记，革兰染色、鞭毛染色后镜检。

2. 分离培养　上述菌接种肠道选择培养基，35℃培养18~24小时观察细菌生长状况。

3. 生化反应　上述菌分别做氧化酶试验、触酶试验，并分别接种于KIA、MIU、葡萄糖蛋白胨水、苯丙氨酸琼脂、枸橼酸盐、硝酸盐和氨基酸脱羧酶及对照生化反应管，35℃孵育18~24小时。

4. 血清学试验

（1）志贺菌属的分型鉴定　取1环或数滴志贺菌属A~D群多价诊断血清于载玻片一端，再取志贺菌的数个纯菌落与之混合，同时在载玻片另一端取相同志贺菌与生理盐水混合作对照；凝集者需再用志贺菌属A、B、C、D群单价血清做玻片凝集试验。

（2）沙门菌属的分型鉴定　初步检查疑似沙门菌者，做玻片凝集试验。先用沙门菌属A~F群多价"O"诊断血清做玻片凝集试验，同时以生理盐水作对照；凝集者需再用沙门菌属单价"O"因子血清做玻片凝集试验。最后与沙门菌属H因子血清做玻片凝集试验。

5. 肥达试验（Widal test）

（1）5排试管，每排7支，做标记。

（2）第一排每支试管内加入0.5ml生理盐水。待检患者血清做1∶10稀释，取0.5ml加入第一支管，混匀，取0.5ml加入第二支管，以此类推，依次倍比稀释至第六管，稀释度分别，1∶20、1∶40、1∶80、1∶160、1∶320、1∶640。

（3）如上法所示，稀释第二至五各排试管的血清。

（4）第一排各管加入诊断用伤寒"O"菌液0.5ml，第二排各管加入诊断用伤寒"H"菌液0.5ml，第三排各管加入诊断用甲型副伤寒菌液0.5ml，第四排各管加入诊断用乙型副伤寒菌液0.5ml，第五排各管加入诊断用丙型副伤寒菌液0.5ml。最终各管血清稀释度分别为1∶40、1∶80、1∶160、1∶320、1∶640、1∶1280。每排第七管均为本排菌液对照管，每管液体总量1ml如表8-3。

表8-3　肥达试验方法

菌液种类	试验管（每管0.5ml稀释血清）						对照管生理盐水
	1∶20	1∶40	1∶80	1∶160	1∶320	1∶640	
伤寒"O"菌液	0.5	0.5	0.5	0.5	0.5	0.5	0.5
伤寒"H"菌液	0.5	0.5	0.5	0.5	0.5	0.5	0.5
甲型副伤寒菌液	0.5	0.5	0.5	0.5	0.5	0.5	0.5
乙型副伤寒菌液	0.5	0.5	0.5	0.5	0.5	0.5	0.5
丙型副伤寒菌液	0.5	0.5	0.5	0.5	0.5	0.5	0.5
血清最终稀释度	1∶40	1∶80	1∶160	1∶320	1∶640	1∶1280	—

注：振荡混匀，置45℃水浴箱中2小时或37℃水浴箱4小时，取出置室温或放冰箱中过夜，次日观察，记录结果

【实验结果观察】

1. 形态与染色特点　志贺菌和沙门菌均为散在排列的革兰阴性杆菌。志贺菌无鞭毛，沙门菌为周毛菌。

2. 分离培养结果

（1）志贺菌在MaC平板、SS平板上形成圆形、微凸、无色透明或半透明、湿润、1~2mm的光滑型菌落；宋内志贺菌菌落稍大，某些菌株迟缓发酵乳糖，48小时后形成粉红色、扁平、粗糙型菌落。

（2）沙门菌在MaC平板、SS平板上形成无色透明或半透明、光滑湿润的小菌落；产生硫

化氢的菌株在 SS 平板上菌落中心呈黑褐色。

3. 生化反应和其他试验结果　志贺菌和沙门菌均为氧化酶（－），触酶（＋）。志贺菌属和沙门菌属的部分生化反应结果见表 8－4。

表 8－4　志贺菌和沙门菌的部分生化反应

菌种	KIA				MIU			V－P	苯丙氨酸	硝酸盐
	斜面	底层	产气	H_2S	动力	吲哚	脲酶			
志贺菌	K	A	－／＋	－	－	－／＋	－	－	－	＋
伤寒沙门菌	K	A	－	－／＋	＋	－	－	－	－	＋
甲型副伤寒沙门菌	K	A	＋	－	＋	－	－	－	－	＋
乙型副伤寒沙门菌	K	A	＋	＋	＋	－	－	－	－	＋

注：K：碱性；A：酸性；＋／－：多数为阳性；－／＋：多数为阴性

4. 血清学试验结果

（1）志贺菌的分型鉴定　待检菌与志贺菌属 A～D 群多价血清混合后，数分钟内出现肉眼可见的颗粒状凝集现象，而对照呈现均匀混浊，即为阳性；需进一步用 A、B、C、D 群单价血清与该菌做玻片凝集试验以定型。如与多价血清不凝集，考虑 K 抗原的存在或 4 种多价血清以外的型别。

（2）沙门菌的分型鉴定　待检菌与沙门菌属 A～F 群多价"O"诊断血清 5 分钟内出现凝集，而对照呈现均匀混浊即为阳性。若生化反应典型，但"O"凝集试验为阴性，应考虑是否有"Vi"抗原存在。可将该菌与"Vi"因子血清做玻片凝集试验，若出现凝集，即表示有"Vi"抗原。此时需用无菌生理盐水将菌苔洗下，制成浓厚菌悬液，加热 100℃ 30 分钟，冷却后，再将该菌悬液与 A～F 群多价"O"诊断血清做凝集试验。若与 A～F 群多价"O"诊断血清发生凝集，应进一步再用沙门菌属单价"O"因子血清做玻片凝集试验，以确定该菌种属于哪一群。一般先选用本地区检出率最高的菌型之血清做玻片凝集试验。确定沙门菌的菌群后，待检菌与沙门菌属第Ⅰ相 H 因子血清（a、b、c、d……）混合，检测其第Ⅰ相 H 抗原，用沙门菌属第Ⅱ相 H 因子血清（1、2、3、4……）检测第Ⅱ相 H 抗原、出现凝集现象，即可确定该沙门菌的型别。

5. 肥达试验　结果判断与分析：先观察对照管，正常应无凝集；观察各试验管的凝集情况，根据凝集反应的强弱，分别以"＋＋＋＋""＋＋＋""＋＋""＋""－"记录。

＋＋＋＋：上层液完全澄清，细菌凝集块全部沉于管底；

＋＋＋：上层液轻度混浊（澄清度为 75%），大部分细菌凝集块沉于管底；

＋＋：上层液中度混浊（澄清度为 50%），部分（50%）细菌凝集块沉于管底；

＋：上层液混浊（澄清度为 25%），管底可见微细的凝集块；

－：管内液体均匀混浊，无凝集颗粒，同对照管。

以出现"＋＋"凝集现象的血清最高稀释度为该血清的凝集效价。一般认为伤寒沙门菌 O 抗体凝集效价在 1:80 以上，H 抗体效价在 1:160 以上，甲型、乙型、丙型副伤寒沙门菌 H 抗体凝集效价在 1:80 以上有诊断意义。

【注意事项】

1. 细菌表面抗原的存在可影响"O"凝集试验的结果，应加热去除表面抗原，然后再做"O"凝集试验。

2. 志贺菌与某些大肠埃希菌（如 EIEC）有相同抗原，可产生交叉凝集反应，故鉴定时应结合生化反应，不能单靠血清学结果。

3. 肥达试验加诊断菌液时，应按表 8－3 从对照管开始向前加，每管 0.5ml。

4. 肥达试验结果观察时，应先观察对照管有无凝集，若对照管发生凝集，则抗原或盐水有问题，需重做试验。

5. 肥达试验观察结果时勿振荡试管，先观察，必要时轻摇试管，根据液体浑浊程度和凝块大小记录结果。

6. "H"凝集为絮状沉淀，疏松大团块沉于管底，轻摇易散开；"O"凝集为颗粒状沉淀，轻摇不易散开。

【思考题】

1. 试述肥达试验的基本原理和结果判断。

2. 肥达试验的注意事项有哪些？

三、枸橼酸杆菌属、克雷伯菌属、肠杆菌属和沙雷菌属

【实验目的】

1. 掌握枸橼酸杆菌属、克雷伯菌属、肠杆菌属和沙雷菌属菌体特点和染色性。

2. 熟悉枸橼酸杆菌属、克雷伯菌属、肠杆菌属和沙雷菌属细菌分离培养、生化反应及鉴定方法。

【实验器材】

1. 菌种 弗劳地枸橼酸杆菌、肺炎克雷伯菌、产气肠杆菌、黏质沙雷菌。

2. 培养基 血琼脂平板、MaC 平板、中国蓝平板、SS 平板培、KIA 培养基、MIU 培养基、葡萄糖蛋白胨水、枸橼酸盐培养基、苯丙氨酸琼脂、硝酸盐培养基、氨基酸脱羧酶及对照培养基、0.2% DNA 琼脂、明胶培养基等。

3. 试剂 氧化酶试剂、甲基红试剂、硝酸盐还原试剂、V－P 试剂、3% H_2O_2、吲哚试剂、鞭毛染液、革兰染液、荚膜染液、1% 美蓝等。

4. 其他 载玻片、生理盐水、培养箱。

【实验方法】

1. 形态观察

（1）上述细菌制片并标记，革兰染色、鞭毛染色、荚膜染色镜检。

（2）荚膜肿胀试验 取肺炎克雷伯菌 18～24 小时培养液 1～2 滴，分别滴加在载玻片两端。玻片两端再各加 1% 美蓝液 1 滴，混匀。在玻片一端加肺炎克雷伯菌荚膜抗血清接种环，另一端加正常兔血清做对照，分别混匀。加盖玻片，置于湿盒中室温 5～10 分钟，油镜下观察结果。

2. 分离培养 挑取上述细菌分别接种在血琼脂平板、肠道选择培养基上，35℃培养 18～24 小时，观察结果。

3. 生化反应 待检菌分别做氧化酶试验，触酶试验，并分别接种于葡萄糖蛋白胨水、苯丙氨酸琼脂、KIA 培养基、MIU 培养基、枸橼酸盐培养基、氨基酸脱羧酶及对照培养基、硝酸盐培养基，35℃培养 18～24 小时。

【实验结果观察】

1. 形态与染色特点

（1）革兰染色镜检 弗劳地枸橼酸杆菌为革兰阴性杆菌，单个或成双排列；肺炎克雷伯菌为革兰阴性球杆菌，常成双排列；产气肠杆菌为革兰阴性杆菌，菌体短而粗；黏质沙雷菌为革兰阴性杆菌，菌体短小，单个或短链排列。

（2）鞭毛染色 弗劳地枸橼酸杆菌为周毛菌；肺炎克雷伯菌无鞭毛；产气肠杆菌为周毛菌；黏质沙雷菌为周毛菌。

（3）荚膜染色　肺炎克雷伯菌菌体外可见肥厚的荚膜，常较菌体宽 2～3 倍；产气肠杆菌也有明显的荚膜；弗劳地枸橼酸杆菌、黏质沙雷菌无荚膜。

（4）荚膜肿胀试验　在肺炎克雷伯菌的蓝色菌体周围出现边界清晰、宽大的空白圈，而对照侧无空白圈，即为荚膜肿胀试验阳性。

2. 分离培养结果

（1）弗劳地枸橼酸杆菌　在 MaC 平板上形成中等大小的红色菌落；在中国蓝平板上形成蓝色菌落；产硫化氢菌株在 SS 平板上菌落中心呈黑色。

（2）肺炎克雷伯菌　在血琼脂平板上形成较大、圆形凸起、光亮、灰白色、不溶血的黏液型菌落，相邻菌落易融合，用接种环挑取时可拉丝，在 MaC 平板上形成较大、隆起、红色、易融合、黏液型菌落；在中国蓝平板上形成蓝色菌落。

（3）产气肠杆菌　在血琼脂平板上形成较大、圆形凸起、湿润、灰白色、不溶血的黏液样菌落；在 MaC 平板上形成较大、湿润、红色、黏液样菌落；在中国蓝平板上形成大而湿润的蓝色菌落。

（4）黏质沙雷菌　产生明显红色素。在血琼脂平板上形成圆形、光滑湿润的红色菌落；在 MaC 平板、中国蓝平板上均为红色菌落。

3. 生化反应和其他试验结果　上述细菌氧化酶均（－）、触酶均（＋）。弗劳地枸橼酸杆菌、肺炎克雷伯菌、产气肠杆菌及黏质沙雷菌的生化反应结果见表 8 - 5。

表 8 - 5　枸橼酸杆菌、克雷伯菌、肠杆菌与沙雷菌的生化反应

菌种	KIA				MIU			V - P	苯丙氨酸	硝酸盐	枸橼酸	鸟氨酸	赖氨酸
	斜面	底层	产气	H₂S	动力	吲哚	脲酶						
弗劳地枸橼酸杆菌	A	A	+	+/-	+	-/+	-/+	-	-	+	+	-	-
肺炎克雷伯菌	A	A	+	-	-	+	+	+	-	+	+	-	+
产气肠杆菌	A	A	+	-	+	-	+	+	-	+	+	+	+
黏质沙雷菌	K	A	+/-	-	+	-	-	+	-	+	+	+	+

（1）枸橼酸杆菌属与相似菌属的鉴别　见表 8 - 6。

表 8 - 6　枸橼酸杆菌与相似菌属的鉴别

试验	沙门菌属		枸橼酸杆菌属	爱德华菌属
	亚属 1	亚属 3		
明胶液化	-	+	-	-
赖氨酸脱羧酶	+	+	-	+
枸橼酸盐	-	+	+	-
吲哚	-	-	+/-	+

（2）克雷伯菌属、肠杆菌属及沙雷菌属之间的鉴别　可用动力、山梨醇、DNA 酶等试验鉴别见表 8 - 7。

表 8 - 7　克雷伯菌属、肠杆菌属、沙雷菌属的鉴别

试验	克雷伯菌属	肠杆菌属	沙雷菌属
动力	-	+	+
山梨醇	+	+/-	+
DNA 酶	-	-	+
棉子糖	+	+	+/-

（3）属内种的鉴别

①枸橼酸杆菌属：根据鸟氨酸脱羧酶试验可将枸橼酸杆菌属的细菌分为阳性、阴性两组，再通过丙二酸盐、尿素、蔗糖分解等试验鉴定到种。

②克雷伯菌属：吲哚试验可鉴别肺炎克雷伯菌和产酸克雷伯菌，前者阴性，后者阳性。

③肠杆菌属：初步鉴定试验 IMViC － － ＋＋，种的鉴定需要根据一组生化反应（如氨基酸脱羧酶试验、山梨醇发酵试验等）及是否产黄色素来确定。

④沙雷菌属：醋酶、明胶酶和 DNA 酶均阳性为本属的特征。沙雷菌属中临床分离率较高的主要是黏质沙雷菌，可用阿拉伯糖、木糖发酵试验与其他沙雷菌鉴别，黏质沙雷菌不发酵阿拉伯糖和木糖，其他沙雷菌一般发酵阿拉伯糖和木糖。

【注意事项】

1. 部分迟缓发酵乳糖的弗劳地枸橼酸杆菌在 MaC 平板上的菌落与沙门菌属相似，个别菌株还可与沙门菌属抗血清发生交叉凝集，要注意鉴别。可用赖氨酸脱羧酶试验、ONPC 试验区分。

2. 肺炎克雷伯菌与阴沟肠杆菌的 IMViC 试验结果相同，应注意鉴别。可用赖氨酸脱羧酶试验、鸟氨酸脱羧酶试验、精氨酸双水解酶试验及动力试验区分。

【思考题】

1. 在肠杆菌科中哪些菌属产硫化氢？应如何鉴别？

2. 如何鉴别克雷伯菌属、肠杆菌属与沙雷菌属？

四、变形杆菌属、摩根菌属和普罗威登斯菌属

【实验目的】

1. 掌握变形杆菌属细菌的形态结构、培养方法、生化反应及鉴定依据。

2. 熟悉摩根菌属、普罗威登斯菌属细菌的形态与染色特点、培养方法、生化反应及鉴定依据。

【实验器材】

1. **菌种** 普通变形杆菌、奇异变形杆菌、产黏变形杆菌、摩根摩根菌和雷氏普罗威登斯菌。

2. **培养基** 普通琼脂平板、血琼脂平板、MaC 平板、EMB 平板、SS 平板、KIA 培养基、MIU 培养基、硝酸盐培养基、葡萄糖蛋白胨水、枸橼酸盐培养基、苯丙氨酸琼脂、氨基酸脱羧酶及对照培养基。

3. **试剂** 氧化酶试剂、3% H_2O_2、V－P 试剂、硝酸盐还原试剂、吲哚试剂、苯丙氨酸脱氨酶试剂、革兰染液、鞭毛染液。

4. **其他** 载玻片、生理盐水。

【实验方法】

1. **形态观察** 普通变形杆菌、奇异变形杆菌、产黏变形杆菌、摩根摩根菌和雷氏普罗威登斯菌制片并标记，革兰染色、鞭毛染色后镜检。

2. **分离培养** 上述细菌接种于普通琼脂平板、血琼脂平板及肠道选择培养基上，35℃培养 18～24 小时，观察结果。

3. **生化反应** 待检菌分别做氧化酶试验、触酶试验，并接种于葡萄糖蛋白胨水、苯丙氨酸琼脂、KIA 培养基、MIU 培养基、氨基酸脱羧酶及对照培养基、枸橼酸盐培养基中，35℃孵育 18～24 小时，观察结果。

【实验结果观察】

1. **形态与染色特点**

（1）革兰染色镜检 变形杆菌为革兰阴性杆菌，两端钝圆，呈多形性；雷氏普罗威登斯

菌、摩根摩根菌的形态、染色与变形杆菌相似。

（2）鞭毛染色镜检　变形杆菌、雷氏普罗威登斯菌、摩根摩根菌均有周鞭毛，但摩根摩根菌某些株30℃以上培养时无鞭毛。

2. 分离培养结果

（1）普通变形杆菌、奇异变形杆菌　在普通琼脂平板和血琼脂平板上，形成以接种部位为中心的同心圆，并蔓延成波纹状薄膜，布满整个平板表面（迁徙生长）；在肠道选择培养基上无迁徙生长现象。在 MaC 平板上形成圆形、扁平、无色透明或半透明的菌落；在 SS 平板上产硫化氢的菌株菌落中心呈黑色。

（2）雷氏普罗威登斯菌　在普通琼脂平板上无迁徙生长现象；在血琼脂平板上形成湿润、凸起、灰白色、中等大小的菌落；在 MaC 平板上形成凸起、无色透明的菌落。

（3）摩根摩根菌　在普通平板上无迁徙生长现象；在血琼脂平板上形成圆形、光滑、湿润、灰白色、中等大小的菌落；在 MaC 平板上为无色透明或半透明的菌落。

3. 生化反应和其他试验结果　变形杆菌、雷氏普罗威登斯菌、摩根摩根菌氧化酶均（－）、触酶均（＋）。

变形杆菌属、普罗威登斯菌属及摩根菌属之间的鉴别见表8－8，变形杆菌、普罗威登斯菌和摩根菌的生化反应特点见表8－9。

表8－8　变形杆菌属、普罗威登斯菌属及摩根菌属的鉴别

试验	变形杆菌属	普罗威登斯菌属	摩根菌属
硫化氢	＋	－	－
鸟氨酸	＋/－	－	＋
枸橼酸盐	＋/－	＋	－
脲酶	＋	－＊	＋

注：＊雷氏普罗威登斯菌脲酶（＋）

表8－9　变形杆菌、普罗威登斯菌和摩根菌的生化反应

菌种	KIA				MIU			V－P	苯丙氨酸	硝酸盐	鸟氨酸脱羧酶
	斜面	底层	产气	H_2S	动力	吲哚	脲酶				
普通变形杆菌	K	A	＋	＋	＋	＋	＋	－	＋	＋	－
奇异变形杆菌	K	A	＋	＋	＋	－	＋	－	＋	＋	＋
产黏变形杆菌	K	A	＋	＋	＋	－	＋	－	＋	＋	－
雷氏普罗威登斯菌	K	A	－	－	＋	＋	＋	－	＋	＋	－
摩根摩根菌	K	A	－	－	＋	＋	＋	－	＋	＋	＋

【思考题】

1. 简述如何鉴别变形杆菌属、普罗威登斯菌属和摩根菌属。

2. 简述迁徙生长现象。

五、耶尔森菌属及哈夫尼亚菌属

【实验目的】

1. 熟悉耶尔森菌属细菌的菌体特点、染色性、基本生化反应。

2. 了解哈夫尼亚菌属细菌的菌体特点、染色性、基本生化反应。

【实验器材】

1. 菌种　小肠结肠炎耶尔森菌、蜂房哈夫尼亚菌。

2. 培养基　MaC 平板、KIA 培养基、MIU 培养基、硝酸盐培养基、枸橼酸盐琼脂斜面、半固体培养基、葡萄糖蛋白胨水、氨基酸脱羧酶培养基及苯丙氨酸琼脂培养基。

3. 试剂 氧化酶试剂、甲基红试剂、硝酸盐还原试剂、V－P试剂、3％ H_2O_2、吲哚试剂、革兰染液、鞭毛染液。

4. 其他 载玻片、生理盐水、培养箱。

【实验方法】

1. 形态观察 小肠结肠炎耶尔森菌、蜂房哈夫尼亚菌制片并标记、革兰染色、鞭毛染色镜检。

2. 分离培养 小肠结肠炎耶尔森菌、蜂房哈夫尼亚菌接种于MaC平板上，35℃培养18～24小时，观察结果。

3. 生化反应 小肠结肠炎耶尔森菌、蜂房哈夫尼亚菌分别做氧化酶试验、触酶试验，并接种于KIA培养基、MIU培养基、半固体培养基、枸橼酸盐培养基、葡萄糖蛋白胨水、硝酸盐培养基、氨基酸脱羧酶培养基及苯丙氨酸琼脂培养基中，35℃培养18～24小时，观察结果。小肠结肠炎耶尔森菌V－P试验和动力试验还需做25℃培养。

【实验结果观察】

1. 形态与染色特点 小肠结肠炎耶尔森菌为革兰阴性球杆菌，偶有两极浓染，35℃培养无鞭毛，25℃培养有鞭毛；蜂房哈夫尼亚菌为革兰阴性杆菌，有周鞭毛。

2. 分离培养结果 小肠结肠炎耶尔森菌在MaC平板上形成圆形无色半透明扁平的小菌落；蜂房哈夫尼亚菌在MaC平板上形成无色菌落。

3. 生化反应和其他试验结果 小肠结肠炎耶尔森菌、蜂房哈夫尼亚菌氧化酶均（－）、触酶均（＋）。

小肠结肠炎耶尔森菌和蜂房哈夫尼亚菌的生化反应结果见表8－10。

表8－10　小肠结肠炎耶尔森菌和蜂房哈夫尼亚菌生化反应

菌种	KIA				MIU			V－P	苯丙氨酸	硝酸盐	鸟氨酸	枸橼酸
	斜面	底层	产气	H₂S	动力	吲哚	脲酶					
小肠结肠炎耶尔森菌	K	A	－	－	＋（25℃） －（35℃）	－/＋	＋	＋（25℃） －（35℃）	－	＋	＋	－
蜂房哈夫尼亚菌	K	A	＋	－	＋	－	－	＋	－	＋	＋	－

【注意事项】

小肠结肠炎耶尔森菌与痢疾志贺菌在KIA上的结果相似，均发酵葡萄糖、不发酵乳糖，注意鉴别。二者可用蔗糖发酵试验、山梨醇发酵试验、25℃动力试验和血清学试验加以区分。

【思考题】

小肠结肠炎耶尔森菌动力试验有何特点？

（张竹君）

实验九　非发酵菌

一、假单胞菌属和产碱杆菌属

【实验目的】

1. 掌握假单胞菌属和产碱杆菌属的菌落形态、菌体特点、染色性和基本生化反应。

2. 熟悉假单胞菌属和产碱杆菌属各生化反应的原理、方法和注意事项。

3. 了解假单胞菌属和产碱杆菌属的基本鉴定程序。

【实验器材】

1. 菌种 铜绿假单胞菌、粪产碱杆菌。

2. 培养基 SS 平板、MaC 平板、血琼脂平板、普通琼脂平板、KIA 培养基、MIU 培养基、O/F 管、硝酸盐培养基、精氨酸双水解培养基、枸橼酸盐培养基、赖氨酸脱羧酶培养基、肉汤培养基等。

3. 试剂 3% H_2O_2、氧化酶试剂、硝酸盐还原试剂、吲哚试剂、三氯甲烷、革兰染色液、鞭毛染色液等。

4. 其他 生理盐水、液体石蜡、洁净滤纸、火柴、酒精灯、接种针、接种环、记号笔、擦镜纸、香柏油、玻片、恒温培养箱、试管。

【实验方法】

1. 形态观察 铜绿假单胞菌和粪产碱杆菌制片并标记,革兰染色和鞭毛染色镜检,记录显微镜下细菌染色性、大小、形态和排列。

2. 分离培养 铜绿假单胞菌和粪产碱杆菌分别接种于普通琼脂平板、血琼脂平板、SS 平板、MaC 平板和肉汤培养基,35℃培养 18~24 小时,观察细菌生长状况,记录菌落大小、形态、表面、边缘、透明度、颜色和血琼脂平板上的溶血特点。

3. 生化反应 铜绿假单胞菌和粪产碱杆菌做氧化酶试验、触酶试验、氧化发酵试验,接种 KIA、MIU 培养基,35℃培养 18~24 小时后观察结果。

【实验结果观察】

1. 形态与染色特点 铜绿假单胞菌为革兰阴性杆菌,菌体较细长、长短不一、呈球杆状或长丝状、成双或短链状排列。不染色标本动力观察,运动活跃。鞭毛染色,可见菌体一端有 1 根单鞭毛。粪产碱杆菌为革兰阴性球杆菌,常单个存在,有时呈弧形成对或呈链状排列,有周鞭毛。

2. 分离培养结果 见表 9-1。

表 9-1 铜绿假单胞菌和粪产碱杆菌在各种培养基上的菌落形态

菌种	普通琼脂平板	血琼脂平板	SS、MaC 平板	肉汤培养基
铜绿假单胞菌	圆形扁平、大小不一、边缘不整齐、光滑湿润	大而扁平、有金属光泽、有生姜味、灰绿色或蓝绿色、菌落周围有透明溶血环	淡黄色菌落、微小、较混浊,培养 48 小时后呈棕绿色	均匀混浊、有菌膜、培养液呈黄绿色、蓝绿色或棕色
粪产碱杆菌	大小不一、圆形凸起、边缘整齐、有光泽	灰色、较大、不规则、扁平、边缘较薄、不溶血、有水果味	无色透明或淡黄色菌落	均匀混浊、有菌膜、管底形成黏性沉淀

3. 生化反应和其他试验结果 见表 9-2。

表 9-2 铜绿假单胞菌和粪产碱杆菌的基本生化反应结果

菌种	KIA				MIU			O/F			氧化酶	触酶	枸橼酸盐	精氨酸双水解酶	硝酸盐还原	色素
	底层	斜面	产气	H_2S	动力	吲哚	脲酶	葡萄糖	麦芽糖	木糖						
铜绿假单胞菌	-	-	-	-	+	-	+/-	O	-	O	+	+	+	+	+	+
粪产碱杆菌	-	-	-	-	+	-	-	-	-	-	+	+	+	-	-/+	-

注:O:氧化型

【注意事项】

1. 从临床分离的铜绿假单胞菌约有 10% 不产生色素,从痰标本中分离的黏液型铜绿假单胞菌常不产生色素,在室温中转种数代后常可恢复典型菌落和产生色素的能力。

2. 不产生色素的铜绿假单胞菌,可通过硝酸盐还原试验或产生氮气、乙酰胺水解、42℃生长等加以鉴定。

笔记

3. 粪产碱杆菌的菌落有两种类型，一种菌落呈白色且有水果香味，在菌落下面的血琼脂平板上呈明显的绿色，即以前的芳香产碱杆菌；另一种菌落无上述特点，且菌落边缘不整齐。

【思考题】

简述铜绿假单胞菌和粪产碱杆菌在各种培养基上的菌落形态。

二、不动杆菌属和窄食单胞菌属

【实验目的】

1. 掌握不动杆菌属和窄食单胞菌属的菌落形态、菌体特点、染色性和基本生化反应。

2. 熟悉不动杆菌属和窄食单胞菌属各生化反应的原理、方法和注意事项。

3. 了解不动杆菌属和窄食单胞菌属的基本鉴定程序。

【实验器材】

1. 菌种 鲍曼不动杆菌和嗜麦芽窄食单胞菌。

2. 培养基 SS 平板、MaC 平板、血琼脂平板、普通琼脂平板、KIA 培养基、MIU 培养基、O/F 管、硝酸盐培养基、精氨酸双水解培养基、枸橼酸盐培养基、赖氨酸脱羧酶培养基、肉汤培养基等。

3. 试剂 氧化酶试剂、硝酸盐还原试剂、吲哚试剂、革兰染色液、鞭毛染色液等。

4. 其他 生理盐水、液体石蜡、洁净滤纸、火柴、酒精灯、接种针、接种环、记号笔、擦镜纸、香柏油、玻片、恒温培养箱、试管。

【实验方法】

1. 形态观察 鲍曼不动杆菌和嗜麦芽窄食单胞菌制片并标记，革兰染色和鞭毛染色镜检，记录显微镜下细菌染色性、大小、形态和排列。

2. 分离培养 鲍曼不动杆菌和嗜麦芽窄食单胞菌分别接种于普通琼脂平板、血琼脂平板、SS 平板、MaC 平板和肉汤培养基，35℃培养 18～24 小时后观察细菌生长状况，记录菌落大小、形态、表面、边缘、透明度、颜色和血琼脂平板上的溶血特点。

3. 生化反应 鲍曼不动杆菌和嗜麦芽窄食单胞菌作氧化酶试验、触酶试验、DNA 酶试验、氧化发酵试验，并接种于 KIA 培养基、MIU 培养基、赖氨酸脱羧酶、硝酸盐还原等生化反应管，35℃培养 18～24 小时后观察。

【实验结果观察】

1. 形态与染色特点 鲍曼不动杆菌为革兰阴性球杆菌，常成双排列，无鞭毛。嗜麦芽窄食单胞菌为革兰阴性杆菌，为一端丛毛菌，多数菌株鞭毛在 3 根以上。

2. 分离培养结果 鲍曼不动杆菌在血琼脂平板上形成圆形凸起、光滑、边缘整齐、不透明、灰白色、有黏性的菌落，多数菌落不溶血。鲍曼不动杆菌在 SS 平板上不生长，在 MaC 平板上生长良好，形成无色或淡粉红色菌落。嗜麦芽窄食单胞菌在血琼脂平板上形成圆形、不溶血、光滑、湿润、灰黄色的菌落，经 48 小时培养后，菌落中心颜色加深。普通琼脂平板上菌落特征与血琼脂平板上类似，SS 平板上不生长。

3. 生化反应和其他试验结果 见表 9 - 3。

表 9 - 3 鲍曼不动杆菌和嗜麦芽窄食单胞菌基本生化反应结果

菌种	KIA				MIU			O/F			氧化酶	DNA酶	枸橼酸盐	精氨酸双水解酶	硝酸盐还原	赖氨酸脱羧酶
	底层	斜面	产气	H$_2$S	动力	吲哚	脲酶	葡萄糖	麦芽糖	木糖						
鲍曼不动杆菌	-	-	-	-	-	-	-	O	O	O	-	/	+	+	-	/
嗜麦芽窄食单胞菌	-	-	-	-	+	-	-	O	O	-	-	+	+	-	-	+

注：O：氧化型

【注意事项】

1. 鲍曼不动杆菌进行革兰染色时不易脱色，易染成革兰阳性，应注意鉴别。

2. 鲍曼不动杆菌为氧化酶阴性、动力阴性的球杆菌，易与其他非发酵菌区别。与肠杆菌鉴别可用硝酸盐还原试验，鲍曼不动杆菌为阴性。

3. 嗜麦芽窄食单胞菌氧化葡萄糖缓慢，在葡萄糖 O/F 培养基中培养 18~24 小时，培养基可呈中性或弱碱性，常误判为产碱杆菌属细菌，鉴定时需延长培养时间到 48 小时。

4. 嗜麦芽窄食单胞菌可迅速氧化分解麦芽糖，与铜绿假单胞菌不同。

【思考题】

简述鲍曼不动杆菌和嗜麦芽窄食单胞菌的菌落形态和染色特性。

（张竹君）

实验十　弧菌属、气单胞菌属、弯曲菌属和螺杆菌属

一、弧菌属

【实验目的】

1. 掌握弧菌属的形态染色、培养特性、主要生化反应及鉴定依据。

2. 熟悉弧菌属鉴定的检验程序。

【实验器材】

1. **菌种**　O1 群霍乱弧菌（减毒株）和副溶血性弧菌、O1 群霍乱弧菌（减毒株）2~4 小时肉汤培养物。

2. **培养基**　TCBS 琼脂平板、碱性蛋白胨水、碱性琼脂平板、4 号琼脂平板、MH 琼脂平板（含 0.5% NaCl）、我妻兔血琼脂平板、0% NaCl 肉汤、6% NaCl 肉汤、10% NaCl 肉汤、KIA、MIU、葡萄糖蛋白胨水。

3. **试剂**　诊断血清（霍乱 O1 群、0139 群血清及 B、C 因子血清）、氧化酶试剂、V-P 试剂、革兰染液、浓硫酸、0.5% 去氧胆酸钠、2.5% 鸡红细胞盐水悬液、1% 绵羊红细胞、多黏菌素 B。

4. **其他**　第Ⅳ组霍乱弧菌噬菌体、O/129（10μg/片及 150μg/片）纸片、无菌滴管、生理盐水、滤纸片、载玻片、盖玻片、砂轮、吸水纸、接种针、接种环、记号笔、擦镜纸、香柏油、二甲苯、火柴、酒精灯等。

【实验方法】

1. **形态观察**　挑取霍乱弧菌、副溶血性弧菌的固体培养物制片，革兰染色，镜检。

2. **动力观察**　取霍乱弧菌液体培养物制片，悬滴法观察动力。

3. **分离培养**　挑取霍乱弧菌接种于碱性蛋白胨水、TCBS 琼脂平板和 4 号琼脂平板上。挑取副溶血性弧菌接种于 TCBS 琼脂平板上，标记后置 35℃ 培养 18~24 小时后观察细菌生长状况。

4. **生化反应**　挑取霍乱弧菌和副溶血性弧菌作氧化酶试验，并接种于 KIA、MIU 生化反应管，标记后置 35℃ 培养 18~24 小时，观察结果。

5. **霍乱弧菌初筛试验**

（1）霍乱红试验　将霍乱弧菌接种于碱性蛋白胨水培养基，35℃ 培养 18~24 小时。

（2）黏丝试验　将 0.5% 去氧胆酸钠水溶液滴加在玻片上，取霍乱弧菌菌落与试剂研磨混

匀制成浓厚悬液，立即观察结果。

（3）O/129 敏感试验　将霍乱弧菌接种于含 0.5% NaCl 的 MH 琼脂平板，贴上 O/129 两种药敏纸片即 10μg/片及 150μg/片，置 35℃培养 18～24 小时。

6. 霍乱弧菌生物分型试验

（1）鸡红细胞凝集试验　在洁净的玻片上加 1 滴生理盐水，取 O1 群霍乱弧菌固体培养物少许，与生理盐水混匀制成浓厚菌液，加 2.5% 的鸡红细胞盐水悬液 1 滴于上述菌液中，充分混匀，1 分钟内出现凝块者为阳性。

（2）多黏菌素 B 敏感试验　将 1.5% 营养琼脂加热融化后冷却至 50℃左右，加入 50U/ml 多黏菌素 B，摇匀后倾注平板，取 O1 群霍乱弧菌 2～3 小时肉汤培养物 1 滴，种于平板表面，待干后 35℃培养 18～24 小时，观察结果，以不生长或生长不足 10 个菌落为敏感。

（3）V－P 试验　取 O1 群霍乱弧菌接种于葡萄糖蛋白胨水培养基中，35℃培养 18～24 小时，加入 V－P 试剂观察结果。

（4）羊红细胞溶血试验　取 O1 群霍乱弧菌肉汤培养物 1ml，与 1% 绵羊红细胞 1ml 混匀，置 37℃水浴 2 小时，初步观察有无溶血现象，再放 4℃冰箱过夜，观察最后结果，如有 50% 红细胞被溶解即为溶血试验阳性，试验设已知溶血株、不溶血株和肉汤管做对照。

（5）第Ⅳ组霍乱弧菌噬菌体裂解试验　取 O1 群霍乱弧菌 2～4 小时肉汤培养物 0.2ml，加入已融化并冷却至 50℃的 0.7% 4ml 半固体琼脂中，混匀后倾注于含 1.5% 琼脂的营养琼脂上制成双层平板，凝固后滴加第Ⅳ组噬菌体（10^6/ml）1 滴，待干后 35℃培养 18～24 小时，出现噬斑（裂解）者为阳性。

7. 血清凝集试验　将分离的霍乱弧菌菌落与霍乱 O1 群、O139 群血清做玻片凝集试验以确定群，如果属于 O1 群，再用霍乱弧菌 O1 群 B、C 因子血清做玻片凝集试验以确定型。

8. 嗜盐性试验　将副溶血性弧菌接种于分别含有 0% NaCl、6% NaCl、10% NaCl 的肉汤培养基中，置 35℃孵育 18～24 小时后观察生长状况。

9. 神奈川（Kanagawa）试验　取副溶血性弧菌液体培养物，涂布在我妻兔血琼脂平板上，涂面直径约 1cm，置 35℃培养 18～24 小时后观察。

【实验结果观察】

1. 形态与染色特点　霍乱弧菌和副溶血性弧菌均为革兰染色阴性，菌体呈直的杆状或弯曲呈弧形。

2. 动力观察　镜下可见霍乱弧菌运动活泼，呈穿梭样运动。

3. 分离培养结果

（1）霍乱弧菌　在碱性蛋白胨水培养基表面形成菌膜，培养基混浊，碱性琼脂平板上形成无色或蓝灰色、光滑湿润、边缘整齐的水滴样菌落。TCBS 琼脂平板上形成圆形、光滑湿润、边缘整齐的黄色菌落，4 号琼脂平板上形成中心呈灰褐色的菌落。

（2）副溶血性弧菌　在 TCBS 琼脂平板上形成凸起、湿润的绿色菌落。

4. 生化反应结果　见表 10-1。

表 10-1　霍乱弧菌和副溶血弧菌主要生化反应结果

KIA				MIU			氧化酶
斜面	底层	产气	H_2S	动力	吲哚	脲酶	
K	A	-	-	+	+	-	+

注：用于接种副溶血弧菌的 KIA、MIU 生化管需适当提高盐浓度，否则不宜细菌生长

5. 霍乱弧菌初筛试验结果

（1）霍乱红试验　加入浓硫酸数滴充分混合，培养液呈红色，即霍乱红试验为阳性。

（2）黏丝试验　于1分钟内悬液由混浊变澄清，并变得黏稠，用接种针挑取时可拉出丝来，即黏丝试验为阳性。

（3）O/129敏感试验　可见纸片周围出现抑菌圈，即对O/129敏感。

6. 霍乱弧菌生物分型试验结果　见表10-2。

表10-2　霍乱弧菌两个生物型鉴别试验结果

	鸡红细胞凝集试验	羊红细胞溶血试验	V-P试验	多黏菌素B敏感试验	第Ⅳ组霍乱弧菌噬菌体裂解试验
古典生物型	-	-	-	+	+
El Tor型	+	V	+	-	-

注：V：结果可变

7. 血清凝集试验结果判断　见表10-3。

表10-3　霍乱弧菌血清凝集试验

诊断血清					血清群型
O1+O139	O!	O139	b	c	
+	+	-	+	-	小川型
+	+	-	-	+	稻叶型
+	+	-	+	+	彦岛型
+	-	+	-	-	O139群

8. 嗜盐性试验结果　副溶血性弧菌在含有6% NaCl的培养基中生长，不含或含10% NaCl的培养基中"不生长"。

9. 神奈川（Kanagawa）试验结果　涂面周围若形成完全透明的溶血环，则神奈川试验为阳性，说明菌株有致病性。否则试验为阴性，菌株无致病性。

【注意事项】

1. 霍乱是烈性传染病，对首例患者的病原学诊断应快速、准确，并及时发出疫情报告。

2. 对疑为霍乱患者的标本，在检测过程中一定要采取安全防护措施，严格操作规程，避免自身感染和污染实验室。

【思考题】

1. 简述霍乱弧菌的形态染色特点及培养特性。

2. 临床分离出一株霍乱弧菌，经血清凝集确定为O1群，通过哪些试验可进一步确定其生物型？

二、气单胞菌属

【实验目的】

1. 掌握气单胞菌属形态染色特点及培养特性。

2. 熟悉气单胞菌属鉴定常用试验。

【实验器材】

1. 菌种　嗜水气单胞菌18~24小时培养物。

2. 培养基　Mac琼脂平板、血琼脂平板、TCBS琼脂平板、0% NaCl肉汤、6% NaCl肉汤、KIA、MIU、葡萄糖、赖氨酸脱羧酶、鸟氨酸脱羧酶、枸橼酸盐、硝酸盐还原、葡萄糖蛋白胨水、精氨酸双水解。

3. 试剂　氧化酶试剂、3% H_2O_2、硝酸盐还原试剂、V-P试剂、吲哚试剂、革兰染液。

4. 其他　O/129纸片（10μg/片及150μg/片）、接种针、接种环、记号笔、吸水纸、擦镜纸、香柏油、二甲苯、载玻片、砂轮、火柴、酒精灯等。

【实验方法】

1. 形态观察　无菌挑取嗜水气单胞菌制片，革兰染色镜检。

2. 分离培养　挑取嗜水气单胞菌，分区划线分别接种于血琼脂平板和 Mac 琼脂平板上，标记后置 35℃ 培养 18 ~ 24 小时，观察细菌生长状况。

3. 基本生化反应　挑取嗜水气单胞菌，分别作氧化酶试验、触酶试验，并接种于 KIA、MIU、葡萄糖（氨基酸脱羧酶阴性对照）、赖氨酸脱羧酶、鸟氨酸脱羧酶、精氨酸双水解、硝酸盐还原、葡萄糖蛋白胨水等生化反应管，标记后置 35℃ 培养 18 ~ 24 小时，观察结果。

4. 常用鉴别试验　挑取嗜水气单胞菌做 O/129 敏感试验、TCBS 生长试验、耐盐试验，接种后置 35℃ 培养 18 ~ 24 小时，观察结果。

【实验结果观察】

1. 形态与染色特点　油镜下可见细菌为革兰染色阴性、杆状或球杆状，不规则排列。

2. 分离培养结果　血琼脂平板上菌落灰白色、光滑、湿润，有 β 溶血现象。Mac 琼脂平板上形成凸起的无色菌落。

3. 基本生化反应结果　见表 10 - 4。

表 10 - 4　嗜水气单胞菌的基本生化反应结果

氧化酶	触酶	硝酸盐还原	KIA				MIU			赖氨酸脱羧酶	鸟氨酸脱羧酶	精氨酸双水解
			斜面	底层	产气	H₂S	动力	吲哚	脲酶			
+	+	+	K	A	+	−	+	+	−	+	−	+

4. 常用鉴别试验结果　见表 10 - 5。这些试验用于和相近属的鉴别。

表 10 - 5　弧菌属、气单胞菌属、邻单胞菌属的鉴别

试验	弧菌属	气单胞菌属	邻单胞菌属
O/129（10μg/150μg）	S/S	R/R	S/S
TCBS 生长试验	+	−	−
耐盐试验			
0% NaCl	− / +	+	+
6% NaCl	+	−	−

注：R：耐药；S：敏感

【注意事项】

在临床标本的分离鉴定中，首先作氧化酶试验、葡萄糖发酵试验，以此与肠杆菌科和非发酵菌区别。然后作 O/129 敏感试验，与弧菌属和邻单胞菌属鉴别。最后通过系列生化反应进行种的鉴定。

【思考题】

鉴定气单胞菌属常用的试验有哪些？

三、弯曲菌属

【实验目的】

1. 掌握弯曲菌属的形态染色特点和培养特性。

2. 熟悉弯曲菌属的主要鉴定试验。

【实验器材】

1. 菌种　空肠弯曲菌空肠亚种固体和液体培养物。

2. 培养基　改良弯曲菌（Campy‑BAP）琼脂平板、活性碳无血液选择性（CSM）琼脂平板、10g/L 甘氨酸培养基、35g/L NaCl 肉汤。

3. 试剂　氧化酶试剂、3% H_2O_2、茚三酮试剂、10g/L 马尿酸钠水溶液、革兰染液、无菌蒸馏水。

4. 其他　烛缸、萘啶酸（30μg/片）、头孢噻吩（30μg/片）纸片、醋酸吲哚酚试条、滴管、火柴、酒精灯、接种针、接种环、记号笔、吸水纸、擦镜纸、香柏油、二甲苯、载玻片、盖玻片、砂轮等。

【实验方法】

1. 形态观察　取空肠弯曲菌培养物制片，进行革兰染色，显微镜下观察。

2. 动力观察　取空肠弯曲菌液体培养物制片，悬滴法观察动力。

3. 分离培养　将空肠弯曲菌培养物接种于改良的 Campy‑BAP 琼脂平板上，置微需氧（5% O_2、85% N_2、10% CO_2）环境，42℃培养 48 小时，观察结果。

4. 生化反应　取 Campy‑BAP 琼脂平板上生长的空肠弯曲菌菌落做如下试验。

（1）触酶试验、氧化酶试验。

（2）接种培养基分别置 25℃和 42℃微需氧环境中进行生长试验，培养 48 小时后观察结果。

（3）接种于 10g/L 甘氨酸培养基、35g/L NaCl 肉汤，标记后置微需氧环境 35℃培养 48 小时，观察结果。

（4）接种于 CSM 平板，贴上萘啶酸、头孢噻吩药物纸片，标记后置微需氧环境，35℃培养 48 小时后观察结果。

（5）马尿酸钠水解试验　取空肠弯曲菌加入 10g/L 马尿酸钠水溶液 4ml 中，制成 10^5CFU/ml 的细菌悬液，置微需氧环境，经 35℃反应 2 小时，离心取上清液，加入 0.1ml 茚三酮试剂，观察结果，呈紫色为阳性，无色或淡蓝色为阴性。

（6）醋酸吲哚酚水解试验　取一环空肠弯曲菌涂布于醋酸吲哚酚试条上，然后加一滴无菌蒸馏水湿透制片，观察结果。5～10 分钟内试条变成深蓝色为阳性，淡蓝、淡绿色为弱阳性，颜色不变为阴性。

【实验结果观察】

1. 形态与染色特点　空肠弯曲菌为革兰阴性细小杆菌，菌体弯曲呈弧形、S 形、螺旋形、逗点状或两端弯曲呈"海鸥展翅"形。

2. 动力观察　高倍镜下细菌运动活泼，呈投镖样或螺旋样运动。

3. 分离培养结果　可见到两种菌落：一种为扁平、湿润、灰白色、半透明、边缘不整齐、沿接种线扩散生长的菌落；另一种为圆形、凸起、半透明、有光泽似针尖状的单个细小菌落。

4. 生化反应结果　见表 10‑6。

表 10‑6　空肠弯曲菌空肠亚种生化反应结果

氧化酶	触酶	醋酸吲哚酚水解	马尿酸钠水解	药敏试验		生长试验			
				萘啶酸	头孢噻吩	10g/L 甘氨酸	35g/L NaCl	25℃	42℃
+	+	+	+	S/R	R	+	−	−	+

【注意事项】

分离弯曲菌的标本应立即接种培养基，如不能立即接种应放在冰箱或保存于运送培养基中，避免暴露在空气、热或干燥环境中。

【思考题】

1. 简述空肠弯曲菌的形态染色特点和培养特性。

2. 简述空肠弯曲菌常用的生化鉴定试验。

四、螺杆菌属

【实验目的】

1. 掌握幽门螺杆菌（Hp）的形态染色特点及培养方法。

2. 熟悉幽门螺杆菌快速鉴定方法。

【实验器材】

1. 菌种 幽门螺杆菌 3～5 天培养物。

2. 标本 幽门螺杆菌感染胃活检黏膜。

3. 培养基 Skirrow 血琼脂平板、MH 琼脂平板（含 5% 羊血）、尿素培养基、10g/L 甘氨酸培养基、硝酸盐培养基、马尿酸钠培养基。

4. 试剂 快速脲酶试验试剂盒、3% H_2O_2、氧化酶试剂、茚三酮试剂、10g/L 马尿酸钠水溶液、革兰染液。

5. 其他 萘啶酸（30μg/片）、头孢噻吩（30μg/片）纸片、载玻片、接种环、记号笔、吸水纸、擦镜纸、香柏油、二甲苯、火柴、酒精灯等。

【实验方法】

1. 形态观察 取幽门螺杆菌培养物涂片，进行革兰染色，镜下观察。

2. 分离培养 取幽门螺杆菌培养物接种于 Skirrow 血琼脂平板上，置微需氧环境（5% O_2、10% CO_2、85% N_2）或烛缸中，35℃培养 3～4 天后观察细菌生长状况。

3. 生化反应 挑取 Skirrow 血琼脂平板上生长的菌落分别做如下试验。

（1）触酶试验、氧化酶试验、马尿酸钠水解试验。

（2）脲酶试验 接种于尿素培养基，置 35℃ 微需氧环境培养 18～24 小时后观察结果，若培养基呈现红色则脲酶试验为阳性，若培养基呈现黄色，则脲酶试验为阴性。

（3）接种于 10g/L 甘氨酸培养基、硝酸盐培养基，标记后置微需氧环境 35℃ 培养 3～4 天，观察结果。

（4）接种于含 5% 羊血的 MH 琼脂平板，贴上萘啶酸、头孢噻吩药物纸片，标记后置微需氧环境 35℃ 培养 3～4 天，观察结果。

4. 幽门螺杆菌快速诊断方法

（1）直接涂片染色镜检 将胃黏膜活检组织标本均匀地涂在洁净玻片上，经自然干燥、加热固定，进行革兰染色后镜检。

（2）快速脲酶试验 取胃活检黏膜 1 块，置于快速脲酶试验试剂盒中，观察 5 分钟。

【实验结果观察】

1. 形态与染色特点 幽门螺杆菌在油镜下为革兰阴性，菌体细长弯曲呈弧形、螺旋形或 S 形。

2. 分离培养结果 形成无色或灰色、透明或半透明、圆形、湿润且边缘整齐的小菌落，菌落周围有狭窄的 β 溶血环。

3. 生化反应结果 见表 10-7。

表 10-7 幽门螺杆菌生化反应结果

氧化酶	触酶	脲酶	马尿酸钠水解	硝酸盐还原	10g/L 甘氨酸	耐药试验	
						萘啶酸	头孢噻吩
+	+	+	-	-		R	S

注：R：耐药；S：敏感

4. 幽门螺杆菌快速诊断结果

（1）直接涂片染色镜检　如果油镜下能查找到革兰阴性、细长弯曲呈螺旋形或 S 形的细菌，即可确定幽门螺杆菌的存在。

（2）快速脲酶试验　结果判定按说明书进行。在 5 分钟内，如果溶液一半以上变为红色者为强阳性，一半以下变为红色者为阳性，仅在标本周围有淡红色者为可疑阳性，溶液中未见红色产生者为阴性。阳性表示有幽门螺杆菌感染。

【注意事项】

1. 幽门螺杆菌革兰染色着色很浅，需延长染色时间。

2. 幽门螺杆菌比较脆弱，采集标本后应立即送检。如不能立即送检可置4℃冰箱保存，保存时间最长不能超过 4 小时。

3. 快速脲酶试验反应强度取决于活检标本内细菌密度，而 *Hp* 在胃内非均匀分布，故不宜将该单项检查作为有无 *Hp* 感染的判断依据，应与其他检测方法结合一起提高 *Hp* 诊断的准确性。

【思考题】

1. 简述幽门螺杆菌的形态特点。

2. 如何对疑为幽门螺杆菌感染的慢性胃炎患者进行相关的细菌学检验？

（宋　珍）

实验十一　苛养菌

一、嗜血杆菌属

【实验目的】

掌握流感嗜血杆菌的形态染色、培养特性和主要鉴定方法。

【实验器材】

1. 菌种　流感嗜血杆菌、金黄色葡萄球菌。

2. 培养基　血琼脂平板、巧克力琼脂平板、嗜血杆菌专用 MH 琼脂平板、嗜血杆菌专用蛋白胨水培养基、葡萄糖、乳糖及甘露醇发酵管。

3. 试剂　3％H_2O_2 溶液、流感嗜血杆菌荚膜多糖抗血清、流感嗜血杆菌抗血清（a～f）、革兰染液、鞭毛染液、1％美蓝。

4. 其他　X 因子纸片、V 因子纸片、X＋V 因子纸片、生理盐水、载玻片。

【实验方法】

1. 形态观察　挑取流感嗜血杆菌制片并标记、革兰染色、鞭毛染色镜检，同时用流感嗜血杆菌与其相应荚膜多糖抗血清做荚膜肿胀试验。

2. 分离培养　挑取流感嗜血杆菌接种于巧克力琼脂平板、血琼脂平板上35℃ 5％～10％CO_2环境培养18～24 小时观察结果。

3. 鉴定试验

（1）"卫星"试验　挑取流感嗜血杆菌菌落，密集划线接种于血琼脂平板上，再将金黄色葡萄球菌点种于培养基上（2～3 处）或划一短线35℃孵育18～24 小时，观察菌落生长情况。

（2）X 因子和 V 因子需求试验　用无菌棉签蘸取流感嗜血杆菌浓菌液，均匀涂布于嗜血杆菌专用 MH 琼脂平板表面，再贴上 X 因子、V 因子和 X + V 因子纸片，35℃ 5% ~ 10% CO_2 环境培养 18 ~ 24 小时，观察生长情况。

4. 生化反应　挑取流感嗜血杆菌单个菌落分别接种于糖发酵管、蛋白胨水培养基中，35℃培养 18 ~ 24 小时，并做触酶试验。

5. 血清学鉴定　将流感嗜血杆菌 a ~ f 6 个血清型的标准血清滴加于载玻片上，再取流感嗜血杆菌的纯菌落数个与之混合，做玻片凝集试验。

【实验结果观察】

1. 形态与染色特点　流感嗜血杆菌为革兰阴性短小杆菌，具有多形性，无鞭毛，黏液型菌株荚膜肿胀试验阳性。

2. 分离培养结果　培养 24 小时后流感嗜血杆菌在巧克力琼脂平板上形成圆形、光滑湿润、无色透明、似露滴状的细小菌落。48 小时后形成直径 1 ~ 1.5mm 灰白色菌落。继续培养至 72 小时，菌落直径可达 3 ~ 4mm，呈脐窝状凹陷。流感嗜血杆菌单独在血琼脂平板上不生长。

3. 鉴定试验结果

（1）"卫星"试验　金黄色葡萄球菌周围的流感嗜血杆菌菌落较大，而距离越远处菌落越小，甚至无细菌生长，即流感嗜血杆菌"卫星"试验阳性。

（2）X 因子和 V 因子需求试验　流感嗜血杆菌在 X 因子纸片、V 因子纸片周围不生长，只在 X + V 因子纸片周围生长，表示其生长同时需要 X 因子和 V 因子。

4. 生化反应结果　流感嗜血杆菌分解葡萄糖产酸不产气，不分解乳糖和甘露醇，触酶阳性，有荚膜的菌株产生吲哚。

5. 血清学鉴定结果　出现凝集现象为阳性，可进一步根据玻片凝集试验阳性结果对流感嗜血杆菌做分型鉴定。

【注意事项】

1. 流感嗜血杆菌对干燥敏感，采集标本时应注意保持标本湿润，及时送检。

2. 流感嗜血杆菌抵抗力弱，在人工培养基上易死亡，应每隔 4 ~ 5 天移种 1 次。菌种在室温保存比 4℃或 35℃下保存存活时间更长。

【思考题】

1. "卫星"试验的原理是什么？

2. 如何鉴定流感嗜血杆菌？

二、军团菌属

【实验目的】

1. 掌握嗜肺军团菌的形态特征和培养特性。

2. 熟悉嗜肺军团菌的生化反应和常用的鉴定试验。

【实验器材】

1. 菌种　嗜肺军团菌、嗜肺军团菌卵黄培养物及组织标本。

2. 培养基　活性炭 - 酵母浸出液琼脂（BCYE）平板、费 - 高琼脂（F - G）平板、普通琼脂平板、血琼脂平板、巧克力琼脂平板、尿素培养基、明胶培养基、硝酸盐培养基。

3. 试剂　革兰染液、鞭毛染液、Gimenez 染液、苏丹黑 B（Sudan black B）染液、3% H_2O_2 溶液、荧光标记的嗜肺军团菌多价或相应单价抗体、嗜肺军团菌标准血清、Lp1 ~ Lp6、Lmic 染色抗原等。

4. 其他　生理盐水、荧光显微镜、载玻片、96 孔 U 形微孔板、移液器等。

【实验方法】

1. 形态观察　挑取嗜肺军团菌制片并标记，革兰染色、鞭毛染色、Gimenez 染色、脂肪染色及荧光抗体染色，镜检。

2. 分离培养　挑取嗜肺军团菌接种于 BCYE 平板、F - G 平板、普通琼脂平板、血琼脂平板和巧克力琼脂平板，在 2.5% ～5% CO_2 的需氧高湿度环境下 35℃培养 3～7 天，观察结果。

3. 生化反应　无菌操作挑取嗜肺军团菌的单个菌落分别接种于尿素、明胶及硝酸盐等培养基中，35℃培养，并做触酶试验。

4. 血清学诊断

（1）样本处理　将血标本在离心机上以 3000r/min 离心 5 分钟，分离血清。

（2）血清稀释　在清洁的 96 孔 U 形微孔板上，先用 8 道微量移液器在每孔中加入 25μl 无菌生理盐水，共 7 列 ×8 行，然后用单道移液器各吸 25μl 血清标本加入第一列各微孔中（第一列共 7 孔），然后自左向右倍比稀释血清到第六列为止，第六列血清稀释混匀后弃去 25μl。如此第一至七行血清稀释度（自左向右第一至六列）分别为 1:2、1:4、1:8、1:16、1:32、1:64。第八行用单道移液器吸 25μl 军团菌标准血清按上述稀释倍比稀释作为阳性对照。第七列不加任何血清作空白对照。

（3）加染色抗原　用 8 道移液器吸 25μl 染色抗原按 Lp1～Lp6、Lmic 的顺序自第七列起从右到左加入每孔中，样本血清最终稀释度（自左向右第一至六列）分别为 1:4、1:8、1:16、1:32、1:64、1:128。

（4）孵育　在微孔板上盖上玻璃板，用振荡器稍振荡混匀后，置 36℃恒温培养箱培养 18 小时，取出后移去玻璃板，置室温平衡 10 分钟后观察结果。

【实验结果观察】

1. 形态与染色特点

（1）革兰染色和鞭毛染色　嗜肺军团菌革兰染色不易着色，如若染色为革兰阴性，着色较浅，菌体呈短小杆状，有时呈丝状，有明显的多形性。鞭毛镀银染色有 1～2 根端生鞭毛或侧生鞭毛。

（2）特殊染色卵黄培养物涂片及组织标本涂片　常用姬美尼兹染色，嗜肺军团菌为红色杆菌，背景为绿色，用苏丹黑 B 做脂肪染色，嗜肺军团菌细胞内有蓝黑色或蓝灰色颗粒（脂肪滴）。

（3）直接荧光抗体染色　嗜肺军团菌涂片干燥后，滴加荧光标记的抗嗜肺军团菌多价或相应单价抗体染色，荧光显微镜下可观察到呈现强烈黄绿色荧光的细菌。

2. 分离培养结果

（1）嗜肺军团菌在普通琼脂平板、血琼脂平板和巧克力琼脂平板中均不生长。

（2）嗜肺军团菌在 BCYE 琼脂平板上 3～5 天可形成针尖大小的菌落，继续培养数日后菌落直径可增大至 4～5mm，灰白色，圆形凸起，湿润，有光泽，边缘透明，呈刻花玻璃样条纹。

（3）嗜肺军团菌在 F - G 琼脂平板上培养 3～5 天可见针尖大小的菌落，继续培养菌落可略大些，在紫外线（365nm）照射下可产生黄色荧光，在斜射光照射下，菌落有刻花玻璃样条纹，并可产生棕色色素使菌落及其周围琼脂出现暗褐色。

3. 生化反应结果　嗜肺军团菌硝酸盐还原试验阴性、脲酶阴性、触酶阳性，能液化明胶。

4. 血清学诊断的结果判读与分析　嗜肺军团菌的血清标本抗体检测根据目视判定结果，以 50%（＋＋）凝集为终点，引起 50% 凝集的血清最高稀释度的倒数为其效价。患者单份血清抗体效价≥1∶32以上有诊断意义，阳性对照标准血清最终稀释度≥1∶128（凝集达＋＋以上）、空白对照无凝集时试验有效。

【注意事项】

1. 嗜肺军团菌营养要求苛刻且生长缓慢，凡在普通琼脂平板、血琼脂平板、巧克力琼脂平板上生长或48小时内出现的菌落，均非嗜肺军团菌。

2. 检查患者血清中嗜肺军团菌抗体时，应同时设阳性和阴性对照。

【思考题】

1. 嗜肺军团菌在培养方面有何特点？

2. 如何鉴别嗜肺军团菌？

（宋　珍）

实验十二　需氧革兰阳性杆菌

一、棒状杆菌属

【实验目的】

1. 掌握白喉棒状杆菌的形态染色的特点、常用的染色方法、培养特性及菌落特点。

2. 掌握白喉棒状杆菌的鉴定试验和白喉毒素的测定方法。

3. 熟悉白喉棒状杆菌与类白喉棒状杆菌的鉴定要点。

【实验器材】

1. 菌种　白喉棒状杆菌、假白喉棒状杆菌、溃疡棒状杆菌、干燥棒状杆菌。

2. 培养基　血琼脂平板、吕氏血清斜面、亚碲酸钾血琼脂平板、尿素卵黄双糖琼脂斜面、Elek平板及葡萄糖、麦芽糖、蔗糖、明胶、尿素、硝酸盐培养基等。

3. 试剂　革兰染液、Albert染液（甲液、乙液）、Neisser（异染颗粒）染色液（甲液、乙液）、白喉抗毒素（DAT）、安氏指示剂、无菌兔血清。

4. 其他　电泳仪、1ml注射器、实验动物（豚鼠或家兔）、剃刀等。

【实验方法】

1. 形态观察

（1）革兰染色　无菌挑取白喉棒状杆菌（咽拭子标本或吕氏血清斜面培养物）、假白喉棒状杆菌或溃疡棒状杆菌、涂片、固定，革兰染色。

（2）Albert异染颗粒染色　取咽拭子标本或者白喉棒状杆菌吕氏血清斜面培养物涂片、干燥、固定后，加甲液染色3~5分钟，水洗后再加乙液染色1分钟。水洗，待干后镜检。

（3）Neisser异染颗粒染色　将已固定的涂片，以甲液染色0.5~1分钟，水洗后，再加乙液染色0.5~1分钟，水洗，待干后镜检。

2. 培养特性　白喉棒状杆菌营养要求高，在37℃5％CO_2气体环境下生长良好。无菌操作挑取白喉棒状杆菌，分区划线分别接种于血琼脂平板、亚碲酸钾血琼脂平板和吕氏血清斜面，标记后置37℃培养18~24小时后观察细菌生长状况。

3. 生化反应　无菌操作挑取白喉棒状杆菌、假白喉棒状杆菌、溃疡棒状杆菌、干燥棒状杆菌，分别作触酶、糖发酵实验（葡萄糖、麦芽糖、蔗糖）、明胶、尿素水解、硝酸盐还原实验，并分别接种尿素卵黄双糖琼脂斜面。标记后置37℃培养18~24小时后观察结果。

4. 毒力实验

（1）琼脂平板毒力实验　取 Elek 培养液 15ml，加热融化，待冷至 50℃～55℃时，加入 2～3ml 灭活的无菌兔血清或者小牛血清，立即混匀，倾入无菌平皿中。待琼脂尚未完全凝固前，将浸有白喉抗毒素（约 1000IU/ml）的滤纸条（宽约 0.8cm）放于平板中央，将平板置于 37℃温箱中 1～2 小时，以使培养基表面干燥。将待测细菌分别与滤纸条呈垂直方向做划线接种，划线宽为 6～7mm。测定未知标本时应同时用阳性（白喉棒状杆菌标准毒株）及阴性（类白喉杆菌）作对照，滤纸条两侧可分别接种 3～4 个菌株，各菌株之间相距 10mm。将平板置 37℃温箱培养 18～24 小时后观察结果。

（2）动物体内毒力实验　通常取豚鼠或家兔进行皮内试验。取待检测菌株肉汤培养液 0.2ml，注射于豚鼠或者家兔去毛的一侧腹壁皮内，5 小时后注射 500U 白喉抗毒素血清（豚鼠做腹腔注射，家兔做耳静脉注射），30 分钟后再注射同样的肉汤培养液于动物去毛的另一侧腹壁皮内作为对照。24～72 小时后观察结果。

（3）对流电泳毒力测定　将制好的琼脂板打孔后，一孔加白喉抗毒素，另一孔加待检菌培养液，电泳 30 分钟后观察结果。此法简便快速，适用于大批量标本的检测。

【实验结果观察】

1. 形态与染色特点

（1）革兰染色　油镜下可见革兰染色阳性杆菌，菌体的一端或两端膨大呈棒状，菌体成单或者成双，革兰染色通常均匀，有些菌株染色不均匀呈串珠状。白喉棒状杆菌在吕氏血清斜面生长的菌体形态最为典型，为革兰染色阳性杆菌，菌体细长、略弯曲并常以锐角角度簇集呈栅栏状或呈 X、Y、W、M、N 等字母形排列，菌体的一端或两端呈棒状膨大，菌体着色不均匀，异染颗粒着色较深呈深紫色。

（2）Albert 异染颗粒染色　镜下白喉棒状杆菌菌体呈蓝绿色，异染颗粒呈蓝黑色。

（3）Neisser 异染颗粒染色　镜下白喉棒状杆菌菌体染成淡黄褐色，异染颗粒染成深蓝色。

2. 分离培养结果　白喉棒状杆菌在血琼脂平板上 37℃培养 24 小时后形成灰白色、不透明的 S 形菌落，有狭窄的 β 溶血环。在吕氏血清斜面上生长较快，10～12 小时即形成灰白色、有光泽的菌苔，镜下形态典型，异染颗粒明显。根据在亚碲酸钾血平板上生长的菌落特点，将白喉棒状杆菌分为重型、轻型、中间型三型，型别与疾病轻重程度无明显相关，我国以轻型多见。三种型别白喉棒状杆菌的区别见表 12-1。

表 12-1　重型、轻型和中间型白喉棒状杆菌的区别

型别	亚碲酸钾血琼脂平板菌落形态	溶血
重型	灰黑、表面有条纹边缘不整齐、无光泽	
轻型	黑色、表面光滑、有光泽边缘整齐、菌落较小、凸起	+
中间型	灰黑、表面不光滑、边缘较整齐	

3. 生化反应结果　见表 12-2、表 12-3。

表 12-2　白喉棒状杆菌和其他常见棒状杆菌的生化反应

菌种	触酶	硝酸盐还原	葡萄糖	麦芽糖	蔗糖	明胶液化	脲酶
白喉棒状杆菌	+	+	+	+	-	-	-
假白喉棒状杆菌	+	+	-	-	-	-	+
干燥棒状杆菌	+	+	+	+	+	-	-
溃疡棒状杆菌	+	-	+	+	+	+25℃	+

表 12 - 3   不同棒状杆菌在尿素卵黄双糖琼脂斜面上的鉴别

菌种	底层（葡萄糖）	斜面（蔗糖）
白喉棒状杆菌	黄色	不变色
假白喉棒状杆菌	红色	红色
干燥棒状杆菌	黄色	黄色
溃疡棒状杆菌	红色	红色

4. 毒力实验

（1）琼脂平板毒力实验   经孵育后，若菌苔两侧出现斜向外侧延伸的乳白色沉淀线，并与邻近的标准产毒株产生的沉淀线吻合。可判断为产毒株。72 小时不产生沉淀线则判断为无毒株。

（2）动物体内毒力实验   24 ~ 72 小时后，若注射抗毒素前接种部位发生红肿与坏死，而对照部位不发生任何变化，说明待测菌产生白喉外毒素。

（3）对流电泳毒力测定   电泳 30 分钟后，若两孔之间出现白色沉淀线为阳性。说明待测菌产生白喉外毒素。

【注意事项】

1. 为保持白喉棒状杆菌的毒力，细菌培养物在室温放置不超过 2 小时，在 4℃ 不超过 4 小时。

2. 鉴于白喉棒状杆菌的感染性，操作时做好生物安全防护。

3. 毒力试验除用新分离菌株外，需同时有标准菌株作对照。

4. 糖分解生化反应培养基需用安氏指示剂（Andrade），才能获得较好的结果；同时每支糖发酵管中需加无菌兔血清 1 ~ 2 滴。

5. 观察明胶液化试验结果时应将明胶培养基于 35℃ 孵育箱转移至 4℃ 冰箱，5 ~ 10 分钟后再观察结果，液化的明胶不再凝固为阳性。

【思考题】

1. 叙述白喉棒状杆菌在临床微生物学检验中具有重要意义的形态特征。

2. 如何鉴别白喉棒状杆菌、假白喉棒状杆菌和溃疡棒状杆菌？

3. 检测白喉毒素的方法有哪些？影响白喉棒状杆菌毒力试验结果的因素有哪些？

二、需氧芽胞杆菌属

【实验目的】

1. 掌握炭疽芽胞杆菌的形态染色特点、菌落特点及常用鉴定试验。

2. 熟悉蜡样芽胞杆菌的形态染色特点、菌落特点、常用生化反应及鉴定试验。

3. 了解蜡样芽胞杆菌致食物中毒的细菌学检查。

【实验器材】

1. 菌种   炭疽芽胞杆菌（无毒株）、蜡样芽胞杆菌。

2. 培养基   普通琼脂平板、血琼脂平板、0.7% $NaHCO_3$ 营养琼脂平板（重碳酸盐平板）、兔血清琼脂平板、卵黄琼脂平板，含有 0.05 ~ 0.1IU/ml、5IU/ml、10IU/ml、100IU/ml 青霉素的琼脂平板，各种生化反应培养基。

3. 试剂   1IU/片青霉素药片、AP631 炭疽芽胞杆菌噬菌体、炭疽荚膜抗血清、抗炭疽荚膜荧光抗体、生理盐水、美蓝染色液、20% 甲醛、0.5% 石炭酸生理盐水、健康马或兔的血清。

4. 其他   荧光显微镜、小鼠、豚鼠等。

【实验方法】

1. 形态观察 无菌挑取炭疽芽胞杆菌与蜡样芽胞杆菌涂片、固定，进行革兰染色。

2. 培养特性 无菌操作挑取炭疽芽胞杆菌，分区划线分别接种于肉汤培养基、普通琼脂平板、血琼脂平板和重碳酸盐平板；无菌挑取蜡样芽胞杆菌分区划线，分别接种于普通琼脂平板、血琼脂平板和卵黄琼脂平板，分别标记后置35℃培养18～24小时后观察细菌生长情况。

3. 生化反应 无菌操作挑取炭疽芽胞杆菌、蜡样芽胞杆菌分别作卵磷脂酶、淀粉水解、精氨酸双水解酶、硝酸盐还原、明胶水解试验。标记后置35℃培养18～24小时后观察结果。

4. 乳光反应 用于测定细菌能否生成卵磷脂酶，也可以此做活菌计数。无菌挑取可疑菌落点种于10%卵黄琼脂平板，35℃孵育3小时即可观察结果。

5. 炭疽芽胞杆菌重要的鉴定试验

（1）噬菌体裂解试验 无菌操作，取待检菌于35℃孵育4～6小时的肉汤培养物1滴，涂布接种营养琼脂平板，待干后，将AP631炭疽芽胞杆菌噬菌体滴于平板中央并划一直线，待干后置35℃孵育18小时观察结果。每份标本应作2～3次重复试验，同时需滴种肉汤液作阴性对照。

（2）串珠试验

①肉汤法：将待检菌新鲜的培养物分别接种于三管已装有2ml肉汤培养基的试管中，置35℃培养6小时后，取其中两管分别加入10IU/ml的青霉素0.2ml和0.1ml；第三管加入无菌生理盐水0.2ml作为对照。置35℃水浴1小时取出，各管加入20%甲醛0.2ml（最终浓度约为2%，可固定串珠形态），轻轻振荡，置室温10分钟后，用接种环挑取少量培养物于载玻片上，加盖玻片，高倍镜下观察。也可将此培养物3000r/min离心10分钟，弃去上清液，于沉淀物中加入美蓝染色液1滴，轻轻摇匀，5分钟后制成涂片镜检。

②琼脂薄片法：将含有0.05～0.1IU/ml青霉素的普通琼脂倾注于无菌平皿，厚约3mm，待琼脂凝固后，将其切成边长为1.5cm的方块并置于载玻片上，用接种环滴加待检菌于35℃孵育4小时的肉汤培养物，置35℃孵育1～3小时，取出加盖玻片直接在高倍镜下观察，同时需有不含青霉素的琼脂方块培养物作对照。

（3）青霉素抑制试验 将待检菌分别接种于含有5IU/ml、10IU/ml、100IU/ml青霉素的琼脂平板，35℃孵育18～24小时观察待检菌生长是否受抑制。因其他细菌也可被抑制，故此试验仅有否定意义。

（4）串珠和青霉素抑制联合试验 将待检菌的新鲜肉汤培养物0.1ml用无菌L形玻璃棒涂布于预温的兔血清琼脂平板的一半，另外一半用同样方法涂布蜡样芽胞杆菌的新鲜肉汤培养物0.1ml，干后将含有青霉素1IU/片的药片分别贴于各自涂布的中心位置，35℃孵育于2小时、8～12小时分别观察结果。

（5）荚膜肿胀试验 于载玻片两侧各滴加待检菌1～2接种环，一侧为试验侧，另一侧为对照侧。于试验侧滴加高效价炭疽荚膜抗血清1～2接种环，对照侧滴加正常兔血清1～2接种环，分别混匀。再于两侧各加1%美蓝染色液1接种环，再分别混匀。分别加盖玻片，置湿盒中室温放置5～10分钟后镜检。

（6）荚膜荧光抗体检测 在固定好的标本涂片或组织切片上滴加抗炭疽荚膜荧光抗体，置于湿盒35℃染色30分钟后，倒去多余的荧光抗体，在pH 8.0的缓冲液中浸洗10分钟，再用蒸馏水冲洗，干后用荧光显微镜检查。

6. Ascoli 热沉淀反应 也称作环状沉淀反应。

（1）制备沉淀原 ①热浸法：取被检材料（如各种实质脏器、血液、渗出液等）1～3g，

笔记

在乳钵内研碎，然后加 5 ~ 10 倍生理盐水混合，用移液管吸至试管内，置于水浴锅中煮沸 15 ~ 30 分钟，用中性石棉过滤，获得的透明滤液即为被检的沉淀原。如果过滤液混浊不透明，可再过滤一次。②冷浸法：用以检查怀疑为炭疽病畜的皮革和兽毛等材料，操作前，先将其高压灭菌 30 分钟，以保证检查者的安全。然后取被检材料 1g，浸于 5 ~ 10 倍的 0.5% 石炭酸生理盐水中，在室温下或普通冰箱浸泡 14 ~ 20 小时，用中性石棉过滤，透明的滤液即为沉淀原。

（2）用毛细吸管吸取少量炭疽沉淀素血清（含抗体），沿管壁徐徐注入沉淀反应管内，通常达管的 1/3 高处，再用另一支毛细吸管吸取制备的沉淀原（参与沉淀反应的抗原），沿管壁缓慢注入，使之重叠于炭疽沉淀素血清上面，达到试管的 2/3 高处。直立静置，在 1 ~ 5 分钟内观察结果。同时做 3 种对照试验：①炭疽沉淀素血清加标准炭疽沉淀原，应为阳性。②标准炭疽沉淀原加健康马或兔血清，应为阴性。③生理盐水加炭疽沉淀素血清，应为阴性。

7. 活菌计数 将可疑食物用生理盐水稀释 10 倍、100 倍和 1000 倍。

（1）乳光反应计数法 取各稀释度的悬液 0.1ml 分别接种于卵黄琼脂平板上，用 L 形玻璃棒涂布均匀，置 35℃孵育 6 小时后观察结果。

（2）倾注平板计数法 具体内容见相关实验。

8. 动物试验 取患者的分泌物、组织液或所获得的纯培养物接种于小鼠或豚鼠等动物的皮下组织，观察其对接种动物的致病性。

【实验结果观察】

1. 形态与染色特点 镜下可见炭疽芽胞杆菌为革兰阳性大杆菌，菌体两端平截，呈链状排列，如竹节状；芽胞小于菌体，位于菌体末端或次末端，呈椭圆或球形，经革兰染色后菌体内不着色部位即为芽胞，陈旧培养物中可见游离的芽胞。在体内或含血清、二氧化碳环境中可形成荚膜，经美蓝染色镜检可见蓝色菌体周围有紫红色荚膜物质。蜡样芽胞杆菌镜下为革兰阳性大杆菌，两端稍钝圆，单个或短链状排列，芽胞不膨出菌体，位于菌体末端或次末端，呈椭圆形。

2. 分离培养结果

（1）炭疽芽胞杆菌 在肉汤培养基中呈絮状沉淀生长，液体澄清，无菌膜，可与其他常见芽胞杆菌相区别；在普通琼脂平板可形成直径 2 ~ 4mm、灰白色、扁平粗糙、干燥、无光泽、不透明、边缘不整齐的菌落，在低倍镜下可见菌落边缘呈卷发状；在血琼脂平板上呈较大、灰白色、扁平、边缘不整齐的菌落，35℃孵育 12 ~ 15 小时不溶血，18 ~ 24 小时后可有轻微溶血，将其接种在重碳酸盐血琼脂平板，置 5% CO_2 环境中，35℃孵育 18 ~ 24 小时，有毒株形成荚膜，呈圆形、凸起、有光泽的黏液型（M 型）菌落，以接种针挑取菌落可出现拉丝现象，无毒株不形成荚膜，呈粗糙型（R 型）菌落。

（2）蜡样芽胞杆菌 在普通琼脂平板上生长良好，菌落较大，直径 4 ~ 6mm，乳白色不透明，表面粗糙似融蜡状；在血琼脂平板菌落浅灰色，毛玻璃样，伴草绿色溶血或透明溶血环；在卵黄琼脂平板上由于产生卵磷脂酶，分解培养基中的卵磷脂，菌落周围形成乳白色混浊环。

3. 生化反应结果 见表 12 - 4、表 12 - 5。

表 12 - 4 炭疽芽胞杆菌与蜡样芽胞杆菌的生化反应

菌种	卵磷脂酶	淀粉水解	精氨酸双水解酶	硝酸盐还原	明胶水解
炭疽芽胞杆菌	+	+	-	+	（+）
蜡样芽胞杆菌	+	+	v -	（+）	+

注：+ 或 - ：>85% 阳性或阴性；（+）或（-）：75% ~ 84% 阳性或阴性；v + 或 v - ：26% ~ 74% 阳性或阴性

表 12 - 5　炭疽芽胞杆菌和蜡样芽胞杆菌的鉴别

试验	炭疽芽胞杆菌		蜡样芽胞杆菌
	有毒株	无毒株	
荚膜	+	-	-
动力	-	-	+
溶血	-	-	+
串珠试验	+	+	-
噬菌体裂解	+	+	-
碳酸氢钠琼脂平板	黏液型	粗糙型	粗糙型
青霉素抑制试验	不生长	不生长	生长
动物致病力	+	-	-

4. 炭疽芽胞杆菌重要的鉴定试验

（1）噬菌体裂解试验　出现噬菌斑或噬菌带者为阳性，对照无噬菌斑或噬菌带。炭疽芽胞杆菌为阳性，其他芽胞杆菌为阴性。

（2）串珠试验　可见炭疽芽胞杆菌形态发生明显变化，形成大而均匀成串的圆球状菌体为阳性，为炭疽芽胞杆菌特有的现象。对照为链状排列的杆菌。

（3）青霉素抑制试验　炭疽芽胞杆菌在含 5IU/ml 的青霉素琼脂平板上生长，在含 10IU/ml、100IU/ml 青霉素的琼脂平板上受抑制，不能生长。

（4）串珠和青霉素抑制联合试验　35℃孵育 2 小时左右，置于低倍镜下可见青霉素纸片周围有一无菌生长的抑菌圈，其边缘由于青霉素浓度低，炭疽芽胞杆菌只发生形态变化，菌体膨大呈串珠状，观察完毕后继续置于 35℃孵育 8～12 小时，测量抑菌圈直径，蜡样芽胞杆菌无此反应。

（5）荚膜肿胀试验　试验侧找到链状排列的蓝色粗大杆菌，周围有无色的、宽厚、边界清晰的荚膜，而对照侧看不到肿胀的荚膜。

（6）荚膜荧光抗体检测　荧光显微镜下找到链状排列的粗大杆菌周围有发光的荚膜，为阳性。

5. Ascoil 热沉淀反应　直立静置，在 1～5 分钟内，两液面交界处若出现清晰、整齐的环状白轮，则为阳性。

6. 活菌计数　一般认为每毫升或每克食物中蜡样芽胞杆菌的活菌数大于 10^5 CFU 时，即有发生食物中毒的可能。

【注意事项】

炭疽芽胞杆菌能经多种途径感染人类，引起人类的炭疽病，属烈性传染病。炭疽芽胞杆菌危险度分级为 2 类菌种，在临床上遇到疑似病例或临床分离株时，其操作应按生物安全三级实验室要求进行。

【思考题】

1. 试述炭疽芽胞杆菌的形态学特征与培养特征。

2. 炭疽芽胞杆菌与蜡样芽胞杆菌的鉴别要点有哪些?

三、李斯特菌属

【实验目的】

1. 熟悉产单核李斯特菌的形态和培养特点。

笔记

2. 熟悉产单核李斯特菌主要的生化反应。

【实验器材】

1. 菌种 产单核李斯特菌、金黄色葡萄球菌。

2. 培养基 普通平板、血琼脂平板、萘啶酸平板、亚碲酸钾血琼脂平板、各种生化反应培养基。

3. 试剂 生理盐水、3% H_2O_2、氧化酶试剂。

4. 其他 幼兔。

【实验方法】

1. 形态观察 无菌挑取产单核李斯特菌涂片、固定，革兰染色。

2. 分离培养 无菌挑取产单核李斯特菌接种普通平板、血琼脂平板、亚碲酸钾血琼脂平板和萘啶酸平板，35℃孵育18～24小时后观察结果。

3. 动力试验 取含1g/L葡萄糖的半固体培养基2支，穿刺接种待检培养物，一支置25℃孵育，另一支置35℃孵育，2～5天观察结果。

4. 生化反应 无菌操作挑取产单核李斯特菌做触酶、氧化酶、脲酶、CAMP、MR、V－P、硝酸盐还原试验，接种葡萄糖、鼠李糖、甘露醇、蔗糖、木糖及七叶苷和马尿酸钠培养基，标记后置35℃培养18～24小时后观察结果。

【实验结果观察】

1. 形态与染色特点 镜下可见产单核李斯特菌为革兰阳性短小杆菌，常呈V字形排列，单个或短链状。

2. 分离培养结果 35℃孵育18～24小时后，普通平板呈现细小、露滴状菌落，光滑透明，侧光微显蓝绿色，在血琼脂平板上，菌落形成狭窄的β溶血环，常需把菌落移开才可看见菌落下面的β溶血环，此特征可与其他革兰阳性小杆菌相鉴别；在亚碲酸钾血琼脂平板可形成黑色的菌落；在萘啶酸琼脂平板35℃孵育数日，可见直径0.2～0.8mm、边缘整齐、表面细密湿润的蓝色圆形菌落。

3. 动力试验 25℃有动力，其特征是在培养基下方的2～5mm处有伞形物生长，35℃无动力，培养物沿穿刺线生长，穿刺线周围培养基澄清。

4. 生化反应 本菌触酶、CAMP、MR、V－P试验均阳性，氧化酶、脲酶及硝酸盐还原试验均阴性，分解葡萄糖、鼠李糖，不分解蔗糖、木糖、甘露醇，水解七叶苷和马尿酸钠。

【注意事项】

1. 产单核李斯特菌在血琼脂平板上产生的溶血环狭窄，不超过菌落的边缘。

2. 做动力试验穿刺时，注意沿原路退回，以免影响结果观察。

【思考题】

产单核李斯特菌的鉴定方法有哪些？

四、加德纳菌属

【实验目的】

1. 熟悉阴道加德纳菌形态染色特点、线索细胞特点和培养特性。

2. 熟悉阴道加德纳菌的鉴定方法。

【实验器材】

1. 菌种 阴道加德纳菌。

2. 培养基 5%人（兔）血琼脂平板、羊血琼脂平板及生化反应培养基。

3. 试剂 生理盐水、3% H_2O_2、氧化酶试剂、100g/L KOH溶液等。

4. 标本 阴道分泌物。

【实验方法】

1. 形态观察 无菌挑取阴道加德纳菌涂片、固定，进行革兰染色。

2. 分离培养 无菌挑取阴道加德纳菌接种5%人（兔）血琼脂平板和羊血琼脂平板，置于3%～5%CO_2环境、35℃孵育48小时后观察结果。

3. 生化反应 无菌操作挑取阴道加德纳菌作触酶、氧化酶、脲酶及硝酸盐还原试验，接种葡萄糖、麦芽糖、甘露醇、木糖及七叶苷和马尿酸钠培养基，标记后置35℃培养18～24小时后观察结果。

4. 观察线索细胞 取阴道分泌物加生理盐水混合涂片，置高倍镜下观察。

5. 胺试验 加100g/L KOH溶液1～2滴至载玻片上的阴道分泌物，观察结果。

【实验结果观察】

1. 形态与染色特点 镜下可见阴道加德纳菌为两端钝圆的革兰阳性细小杆菌，多形态。

2. 分离培养结果 35℃孵育48小时后，5%人（兔）血琼脂平板呈现直径0.3～0.5mm大小的菌落，形成β溶血环，在羊血琼脂平板上不溶血。

3. 生化反应 本菌触酶、氧化酶、脲酶及硝酸盐还原试验均阴性，分解葡萄糖、麦芽糖，不分解木糖、甘露醇，能水解马尿酸钠，不能水解七叶苷。

4. 观察线索细胞 高倍镜下可见大量的上皮细胞，少量的脓细胞及无数成簇的小杆菌吸附于上皮细胞表面，使其边缘晦暗，呈锯齿状，即为线索细胞。

5. 胺试验 加100g/L KOH溶液1～2滴至阴道分泌物，若发出腐败鱼腥样胺臭味即为阳性。

【注意事项】

阴道加德纳菌革兰染色性视菌株和菌龄的不同而异，从临床标本分离的新鲜菌株以及在高浓度血清培养基中生长的菌株多为革兰阳性，而实验室保存的菌株趋于革兰阴性。

【思考题】

1. 什么是线索细胞？有何临床意义？

2. 阴道加德纳菌的鉴定方法有哪些？

五、需氧放线菌属和诺卡菌属

【实验目的】

1. 熟悉硫磺颗粒的观察方法。

2. 掌握星型诺卡菌的主要鉴别要点。

【实验器材】

1. 菌种 衣氏放线菌、星型诺卡菌。

2. 培养基 普通琼脂平板、沙氏葡萄糖琼脂平板。

3. 试剂 75g/L的KOH溶液。

4. 其他 衣氏放线菌临床标本硫磺颗粒压片、星型诺卡菌临床标本灰白色颗粒压片。

【实验方法】

1. 形态观察 观察衣氏放线菌及星型诺卡菌革兰染色、抗酸染色（示教）及衣氏放线菌临床标本硫磺颗粒压片、星型诺卡菌临床标本灰白色颗粒压片。

2. 培养特性 星型诺卡菌在普通琼脂平板和沙氏葡萄糖琼脂平板室温或37℃均能缓慢生长，观察星型诺卡菌在沙氏葡萄糖琼脂平板的菌落特点（示教）。放线菌厌氧或微需氧，培养较困难，不做示教内容。

【实验结果观察】

1. 形态与染色特点 衣氏放线菌为革兰染色阳性、抗酸染色阴性的丝状杆菌。镜下可见硫磺颗粒呈菊花状，由中央和周围两部分组成，中央为革兰阳性的丝状体，周围是粗大的革兰阴性棒状体，呈放线状排列，星型诺卡菌为革兰染色阳性、抗酸染色弱阳性的杆菌，有细长的分枝菌丝，若延长脱色时间则失去抗酸性，可与结核分枝杆菌相区别。革兰染色着色不均。在低倍镜和高倍镜下，颗粒压片可见中央为革兰阳性的分枝状的交织菌丝，边缘为革兰阴性的流苏样棒状体。

2. 分离培养结果　星型诺卡菌菌落呈黄色或深橙色，表面有皱褶，颗粒状，无白色菌丝。

【注意事项】

1. 观察硫磺颗粒时，将痰、脓等标本置于平皿内，仔细寻找硫磺样颗粒并置于载玻片上（此颗粒肉眼可看到），覆以盖玻片轻轻压平后镜检。若颗粒结构不明显，可加 75g/L KOH 溶液 2 ~ 3 滴加以消化，用低倍镜和高倍镜观察。

2. 星型诺卡菌临床标本灰白色颗粒同样在低倍镜和高倍镜下观察。

【思考题】

1. 衣氏放线菌的鉴定依据有哪些?

2. 星型诺卡菌的鉴定依据有哪些?

（刘晓一）

实验十三　分枝杆菌属

一、结核分枝杆菌

【实验目的】

1. 掌握结核分枝杆菌的形态染色特点及培养特性。

2. 掌握结核分枝杆菌常用的鉴定方法。

【实验器材】

1. 菌种　结核分枝杆菌、卡介苗（BCG）、非结核分枝杆菌（堪萨斯分枝杆菌、耻垢分枝杆菌）。

2. 培养基　改良罗氏（L－J）培养基、苏通培养基。

3. 试剂　抗酸染色液、金胺"O"染色液、40g/L NaOH 溶液、2% H_2SO_4 溶液、1g/L 胰酶液、10% Tween－80 水溶液、30% H_2O_2 溶液、0.3% 新洁尔灭液、0.1% 酚红液、0.2% 亚碲酸钾溶液、3% 联苯胺乙醇溶液、10% 溴化氰溶液、pH 7.0 的 PBS。

4. 其他　肺结核患者痰标本、荧光显微镜、水浴箱等。

【实验方法】

（一）形态观察

1. 玻片的准备　取经 95% 乙醇擦拭脱脂过的干燥、清洁、无油污、无划痕的新载玻片，于背面左端 1/3 处用玻璃笔编号。一张玻片只能涂抹一份标本。每张玻片只能使用一次，不得清洗后再次用于抗酸杆菌涂片检查。

2. 涂片

（1）痰标本

①直接涂片和厚膜涂片：用接种环挑取标本的脓样、干酪样部分痰液约 0.01ml，于玻片正面右侧 2/3 中央处均匀涂抹成 20mm×25mm 椭圆形、均匀薄痰膜，或取上述标本约 0.1ml，制成 20mm×15mm 大小的厚膜涂片，自然干燥。固定后进行抗酸染色和金胺"O"染色。

②集菌涂片法：A. 漂浮集菌法：取深咳晨痰或 12～24 小时留取的痰液经 121℃ 高压灭菌 15 分钟，待冷后，取 5～10ml 盛于体积为 100ml 的玻璃容器中（口径约 2cm），加灭菌蒸馏水 20～30ml（不超过容器总体积的 1/3），加二甲苯 0.3ml，振荡器振荡 10 分钟取出，加蒸馏水 至满瓶口，将载玻片盖于瓶口，静置 20 分钟，取下载玻片，自然干燥，火焰固定，染色镜检。 B. 离心集菌法：取深咳晨痰或 12～24 小时留取的痰液经 121℃ 高压灭菌 15 分钟，待冷后，取 5～10ml 盛于体积为 50ml 的离心管中，加水至 50ml，经 6000～8000r/min 离心 20 分钟后，取 沉淀涂片检查。

（2）尿液标本　留取 12 小时尿液，静置，倾去上清液，留取沉淀部分 30ml，以 3000r/min 离心 20 分钟，去上清液，取沉淀物涂片。

（3）脑脊液标本　无菌收集脑脊液放置 24 小时后，取表面网膜状蛋白质涂片，或以 3000r/min 离心 20 分钟，去上清液，取沉淀物涂片。

（4）胸腹水标本　取胸腹水置于无菌试管中（体液标本须加抗凝剂），3000r/min 离心 20 分钟，去上清液，取沉淀物涂片。

（5）病灶组织标本　用组织研磨器研碎后，同痰标本处理方法。

（6）胃液标本　将标本置冰箱内 20 分钟，取浓厚部分进行涂片。

3. 染色

（1）抗酸染色法　①初染：将已固定的涂片置于染色架上或用染色夹子夹住，滴加石炭酸 复红染色液，盖满菌膜。小心弱火加热至出现蒸汽后，脱离火焰，染色期间应始终保持菌膜被 染色液覆盖，必要时可续加染色液。切勿使染色液沸腾或煮干，保持染色 5 分钟，然后用流水 自玻片上端轻洗，洗去染色液。②脱色：自涂片部位上端外缘滴加脱色液（3% 盐酸酒精），流 过涂片部位，约 1 分钟。脱色应单片进行。然后用流水自玻片上端轻洗，去脱色液。③复染： 滴加吕氏美蓝复染液，染色 1 分钟，然后用流水自玻片上端轻洗，去复染液。印干后镜检（印 干用的滤纸只能使用一次，以防出现假阳性结果）。

（2）金胺 "O" 染色法　①荧光染色：于已固定的涂片滴加荧光染液金胺 "O"，染色 10～ 15 分钟，然后用流水自玻片上端轻洗，洗去染色液。②脱色：自涂片部位上端外缘滴加脱色液 （0.5% 盐酸酒精），流过涂片部位 3～5 分钟，需脱至涂片部位无黄色为止，然后用流水自玻片 上端轻洗，去脱色液。③复染：用对比染液 0.5% 高锰酸钾复染 2 分钟，然后用流水自玻片背 面上端轻洗，去复染液。待干后用荧光显微镜高倍镜检查。

（二）分离培养

1. 标本处理

（1）酸处理法　视痰标本性状，加入 2% H_2SO_4 溶液 2～4 倍量混匀后，置室温 30 分钟，此 期间振荡痰液 2～3 次，使痰充分匀质化，待接种。

（2）碱处理法　视痰标本性状，加入 40g/L NaOH 溶液 2～4 倍量混匀后，置室温 30 分钟， 此期间振荡痰液 2～3 次，使痰充分匀质化，待接种。

（3）胰酶 – 新洁尔灭法　痰标本加入等量 1g/L 胰酶液，振荡消化数分钟，再加入等量的 0.3% 新洁尔灭液混匀，放置 5 分钟后待接种。

2. 接种与培养　用无菌吸管取处理后的标本 0.1ml，均匀接种在整个 L–J 培养基斜面，每 份标本接种 2 支 L–J 培养基。接种后斜面向上，于 37℃ 环境中平放 24 小时后（使标本分布均 匀），检查培养基的污染情况，拧紧瓶盖，直立放置，37℃ 继续培养至第八周。本菌初次分离 需要 5%～10% CO_2 刺激生长。

（三）生化反应

1. 耐热触酶试验　取 L–J 培养基上生长丰满的菌落 5～10 个，加入含 0.067mol/L pH 7.0

的 PBS 1.0ml 的小试管内，制成细菌悬液。小试管置 68℃ 水浴 20 分钟，取出冷却至室温。再沿管壁徐徐加入新鲜配置的 30% H_2O_2 和 10% Tween－80 等量混合液 0.5ml，勿摇动。同时做阳性对照（堪萨斯分枝杆菌）、阴性对照（人型结核分枝杆菌）和空白试剂对照。

2. 烟酸试验 取 L－J 培养基上生长 3～4 周的菌株 1 支，加 2ml 沸水于培养基斜面，振荡后平放，取 2 管上清液各 0.4ml 加入 3% 联苯胺乙醇溶液，其中一管加入 10% 溴化氰溶液，观察菌液颜色变化。

3. 硝酸盐还原试验 取 L－J 培养基上生长 3～4 周的菌落，配成 10mg/ml 的菌悬液，在硝酸盐溶液中加入 0.5ml 菌悬液，37℃ 水浴 2 小时，再滴加盐酸 1 滴、0.2% 氨基苯磺酸和 0.1% N－甲萘乙烯二胺盐酸盐水溶液各 2 滴，1 分钟后观察结果。

4. 脲酶试验 取 L－J 培养基上生长 3～4 周的菌落 5～10mg，加入 3ml 0.12% 尿素液配成菌悬液，加入 0.1% 酚红液 1 滴于菌悬液中，37℃ 培养 3 天后观察结果。

5. 亚碲酸盐还原试验 取 L－J 培养基上生长 3～4 周的菌落，配成 1.0mg/ml 的菌悬液，取 0.1ml 的菌悬液接种于 0.5% 苏通（Sauton）培养基，37℃ 培养 7 天，加入 0.2% 亚碲酸钾溶液 2 滴，再 37℃ 培养 3 天，每天观察一次。

【实验结果观察】

1. 形态与染色特点

（1）抗酸染色法 镜下可见淡蓝色背景下染成红色细长或略带弯曲的杆菌，并有分枝生长趋向，此为抗酸染色阳性菌，其他细菌和细胞染成蓝色。直接涂片标本中常见菌体单独存在，偶见团聚成堆者。若在痰、脑脊液或胸腹水中找到抗酸染色阳性菌，具有较大的诊断意义。镜下（目镜 10×，油镜 100×）所见结果按下列标准报告。

抗酸杆菌阴性（－）：连续观察至少 300 个不同视野，未发现抗酸杆菌；

抗酸杆菌可疑（±）：1～2 条抗酸杆菌/（100～300）个视野（全部涂膜镜检 3 次）；

抗酸杆菌阳性（＋）：3～9 条抗酸杆菌/100 个视野（全部涂膜镜检 1 次）；

抗酸杆菌阳性（＋＋）：1～9 条抗酸杆菌/10 个视野；

抗酸杆菌阳性（＋＋＋）：1～9 条抗酸杆菌/每视野；

抗酸杆菌阳性（＋＋＋＋）：≥10 条抗酸杆菌/每视野。

（2）金胺"O"染色法 荧光显微镜高倍镜下观察涂片，可见暗视野背景下黄绿色或橙黄色荧光为阳性菌，荧光染色后涂片应在 24 小时内检查。镜下所见结果按下列标准报告。

阴性（－）：连续观察至少 30 个不同视野，未发现阳性菌；

可疑（±）：1～2 条阳性菌/70 个视野（全部涂膜镜检 1～5 次）；

阳性（＋）：2～18 条抗酸杆菌/50 个视野（全部涂膜镜检 1 次）；

阳性（＋＋）：4～36 条抗酸杆菌/10 个视野；

阳性（＋＋＋）：4～36 条抗酸杆菌/每视野；

阳性（＋＋＋＋）：≥37 条抗酸杆菌/每视野。

2. 分离培养结果 接种后第三、五、七天各观察一次菌落生长情况，此后每周观察一次，记录菌落生长及污染情况，注意菌落形态、数量、色泽变化和出现菌落的时间。结核分枝杆菌在 L－J 培养基斜面上菌落为干燥、粗糙、颗粒状、乳白色或米黄色、凸起、形似花菜心或粟米粒。斜面上生长的菌落数在 20 个以下，应报告菌落数；若多于 20 个菌落以"＋"表示，具体报告如下。

分枝杆菌培养阳性（＋）：斜面上生长 20 个菌落以上，占斜面面积的 1/4 以下；

分枝杆菌培养阳性（＋＋）：菌落生长占斜面面积的 1/4 以上，1/2 以下；

分枝杆菌培养阳性（＋＋＋）：菌落生长占斜面面积的 1/2 以上，3/4 以下；

分枝杆菌培养阳性（＋＋＋＋）：菌落生长布满整个斜面，密集成菌苔。

培养阴性结果须在满 8 周后未见菌落生长者方可报告。

3. 生化反应 见表 13 – 1。

表 13 – 1 结核分枝杆菌生化反应结果

生化反应	反应现象与结果
耐热触酶试验	液面出现气泡者为阳性，20 分钟内无气泡者为阴性。人型和牛型结核分枝杆菌为阴性，堪萨斯分枝杆菌为强阳性
烟酸试验	出现红色或桃红色沉淀为阳性，白色沉淀为阴性，空白对照不变色。结核分枝杆菌为阳性，牛分枝杆菌为阴性
硝酸盐还原试验	1 分钟后呈红色者为阳性，无色者为阴性。结核分枝杆菌为阳性
脲酶试验	菌液呈红色者为阳性，不变色者为阴性。结核分枝杆菌为阳性
亚碲酸盐还原试验	有黑色或深棕色沉淀物者为阳性，反之为阴性，结核分枝杆菌为阴性

【注意事项】

1. 作抗酸染色的痰标本不能用蜡盒盛放，否则会导致涂片结果假阳性。

2. 处理痰标本用的酸、碱或胰酶 – 新洁尔灭等不可随意提高其浓度和延长处理标本时间，否则会杀伤标本中的结核分枝杆菌。

3. 临床上用于分枝杆菌属培养的标本都会不同程度地受其他杂菌所污染，因此这些标本大都要经由消化去污染处理及离心浓缩的步骤才可以接种培养基，以免影响生长缓慢的分枝杆菌。样本数较多时，应分批处理，痰标本的整个处理时间不得超过 30 分钟。

4. 废弃标本、痰盒和污染物均须经高压蒸汽灭菌后方能丢弃或清洗；试验操作工作面应以 3% 石炭酸擦拭，再用紫外线灭菌灯照射 2 小时。所有涉及标本的涂片、接种培养基、操作生化试验均须在生物安全柜中进行，特别是接种环，在转种培养物后，先投放沸水中灭菌 1 分钟，后再置于火焰上烧灼，不可直接在火焰上烧灼，以免环上菌团爆炸污染。

5. 烟酸试验要求接种物在以鸡蛋为基础的培养基上充分生长后再检测，以免造成假阴性。

【思考题】

1. 结核分枝杆菌的形态染色和分离培养具有哪些特点？

2. 试述结核分枝杆菌的细菌检验程序及检验方法。

二、非结核分枝杆菌

【实验目的】

熟悉非结核分枝杆菌与结核分枝杆菌常用的鉴别试验。

【实验器材】

1. 菌种 结核分枝杆菌、非结核分枝杆菌。

2. 培养基 L – J 培养基、PNB（对硝基苯甲酸）培养基、苏通（Sauton）培养基。

3. 试剂 0.2% 亚碲酸钾溶液、pH 7.0 的 PBS、30% H_2O_2 和 10% Tween – 80。

4. 其他 恒温培养箱、生理盐水、水浴箱等。

【实验方法】

1. 糖发酵试验。

2. 耐热触酶试验 同结核分枝杆菌。

3. 亚碲酸盐还原试验 同结核分枝杆菌。

4. 对硝基苯甲酸 PNB 培养基 是否生长。

【实验结果观察】

结核分枝杆菌与非结核分枝杆菌常用的鉴别试验结果见表13-2。

表13-2　结核分枝杆菌与非结核分枝杆菌常用的鉴别试验

菌种	糖发酵	耐热触酶	亚碲酸盐还原	PNB培养基是否生长
结核分枝杆菌	-	-	-	-
非结核分枝杆菌	+	+	+	+

【注意事项】

同结核分枝杆菌。

【思考题】

非结核分枝杆菌与结核分枝杆菌常用的鉴别试验有哪些?

（周爱萍）

实验十四　厌氧菌

一、厌氧芽胞梭菌

【实验目的】

1. 掌握破伤风梭菌、产气荚膜梭菌、肉毒梭菌及艰难梭菌的形态特点和培养特性。

2. 熟悉厌氧芽胞梭菌的分离培养方法和鉴别要点。

【实验器材】

1. 菌种　破伤风梭菌、产气荚膜梭菌、肉毒梭菌及艰难梭菌。

2. 培养基　庖肉培养基、厌氧血琼脂平板、牛乳培养基、厌氧菌（葡萄糖、乳糖、麦芽糖、甘露醇、蔗糖）专用糖发酵管、卵黄琼脂平板、溴甲酚紫牛乳培养基、CCFA（头孢西丁-环丝氨酸-果糖-卵黄琼脂）平板。

3. 试剂　芽胞染色液、革兰染色液、产气荚膜梭菌抗血清。

4. 其他　凡士林、小鼠、无菌吸管、无菌注射器、剪刀、镊子、厌氧罐或厌氧袋、水浴箱、366nm紫外灯等。

【实验方法】

1. 形态观察　无菌挑取破伤风梭菌、产气荚膜梭菌、肉毒梭菌及艰难梭菌的庖肉培养物涂片、固定、革兰染色与芽胞染色，观察以上各菌形态、染色特点与芽胞的形态特点。

2. 分离培养

（1）厌氧罐法　常用方法有抽气换气法、冷触媒法。接种好标本的平板或液体培养基试管，放入厌氧罐内培养，采用厌氧指示剂监测罐内是否为无氧状态，一般使用美蓝指示剂，有氧为蓝色，无氧为白。

（2）气袋法　放入已接种好的平板后，尽量挤出袋内空气，然后密封袋口，先折断气体发生管，袋内在半小时内造成无气环境，后折断美蓝指示剂管，如美白不变成美蓝表示袋内已达厌氧状态，可以孵育。

（3）厌氧盒法　将已接种好的平板置于厌氧盒中，把 H_2、CO_2 气体发生袋剪开口，加入15ml蒸馏水，同时将钯粒放在盒内，并把厌氧指示盒内美蓝指示管打开，将盒盖盖紧，置35℃培养。

（4）厌氧手套箱 它是一个密闭的大型金属箱，箱的前面有一个有机玻璃做的透明面板，板上装有两个手套，可通过手套在箱内进行操作。箱侧有一交换室，具有内外两门，内门通箱内先关着。欲放物入箱，先打开外门，放入交换室，关上外门进行抽气和换气（H_2、CO_2、N_2）达到厌氧状态，然后手伸入手套把交换室内门打开，将物品移入箱内，关上内门。箱内保持厌氧状态，也是利用充气中的氢在钯的催化下和箱中残余氧化合成水的原理，该箱可调节温度，本身是孵箱或孵箱即附在其内，还可放入解剖显微镜便于观察厌氧菌菌落，这种厌氧箱适于做厌氧细菌的大量培养研究，可放入大量培养基做预还原和厌氧性无菌试验。

除产气荚膜梭菌和某些脆弱类杆菌外，大多数厌氧菌的初代培养生长较慢，故厌氧培养在35℃孵育应不少于48小时。

观察破伤风梭菌、产气荚膜梭菌、肉毒梭菌在庖肉培养基和厌氧血平板及艰难梭菌在厌氧血平板的生长特点。

3. 生化反应 鉴定梭菌属常用的生化反应有以下几种。

（1）厌氧菌专用糖发酵与牛乳消化试验 将厌氧菌专用糖发酵管与牛乳培养基置于水浴箱中加热煮沸10分钟，迅速冷却，以驱除培养基中的空气。以无菌吸管吸取待检菌培养物，分别滴加于厌氧菌专用糖发酵管和牛乳培养基中，接种完毕后，在液面上加一薄层融化的凡士林。经35℃孵育24～48小时，观察结果。

（2）卵磷脂酶试验与Negler试验 将卵黄琼脂平板划分两个区，其中一半均匀涂上产气荚膜梭菌抗血清，置35℃待干后，先在未涂抗血清的一半划线接种，然后再接种已涂过抗血清的一半，置35℃厌氧孵育24～48小时，观察结果。

（3）汹涌发酵试验 用无菌吸管或接种环取产气荚膜梭菌庖肉培养物接种于溴甲酚紫牛乳培养基，置35℃孵育24～48小时，观察结果。

（4）脂酶试验将待检菌接种于卵黄琼脂平板，置35℃厌氧孵育48～72小时，观察结果。

4. 动物实验

（1）破伤风梭菌的动物实验 取破伤风梭菌培养液0.2ml注入小鼠左后肢肌肉，逐日观察发病情况。

（2）产气荚膜梭菌的动物实验 取产气荚膜梭菌培养液0.5ml注入小鼠腹腔，5分钟后断髓处死，置35℃孵育4～6小时，观察小鼠腹腔是否膨胀、有气肿现象，然后解剖小鼠，观察各脏器尤其是肝脏的变化。

【实验结果观察】

1. 形态与染色特点

（1）破伤风梭菌 革兰阳性细长杆菌，散在排列；芽胞正圆形，在菌体顶端，大于菌体的宽度，呈鼓槌状；在形成芽胞时常为革兰染色阴性，在鉴定上应予以注意。

（2）产气荚膜梭菌 革兰阳性粗大杆菌，单独或成双排列；芽胞大，卵圆形，位于菌体的次端，直径小于菌体。

（3）肉毒梭菌 革兰阳性较粗大杆菌，两端钝圆，单独或成双排列，有时呈短链；芽胞卵圆形，大于菌体，位于菌体次端，使菌体呈匙形或"网球拍"状。

（4）艰难梭菌 革兰阳性粗长杆菌，但培养2天后易变为革兰阴性，芽胞为卵圆形，大于菌体，位于次端。

2. 分离培养结果

（1）破伤风梭菌 在庖肉培养基中生长良好，培养液变浑浊，肉渣部分消化，微变黑，有少量气体，可将覆盖在肉汤上面的凡士林向上推，有臭味。在厌氧血琼脂平板中菌落约1mm，呈不规则圆形、扁平而中心结实，四周有疏松羽毛样细丝，在菌落周围有明显的透明溶血环。

笔记

（2）产气荚膜梭菌　在疱肉培养基中生长迅速，呈混浊生长，肉渣呈肉粉色，不被消化，产生大量气体，可将覆盖在肉汤上面的凡士林明显向上推。厌氧血琼脂平板中培养 24 小时菌落可达 2 ~ 4mm，灰白色、光滑、圆形、扁平、半透明、边缘整齐、偶尔可见边缘呈锯齿状或放射条纹的粗糙型菌落；有双层溶血环，内环是狭窄的 β 溶血，外环是较宽的 α 溶血。

（3）肉毒梭菌　在疱肉培养基中生长旺盛，呈均匀混浊，产生少量气体，肉渣被消化变黑色，有腐败性恶臭，在厌氧血琼脂平板上形成较大的、圆形、中心凸起而光滑、边缘不整齐、略带绒毛状的菌落，有 β 溶血。

（4）艰难梭菌　在厌氧血平板上培养 48 小时后菌落直径可达 3 ~ 5mm，表面湿润，在落射光线下，中心灰白色、边缘不整齐、出现连串状菌苔，菌落较扁平、中央稍隆起，不溶血，在紫外灯照射下，菌落发黄绿色荧光，在 CCFA 平板上形成大约 7.5mm、边缘不整齐、表面粗糙或呈毛玻璃样的黄色菌落，在紫外灯照射下发金黄荧光。

3. 生化反应　厌氧芽胞梭菌主要的生化反应结果见表 14 - 1。

表 14 - 1　厌氧芽胞梭菌主要的生化反应结果

菌种	卵黄平板		明胶液化	牛乳消化	葡萄糖	麦芽糖	乳糖	蔗糖	甘露醇
	卵磷脂酶	脂酶							
破伤风杆菌	-	-	+	d	-	-	-	-	-
产气荚膜梭菌	+	-	+	cd	+	+	+	+	-
肉毒梭菌	-	+	+	d	+	V	-	-	-
艰难梭菌	-	-	+	-	+	-	-	-	+

注：+：阳性；-：阴性；d：消化；c：凝固；cd：既凝固又消化；牛乳消化 -：不消化不凝固；V：结果不定

（1）厌氧菌专用糖发酵和牛乳消化试验　破伤风梭菌对前述五糖均不分解，牛乳培养基无变化；产气荚膜梭菌对五糖均可分解，产酸产气，牛乳凝固，陈化变清；肉毒梭菌能分解葡萄糖和麦芽糖，不分解乳糖、蔗糖与甘露醇，牛乳培养基一般无变化；艰难梭菌能分解葡萄糖和甘露醇产酸，不分解乳糖、麦芽糖和蔗糖，牛乳培养基无变化。

（2）卵磷脂酶试验与 Negler 试验　未涂抗血清的一半平板，菌落周围形成较大的混浊不透明区，为卵磷脂酶试验阳性；涂抗血清的一侧，菌落周围无不透明区，表示卵磷脂酶活性已被抗毒素中和，为 Negler 试验阳性；如两侧菌落周围均无不透明区，表示该菌不产生卵磷脂酶。产气荚膜梭菌卵磷脂酶试验阳性，破伤风梭菌、肉毒梭菌和艰难梭菌为阴性。

（3）汹涌发酵试验　一般孵育 6 小时后可见 "汹涌发酵" 现象，产气荚膜梭菌迅速分解乳糖，产酸产气，酪蛋白被酸凝固，形成凝块与乳清，产生的大量气体冲击凝块，可形成分散的海绵状碎块，将部分培养基冲至试管口塞处，可作为本菌的重要鉴定试验之一。

（4）脂酶试验　菌落表面有珠光层，菌落下面的培养基中有不透明区者为脂酶阳性。各型肉毒梭菌（G 型除外）脂酶试验阳性，破伤风梭菌、产气荚膜梭菌和艰难梭菌为阴性。

4. 动物实验

（1）破伤风梭菌的动物实验　发病的小鼠尾部强直，注射侧肢体麻痹，强直性痉挛，动物于 1 ~ 3 天内死亡。

（2）产气荚膜梭菌的动物实验　小鼠腹部膨胀，剖检时腹部放出大量气体，各脏器均肿胀，并有许多气泡，尤以肝脏为甚，呈泡沫肝。取内脏组织涂片、革兰染色、镜检，可见具有荚膜的革兰阳性的粗大杆菌。

【注意事项】

1. 本属细菌革兰染色通常阳性，但有的菌种，经过夜培养后往往为革兰染色阴性，导致鉴定错误，可用氢氧化钾拉丝试验鉴别判断。

2. 厌氧芽胞梭菌中有些菌种在有氧的条件下亦可生长，与需氧芽胞杆菌或兼性厌氧菌易混淆，但厌氧芽胞梭菌仅在厌氧条件下产生芽胞，菌落比有氧环境下更大，触酶阴性可予以鉴别。

3. 艰难梭菌对氧特别敏感，因此，从标本采集到培养鉴定均须在严格无氧的环境下进行。

4. 梭状芽胞杆菌对外界抵抗力很强，实验时要严格无菌操作，废弃的标本和污染物等均须高压灭菌或焚烧后方能弃掉。

【思考题】

1. 破伤风梭菌有哪些形态学特点？如何进行微生物学鉴定？

2. 常用的产气荚膜梭菌鉴定试验有哪些？

二、无芽胞厌氧菌

【实验目的】

1. 掌握脆弱类杆菌和厌氧消化链球菌的形态特点和培养特性。

2. 熟悉无芽胞厌氧菌的常用鉴别方法。

【实验器材】

1. 菌种　脆弱类杆菌、厌氧消化链球菌。

2. 培养基　厌氧血琼脂平板、拟杆菌胆汁七叶苷琼脂平板（BBE）、七叶苷琼脂培养基、20%胆汁培养基、明胶培养基。

3. 试剂　0.2g/L七叶苷水溶液、200g/L糖溶液、20g/L尿素、L-色氨酸基质液、0.5g/L硝酸钠溶液、糖发酵缓冲液、0.025mol/L pH 6.0酚红磷酸盐缓冲液、0.025mol/L pH 6.8磷酸盐缓冲液、30g/L KOH溶液、硝酸盐还原试剂、二甲苯、欧氏试剂等。

4. 其他　无菌吸管、蒸馏水、透明微孔板、厌氧罐或厌氧袋、水浴箱、紫外灯等。

【实验方法】

1. 形态观察　无菌挑取脆弱类杆菌和厌氧消化链球菌的庖肉培养物涂片、固定、革兰染色，观察染色性、形态特点。

2. 分离培养　分别接种脆弱类杆菌于厌氧血琼脂平板和BBE培养基中，接种厌氧消化链球菌于厌氧血琼脂平板，置厌氧环境，培养48小时，观察两类细菌在厌氧血琼脂平板的生长特点。

3. 生化反应

（1）七叶苷水解试验

①斜面法：将脆弱类杆菌接种在七叶苷琼脂斜面上，经24～48小时厌氧培养，观察结果。

②微量斑点法：将0.2g/L七叶苷水溶液（淡蓝色）滴加于透明微孔板中2孔，再于各孔各加1滴脆弱类杆菌菌液及蒸馏水（对照），置于35℃30～60分钟后，于366nm紫外灯下照射。

（2）20%胆汁（或2g/L胆盐）刺激生长试验　将脆弱类杆菌接种至20%胆汁（或2g/L胆盐）培养基和不含胆汁的对照管中，置于35℃厌氧孵育24～48小时观察结果。

（3）明胶液化试验　将待检菌接种于明胶管中，另外需一未接种细菌的明胶管作为对照。经37℃厌氧孵育2～5天，取出置于4℃冰箱30分钟，观察培养基是否变化。

（4）胞外酶快速生化试验　将待测菌用直径2mm的接种环取一满环菌苔加于0.5ml的磷酸盐缓冲液中配成浓厚菌液，再按表14-2进行操作，在一次性微量板中依次加入基质和高浓度菌液，观察结果。

（5）拉丝试验　加30g/L氢氧化钾溶液1滴于载玻片上，取1接种环的细菌与之混合，经

笔记

1 分钟后用接种环轻轻挑起，观察结果。

表 14 - 2　胞外酶快速生化试验

	糖发酵试验	脲酶试验	吲哚试验	硝酸盐还原试验
基质	200g/L 糖溶液 2 滴	20g/L 尿素水溶液 3 滴	L - 色氨酸液 4 滴	0.5g/L 硝酸钠溶液 2 滴
缓冲液	糖发酵缓冲液 5 滴	糖发酵缓冲液 5 滴 0.025mol/L pH 6.0 酚红磷酸盐缓冲液 3 滴	—	0.025mol/L pH 6.8 磷酸盐缓冲液 2 滴
浓菌液	2 滴，需氧条件下，35℃水浴 4 小时	2 滴，需氧条件下，35℃水浴 4 小时	2 滴，需氧条件下，35℃水浴 4 小时	2 滴，需氧条件下，35℃水浴 4 小时
添加试剂	—	—	二甲苯 2 滴，混匀，再加欧氏试剂 3 滴	硝酸盐还原试剂甲液及乙液各 3 滴混匀
结果阳性（+）	黄色	红色	红色	红色
结果阴性（-）	红色	黄色	不变色	不变色

【实验结果观察】

1. 形态与染色特点

（1）脆弱类杆菌　革兰阴性短杆菌，着色不均，两端圆而浓染，菌体中间不易着色染色较浅，犹如空泡。

（2）厌氧消化链球菌　革兰阳性球菌，圆形或卵圆形，排列成双，成链或不规则。

2. 分离培养结果

（1）脆弱类杆菌　在厌氧血琼脂平板上生长良好，菌落直径 2 ~ 3mm，圆形，中心略凸起，半透明、灰白色，表面光滑，边缘整齐，多数菌株不溶血，在 BBE 平板上生长旺盛，菌落黑色较大，菌落周围有黑色晕圈。

（2）厌氧消化链球菌　在厌氧血琼脂平板上形成直径 0.5 ~ 1mm、圆形、凸起、不透明、灰白色、表面光滑、边缘整齐的小菌落，一般不溶血。

3. 生化反应

（1）七叶苷水解试验　①斜面法：培养基变黑表示七叶苷已经水解，为阳性。脆弱类杆菌能水解七叶苷。②微量斑点法：对照孔呈淡蓝色荧光，加菌液孔无荧光者为阳性，说明七叶苷被水解后荧光消失，与对照相同者则为阴性。

（2）20% 胆汁（或 2g/L 胆盐）刺激生长试验　如果含胆汁的培养管中细菌生长旺盛（++），而不含胆汁的对照管细菌生长一般（+），说明胆汁刺激生长试验阳性，在含胆汁的培养管中抑制生长者为阴性。脆弱类杆菌胆汁刺激生长试验阳性。

（3）明胶液化试验　对照管 37℃ 时呈液化状态，4℃ 冰箱中应凝固，接种细菌的明胶管置于 4℃ 冰箱中 30 分钟仍不凝固者为阳性，凝固者为阴性，脆弱类杆菌和厌氧消化链球菌明胶液化试验为阴性。

（4）胞外酶快速生化试验　脆弱类杆菌和厌氧消化链球菌的生化实验结果见表 14 - 3。目前各种商品化的快速装置都是以测定厌氧菌胞外酶活性为原理，在 4 小时内就可对厌氧菌作出鉴定，比常规方法缩短了 24 ~ 48 小时。

表 14 - 3　脆弱类杆菌和厌氧消化链球菌的生化特性

菌种	20%胆汁生长	葡萄糖	乳糖	七叶苷	明胶液化	脲酶	吲哚	硝酸盐
脆弱类杆菌	+	+	+	+	-	-	-	-
厌氧消化链球菌	-	+	-	-	-	-	-	-

（5）拉丝试验　经1分钟后用接种环轻轻挑起，能拉起丝者为革兰阴性菌，不能拉起丝者为革兰阳性菌。

【注意事项】

1. 无芽胞厌氧菌对氧特别敏感，因此对无芽胞厌氧菌的分离培养、鉴定的全过程均应防止氧气进入。标本采集后应在20~30分钟内处理完毕，最迟不超过2小时。

2. 每次进行厌氧培养前，应检查厌氧罐是否完好，不能漏气。

3. 钯粒在每次使用前，应将钯粒放在火炉上加热至灼红进行活化。

4. 厌氧触酶试验采用10%~15%的H_2O_2，而不是需氧菌使用的3%H_2O_2。

【思考题】

脆弱类杆菌和厌氧消化链球菌各具有什么形态特点和培养特性？

（张　敏）

实验十五　螺旋体和支原体

一、钩端螺旋体

【实验目的】

1. 掌握钩端螺旋体的形态特征、暗视野及染色检查方法。

2. 熟悉钩端螺旋体培养技术。

3. 掌握显微镜凝集试验原理、方法、结果判定。

【实验器材】

1. 示教片　问号钩端螺旋体镀银染色示教片。

2. 菌种　问号钩端螺旋体液体培养物。

3. 培养基　柯索夫（Korthof）培养基、含5-氟尿嘧啶（5-FU）100~400μg/ml的柯索夫培养基。

4. 标本　钩端螺旋体病患者的血清、血、尿液标本。

5. 试剂　Fontana镀银染色液、负染色液（2%刚果红、1%盐酸酒精）。

6. 其他　暗视野显微镜、试管、吸管、滴管、载玻片、盖玻片、生理盐水、火柴、酒精灯、接种环、记号笔、吸水纸、擦镜纸、醇醚、香柏油等。

【实验方法】

1. 形态观察　油镜下观察钩端螺旋体镀银染色示教片。

2. 暗视野显微镜观察

（1）取问号钩端螺旋体培养物制成压滴标本。

（2）在暗视野聚光器上滴加镜油，将标本片置载物台上，上升聚光器使镜油与标本片紧密接触。先用低倍镜对光，直至能清楚观察到标本中的物体为止。然后在标本上滴加镜油。用油镜观察。

3. Fontana镀银染色检查

（1）取清洁玻片1张，加钩端螺旋体培养物1滴。

（2）待涂片自然干燥后滴加固定液，固定1分钟，用无水乙醇冲洗。

（3）滴加媒染剂，加温至有蒸汽冒出，作用30秒，水洗。

笔记

（4）加硝酸银染液，微加温，染色约 30 秒，水洗，待干镜检。

4. 负染色法（刚果红法）　检查取 2% 刚果红水溶液 1 滴于载玻片上，加钩端螺旋体培养物与之混匀，涂布成均匀厚片，待干，以 1% 盐酸酒精洗涤，冲洗至蓝色，待其自然干后镜检。

5. 分离培养

（1）血培养　取疑似钩端螺旋体病患者发病 1 周内静脉血 0.5ml，接种于 2 支 5ml 柯索夫培养基，置 28℃ 培养，培养后每 5～7 天取培养物作暗视野检查，观察有无螺旋体生长。7～10 天为繁殖高峰。

（2）尿培养　取疑似钩端螺旋体病患者发病 1 周后的中段尿 30～50ml 10℃ 4000r/min 离心 30 秒，取沉渣 0.3～0.5ml 接种于 2～4 管含有 5–FU 的柯索夫培养基中（5–FU 作为钩端螺旋体的选择剂）。置 28℃ 培养 1～2 周，观察结果。

6. 显微镜凝集试验

（1）稀释血清　用生理盐水将患者血清分别进行 1:50、1:100、1:150、1:200、1:400、1:800 稀释，每排第一至六孔各加稀释血清 0.1ml，第七孔加 0.1ml 生理盐水作为对照。有几型标准株钩端螺旋体培养液即设几排稀释血清。

（2）加抗原　于每排血清孔和对照孔内加一种型别的钩端螺旋体培养液 0.1ml，充分混匀后置 37℃ 作用 2 小时（表 15–1）。

表 15–1　钩端螺旋体显微镜凝集试验示意（微孔板法）

孔号	1	2	3	4	5	6	7
血清稀释度	1:50	1:100	1:150	1:200	1:400	1:800	对照
被检血清（ml）	0.1	0.1	0.1	0.1	0.1	0.1	–
生理盐水（ml）	–	–	–	–	–	–	0.1
不同型钩端螺旋体培养液加入不同排，各孔（ml）	0.1	0.1	0.1	0.1	0.1	0.1	0.1
最终血清稀释度	1:100	1:200	1:300	1:400	1:800	1:1600	–
37℃ 作用 2 小时，用暗视野显微镜观察							
假定结果	++++	+++	++	++	++	+	–

【实验结果观察】

1. 形态特征　镜下背景为淡黄褐色，钩端螺旋体呈棕褐色，一端或两端呈钩状弯曲，呈"C"、"S"或"8"字形，螺旋显示不出来。

2. 暗视野显微镜观察结果　在黑的背景上可见钩端螺旋体像一串小珍珠排列成的细链，一端或两端弯曲成钩状，有时菌体屈曲呈"C"、"S"等字形，以长轴为中心，做回旋运动或以波浪式朝直端方向前进。

3. 镀银染色结果　与示教片一致。

4. 负染色法结果　油镜下钩端螺旋体无色，背景蓝色。

5. 分离培养结果　如果培养基液面呈半透明云雾状混浊，轻轻摇动可见絮状物泛起，则疑为钩端螺旋体生长，可进一步进行鉴定。

6. 显微镜凝集试验结果判定　用毛细管取各孔中反应悬液 1 滴于薄且清洁的载玻片上，覆以盖玻片，在暗视野显微镜下观察结果。以凝集情况与游离活钩端螺旋体的比例来判定结果。

–：完全不发生凝集，螺旋体数与对照孔相同。

+：偶见（约 25%）钩端螺旋体凝集成蜘蛛状，75% 钩端螺旋体游离，运动活泼。

++：约半数钩端螺旋体呈典型蜘蛛状凝集，余半数活钩端螺旋体游离。

＋＋＋：约75％以上钩端螺旋体凝集或溶解，呈蜘蛛状、蝌蚪状或块状，25％活钩端螺旋体游离。

　　＋＋＋＋：几乎全部钩端螺旋体溶解成蝌蚪状或折光率高的团块及点状，偶见极少数活钩端螺旋体游离。

　　血清效价判定：以出现＋＋凝集的血清最高稀释度为该血清的凝集效价，凝集效价在1：300以上有诊断价值。

【注意事项】

　　1. 进行钩端螺旋体分离培养鉴定时，要根据患者发病时间采集不同类型的标本，发病1周内采集血液标本，发病2周要用尿液标本，否则会影响检测结果，出现假阴性。

　　2. 进行镀银染色时，银染温度不宜太高，时间不宜太长，否则会影响染色结果。

【思考题】

　　1. 简述钩端螺旋体的形态特征及常用染色检查方法。

　　2. 对临床疑似钩端螺旋体病患者如何进行相关病原学检验？

二、梅毒螺旋体

【实验目的】

　　1. 掌握梅毒螺旋体的形态特征及常用血清学试验。

　　2. 熟悉梅毒螺旋体血清学筛选及确证试验的原理和临床意义。

【实验器材】

　　1. 示教片　梅毒螺旋体镀银染色示教片。

　　2. 标本　疑似梅毒患者血清。

　　3. 试剂　TRUST试剂盒、TPPA试剂盒、FTA－ABS试剂盒。

　　4. 其他　荧光显微镜、水浴箱、湿盒、微量加样器、无菌滴管、擦镜纸、香柏油、醇醚、记号笔等。

【实验方法】

　　1. 形态观察　油镜下观察梅毒螺旋体镀银染色示教片。

　　2. 甲苯胺红不加热血清试验（TRUST）

　　（1）原理　试验所用抗原是从牛心肌中提取的心磷脂、胆固醇、卵磷脂组成的性病研究室抗原重悬于含有特制的甲苯胺红溶液制成，可与血清中的抗类脂质抗体反应素结合，出现肉眼可见的凝集块。本试验所用抗原是非特异的，检测抗体时应排除假阳性反应。

　　（2）步骤　操作方法按试剂盒说明书进行。①取待检血清、阳性控制血清、阴性控制血清各50μl，加入试验卡的圆圈内，并扩散到整个圈内。②在每份血清上滴加1滴抗原试剂。③旋转摇动8分钟，速度约100r/min，立即用肉眼观察结果。

　　3. 梅毒螺旋体明胶颗粒凝集试验（TPPA）

　　（1）原理　将梅毒螺旋体Nichols株的精制菌体成分包被于人工载体明胶颗粒上，这种致敏的颗粒一旦与抗梅毒抗体相遇时，即可产生肉眼可见的凝集。由此可以检测人血清或血浆中的梅毒螺旋体特异性抗体，并且可用来测定抗体效价。

　　（2）步骤　操作方法按试剂盒说明书进行。

　　定性试验只做4孔，半定量试验做10孔（表15－2）。①用微量加样器加标本稀释液至反应板。②用微量加样器加待检血清至第1孔，混匀后进行倍比稀释。③用试剂盒内专用滴管于第三孔加未致敏粒子25μl，第四孔至最后一孔加致敏粒子25μl。④将反应板置振荡器振荡30秒，或用手轻轻拍打混匀。⑤加盖后于室温（18℃～25℃）水平静置。2小时后观察结果。

笔记

表 15-2　TPPA 试验操作示意

孔号	1	2	3	4	5	6	7	8	9	10
标本稀释液（μl）	100	25	25	25	25	25	25	25	25	25
待检血清（μl）	25	25	25	25	25	25	25	25	25	25 弃 25
标本稀释倍数	1:5	1:10	1:20	1:40	1:80	1:160	1:320	1:640	1:1280	1:2560
未致敏粒子（μl）			25							
致敏粒子（μl）				25	25	25	25	25	25	25
标本最终稀释度			1:80	1:80	1:160	1:320	1:640	1:1280	1:2560	1:5120

4. 荧光密螺旋体抗体吸附试验（FTA-ABS）

（1）原理　患者血清先用非致病性 Reiter 株梅毒螺旋体超声波裂解物吸收，以除去血清中交叉抗体。把吸收过的血清加在涂有 Nichols 株梅毒螺旋体抗原的玻片上，再加荧光素标记的抗人免疫球蛋白染色，荧光显微镜下观察，有发荧光的密螺旋体即为阳性。

（2）步骤

①抗原片的制备：用 Nichols 株梅毒螺旋体（每高倍视野 20 条）抗原悬液，在玻片上涂数个直径为 5mm 的菌膜，待干后用甲醇固定。

②待检血清预处理：待检血清先经 56℃ 30 分钟灭活，取 50μl 血清与 200μl 吸附剂（Reiter 株非致病密螺旋体）混匀，35℃作用 30 分钟，以充分吸除非特异性抗体。

③夹心法荧光显色：吸附后的待检血清用 PBS 作 1:20～1:320 的倍比稀释，将稀释后的血清分别滴加于抗原菌膜上，置湿盒内 37℃作用 30 分钟，然后用 PBS 液洗片，并将玻片在 PBS 中浸洗，换液 3 次，每次 5 分钟，吹干。各抗原反应片上滴加工作浓度荧光素标记的羊抗人 IgG 抗体，置湿盒 37℃作用 30 分钟，再用 PBS 按前法洗片，片干后用甘油缓冲液封片，于荧光显微镜下观察。试验时设阳性、阴性、非特异性血清对照。

【实验结果观察】

1. 形态特征　油镜下梅毒螺旋体呈棕褐色或棕黑色，菌体直硬、两端尖直，螺旋较细密而规则。

2. 甲苯胺红不加热血清试验结果　在试验卡上，阴性质控血清反应圈内不出现红色凝集，呈均匀分散状态。阳性质控血清反应圈内可出现明显红色颗粒凝集成块。参照质控血清即可判断患者血清的试验结果。

如果试验为阳性，可在试验卡上将血清作 1:2～1:32 等 6 个稀释度，然后按上述试验方法再做半定量试验。

3. 明胶颗粒凝集试验结果

（1）判定标准　凡出现明胶颗粒凝集者为阳性，不出现凝集者为阴性。

－（不凝集）：明胶颗粒集中在孔中央，呈纽扣状，边缘光滑；

±（可疑）：明胶颗粒浓集呈边缘光滑、圆整的小圆环；

＋（凝集）：明胶颗粒形成较大的环状凝集，外周边缘不光滑；

＋＋～＋＋＋＋（强凝集）：明胶颗粒覆盖在整个孔底，呈多形性膜状，边缘粗糙。

（2）结果判定

阳性：第三孔为阴性（－）、第四孔为阳性（＋～＋＋＋＋）时，以显示反应为阳性（＋）时的血清最高稀释倍数作为抗体效价。

阴性：无论第三孔呈现何种反应，只要第四孔的反应显示为阴性（－），最终判断即为阴性。

可疑：第三孔为阴性（－）、第四孔为可疑（±）时，最终判断为可疑。结果为可疑时需要用 FTA – ABS 等其他方法进一步复检。

4. 荧光密螺旋体抗体吸附试验结果　阴性对照血清无荧光菌体或偶见荧光，菌体出现阳性对照可见多数（高倍视野 15 条）荧光菌体出现，并以此为参照作出待检标本的判定。

参照阳性标准血清的荧光强度判定结果。全高倍视野若半数（10 条左右）出现荧光则为 ＋＋；多半视野呈荧光（15 条左右）则为 ＋＋＋；全部（约 20 条）出现强荧光则为 ＋＋＋＋，参照非特异性血清的荧光强度判定"可疑"结果为 ＋＋ 或 ＋，参照阴性对照血清判定阴性结果为 – 或 ＋。

【注意事项】

1. 甲苯胺红不加热血清试验是非特异性抗原试验，故试验阳性时应注意排除生理性（孕妇可有 0.4% 假阳性）和急、慢性生物学性假阳性的可能，如自身免疫病（麻风、红斑狼疮、类风湿患者等）会出现假阳性，另外某些急性发病（风疹、水痘、肺炎等）及免疫接种后，也可出现暂时性假阳性。一般来说患者血清滴度在 1∶8 以上是梅毒的可能性大，低于 1∶8 时，应考虑到上述疾病的可能，并应用特异性试验加以证实。

2. 梅毒螺旋体明胶颗粒凝集试验虽然特异性强，但据统计，也可有 1% 生物学假阳性存在，如红斑狼疮、传染性单核细胞增多症、麻风患者等，所以临床诊断时要结合病史。

3. 试验操作时严格按说明书进行。试剂盒从冰箱中取出后须先在室温平衡，试验应在 23℃～29℃ 条件下进行，不同批试剂组分不得混用，待检血清要新鲜、无污染。每次实验都需要做阳性和阴性对照。试剂盒应按含有传染性材料对待。

【思考题】

1. 一患者疑似一期梅毒最简便、特异的检验方法是什么？

2. 试述梅毒螺旋体非特异性血清学试验的临床检测意义。

三、支原体

【实验目的】

1. 掌握肺炎支原体的菌落特征和解脲脲原体的分离培养技术、鉴定方法。

2. 熟悉肺炎支原体冷凝集试验的原理及临床意义。

【实验器材】

1. 标本　非淋菌性尿道炎患者中段尿。

2. 示教片　肺炎支原体形态及菌落示教片。

3. 培养基　解脲脲原体专用液体及固体选择培养基。

4. 试剂　抗解脲脲原体血清、2%"O"型人红细胞悬液、Giemsa 染色液、肺炎支原体检测 ELISA 试剂盒、Diene′s 染色液。

5. 其他　酶标仪、二氧化碳培养箱或烛缸、微量加样器、无菌滴管、手术刀片、镊子、聚苯乙烯微孔板、直径 6mm 的无菌滤纸片、生理盐水、载玻片、擦镜纸、香柏油、醇醚、记号笔等。

【实验方法】

1. 肺炎支原体形态观察　油镜观察肺炎支原体 Giemsa 染色示教片。

2. 肺炎支原体菌落观察　低倍镜观察肺炎支原体菌落示教片。

3. 解脲脲原体的分离培养

（1）标本采集　无菌采集非淋菌性尿道炎患者中段尿，离心，取沉渣接种。

（2）分离培养　首先将尿标本接种在解脲脲原体专用选择液体培养基中，置 5%～10% CO_2 中 35℃ 培养 1～2 天，每日观察培养基颜色的变化（产酸的变黄、产碱的变红），如培养基

笔记

变红色，取 0.1~0.2ml 液体菌液转种于固体平板，待固体培养基出现红色点状（菌落）后，低倍镜下观察菌落特征。

4. 生长抑制试验　从疑为解脲脲原体生长的液体培养基中，吸取 0.3ml 培养液涂布于固体平板上，无菌滤纸片以 0.025ml 解脲脲原体抗血清浸湿，贴在平板上，置 5%~10% CO_2 中 35℃培养，直到显微镜下可见到菌落时再进行判定。

5. 代谢抑制试验　在解脲脲原体专用液体培养基 0.8ml 中加入抗解脲脲原体血清 0.1ml 作为试验管，另一支培养基 0.9ml 不加血清作为对照管，在两支试管中分别加入可疑解脲脲原体的液体培养物 0.1ml，置 5%~10% CO_2 中 35℃培养 2~3 天后观察结果。

6. 肺炎支原体冷凝集试验

（1）原理　肺炎支原体感染患者血清中常产生冷凝集素，在 4℃条件下可与"O"型人红细胞或自身红细胞发生凝集，凝集现象在 37℃时又呈可逆性消失。

（2）步骤　试验在聚苯乙烯微孔板上进行（表 15-3）。

表 15-3　冷凝集试验操作示意

试液	1	2	3	4	5	6	7	8	9	10
生理盐水（ml）	0.1	0.1	0.1	0.1	0.1	0.1	0.1	0.1	0.1	0.1
待检血清（ml）	0.1	0.1	0.1	0.1	0.1	0.1	0.1	0.1	0.1	弃去 0.1
2% 红细胞（ml）	0.1	0.1	0.1	0.1	0.1	0.1	0.1	0.1	0.1	0.1
血清稀释度	1:4	1:8	1:16	1:32	1:64	1:128	1:256	1:512	1:1024	对照

注：摇匀，置 4℃过夜

7. 肺炎支原体抗体检测——ELISA　操作方法按试剂盒使用说明书进行。基本步骤如下。

（1）标本处理，将待检血清用样品稀释液稀释。

（2）已稀释的样本加入到板孔内，同时设阳性、阴性对照，37℃孵育。

（3）以洗涤缓冲液重复洗涤板孔。

（4）加入酶结合物于相应孔内，37℃孵育。

（5）以洗液清洗板孔。

（6）按顺序分别加入底物 A 和 B，37℃孵育。

（7）终止反应，每孔内加入终止液，轻微振荡微孔板以混合溶液。

（8）以空白孔调零，用酶标仪测定各孔的 OD 值。

【实验结果观察】

1. 肺炎支原体形态特点　超高倍显微镜下可见肺炎支原体个体微小，形态大小不一，多为球形、双球形或丝状，呈淡紫色。

2. 肺炎支原体菌落特征　低倍镜下可见支原体菌落中央厚、四周薄呈油煎蛋样，大小不一。

3. 解脲脲原体培养结果　选择有菌落的区域，用刀片切下琼脂块，置于一载玻片上，菌落面朝下，将载玻片以 45°角斜置入 90℃左右热水中，待琼脂融化后取出放入另一 90℃热水缸中洗掉表面琼脂，自然干燥后滴加 Diene's 染色液，15 分钟后用生理盐水冲洗。低倍镜下观察：菌落被染成蓝色，中央深，四周较浅，形状似油煎蛋状。

4. 生长抑制试验结果观察　纸片周围出现抑制生长环者，生长抑制试验为阳性，即可确定可疑菌为解脲脲原体。

5. 代谢抑制试验结果观察　如果对照管颜色变红而试验管颜色不变，则代谢抑制试验为阳性，即可确定可疑菌为解脲脲原体。

6. 肺炎支原体冷凝集试验结果

（1）从冰箱内取出反应板，取出时尽量避免震动，立即观察结果。

（2）先观察孔底红细胞沉淀形状，再轻摇反应板，对照孔内红细胞轻摇后应完全分开，无凝集现象。试验孔如有明显的凝集现象，记录凝集效价。

（3）如有凝集，将反应板再置于37℃ 5～30 分钟重新观察，如凝集的红细胞完全散开，则证实为真正的冷凝集现象。

冷凝集效价≥1：64 方有诊断价值。如动态观察双份血清呈 4 倍以上升高，则诊断价值更大，肺炎支原体近期感染的可能性越大。

7. 肺炎支原体抗体检测结果　结果判定按试剂盒使用说明书进行，基本步骤如下。

（1）根据阳性和阴性对照结果，判断实验结果的有效性，否则应重新实验。

（2）判定待测样品肺炎支原体抗体阳性或阴性。

（3）抗肺炎支原体 – IgM 抗体阳性说明近期感染肺炎支原体；抗肺炎支原体 – IgG 抗体阳性说明既往感染肺炎支原体；如抗肺炎支原体 – IgG 抗体滴度恢复期比发病初期有 4 倍升高，说明患者近期活动性感染肺炎支原体。

【注意事项】

尽管绝大多数正常人冷凝集试验呈阴性反应，但本试验并无特异性，流行性感冒、传染性单核细胞增多症、肝硬化等也可呈阳性反应。

【思考题】

一慢性前列腺炎患者，疑似解脲脲原体感染，如何为其进行相关的病原学检验？

（刘晓一）

实验十六　衣原体和立克次体

一、衣原体

【实验目的】

1. 掌握沙眼衣原体包涵体的形态特征。

2. 熟悉临床常用衣原体感染检测方法。

【实验器材】

1. 标本　沙眼患者眼结膜刮片、宫颈炎患者上皮细胞标本。

2. 试剂　荧光素标记的沙眼衣原体单克隆抗体试剂盒、胶体金法检测衣原体试剂盒、吉姆萨（Giemsa）染色液、无水甲醇、磷酸盐缓冲液（PBS 液）、甘油。

3. 其他　荧光显微镜、滴管、载玻片、盖玻片、湿盒、擦镜纸、香柏油、醇醚、无菌拭子等。

【实验方法】

1. 沙眼衣原体包涵体观察

（1）原理　衣原体在宿主细胞内生长繁殖，以原体和始体两种发育类型存在，原体是发育成熟的衣原体，原体与易感宿主细胞表面的特异受体吸附后，通过吞噬作用进入细胞内，形成细胞膜包裹的吞噬小泡或吞噬体，阻止吞噬溶酶体融合，原体在泡内细胞壁变软，增大形成网状体，RNA 增多。6～8 小时后，始体二分裂增殖，在细胞膜包裹的空泡内聚集、扩增，即称为包涵体。

（2）步骤

①制备沙眼患者眼结膜刮片　将沙眼患者眼结膜上的颗粒刮破，用力擦拭创面，保证刮片上含有大量上皮细胞。

②待标本自然干燥后，用无水甲醇固定 5～10 分钟，PBS 冲洗，晾干。

③加 Giemsa 染色 30 分钟。

④PBS 洗涤，干燥后镜检。

2. 直接免疫荧光法检测沙眼衣原体

（1）原理　荧光素标记的沙眼衣原体单克隆抗体与沙眼衣原体结合，荧光显微镜观察结果。

（2）步骤

①首先用一支棉拭子去除外宫颈（子宫颈阴道部）处多余的黏液和分泌物，然后丢弃。另用一支拭子伸入子宫颈内膜，用力擦拭并滚动 10～30 秒，以取得上皮细胞（注意所取标本必须含有足量的上皮细胞，即应有 1000 个以上的上皮细胞，以保证诊断的可靠性），取出棉拭子时应避免使其与阴道表面接触。

②将待检标本拭子及阴性、阳性对照物轻轻涂在玻片上，自然干燥。

③无水甲醇固定 5～10 分钟，PBS 冲洗，晾干。

④加荧光素标记的单克隆抗体，置湿盒内，35℃染色 45 分钟。

⑤PBS 洗涤，干燥，加 1 滴 10% 甘油，加一盖玻片，荧光显微镜下观察。

3. 胶体金法检测沙眼衣原体

（1）原理　检测卡以硝酸纤维膜为载体，用抗衣原体脂多糖单克隆抗体和兔抗鼠 IgG 多克隆抗体分别固化于硝酸纤维素膜的测试区和质控参照区，胶体金标记的另一抗衣原体属特异性脂多糖单克隆抗体粘贴于样品区，利用微孔膜的毛细管作用，滴加在膜条一端（样品区）的液体慢慢地向另一端渗移。若标本中有待测特异抗原，即可与胶体金标记的抗体结合，此抗原抗体复合物流至测试区即被固相抗体所捕获，在膜上显出红色反应线条。过剩的免疫金复合物继续前行，至质控区与固相抗小鼠 IgG 结合（免疫金复合物中的单克隆抗体为小鼠 IgG），而显示出红色质控条，此即为阳性结果。如果样品中无衣原体存在，只有质控区显示红色条带，测试区无条带。

（2）步骤　按试剂盒说明书进行，基本步骤如下。

①处理样品（提取抗原）：将采样拭子置于提取液中并进行搅动至少 5 秒。

②将带有棉拭子标本的提取试管放入水浴箱中，加热 10～12 分钟。

③从水浴箱中取出提取试管，在提取液中转动棉拭至少 5 秒。

④将棉试子移出提取液液面，在试管壁按压棉拭子以挤出其上的液体，然后轻缓地将棉拭子从试管中取出，丢弃棉拭子。

⑤让标本提取液在室温下（18℃～30℃）冷却至少 5 分钟。

⑥将检测试剂盒放置在洁净、干燥、水平的工作台上，将处理的样品滴加至检测块的加样孔中，15 分钟后判读结果。

【实验结果观察】

1. 沙眼衣原体包涵体特征　油镜下观察衣原体包涵体，可见上皮细胞胞浆内包涵体染成深蓝色或暗紫色，有的呈散在型，即包涵体散在于胞浆内，一个上皮细胞可见 1～3 个或更多；有的呈帽型，即形如舌帽或瓜帽，大小不一，紧贴扣在细胞核上；有的包涵体形似桑葚；有的包涵体把整个细胞塞满，将细胞核挤成梭形或其他形状。

笔记

2. 直接免疫荧光法检测沙眼衣原体结果　阳性对照应在细胞胞浆内见较明亮的黄绿色荧光，其形态呈圆形或卵圆形，可散在也可堆积胞浆中或胞核旁。阴性对照及 PBS 对照在细胞中无荧光出现。如上述对照结果符合，则观察患者标本的细胞涂片，如果上皮细胞胞浆中出现上述圆形或卵圆形荧光，数目在 10 个以上，即可确认为衣原体感染。如用沙眼衣原体分型抗体检测，可将沙眼衣原体鉴定到型。

3. 胶体金法检测沙眼衣原体结果观察　根据试剂盒说明书进行。结果判读必须在 15 分钟内完成。

反应性：在检测线（T）和控制线（C）均出现红色条带。

非反应性：在检测线（T）无条带出现，控制线（C）有红色条带。

无效：在控制线（C）无红色条带，建议查找原因后重新检测。

【注意事项】

1. 胶体金法检测沙眼衣原体时不要混合使用来自不同批号的试剂和检测块；抗原提取液中往往含有碱或酸，如溅到皮肤上或眼睛内，应立即用大量清水冲洗。

2. 在试验的全过程中，应遵循处理传染性物质和化学试剂操作的通用规范。处理标本时应戴上一次性手套；丢弃污染性废物，包括棉拭子、检测试剂和提取液作为潜在的传染源处理。

【思考题】

一位非淋菌性尿道炎患者，疑为沙眼衣原体感染，如何为其进行相关的病原学检验？

二、立克次体

【实验目的】

1. 掌握外 – 斐（Weil-Felix）反应的原理、方法和结果判定。

2. 熟悉立克次体的形态染色特性。

【实验器材】

1. 示教片　斑疹伤寒立克次体、恙虫病立克次体示教片。

2. 标本　立克次体病患者血清。

3. 抗原　变形杆菌 OX_{19}、OX_2 及 OX_K 诊断菌液。

4. 其他　小试管、中试管、吸管、记号笔、擦镜纸、香柏油、醇醚等。

【实验方法】

1. 立克次体形态观察　油镜下观察斑疹伤寒立克次体、恙虫病立克次体 Giemsa 染色示教片。

2. 外 – 斐反应

（1）原理　用与立克次体有共同菌体抗原的变形杆菌 OX_{19}、OX_2、OX_K 进行非特异性凝集反应，检测患者血清中有无抗立克次体抗体。

（2）步骤

①准备 3 排小试管，每排 9 支并标号。

②用中试管一支，把生理盐水 2.7ml 与被检血清 0.3ml 混匀，使之成 1:10 稀释血清，并于每排第一管内各加入 0.5ml。

③将中试管内再补加生理盐水 1.5ml，混匀后使之为 1:20 的稀释血清，并加入每排第二管内，每管 0.5ml。

④如此连续做倍比稀释血清至各排第八管，第九管只加 0.5ml 生理盐水以作抗原对照。

⑤将 OX_{19}、OX_2、OX_K 三种诊断菌液，分别加入 3 排的 9 支试管内，每管 0.5ml，加入菌液后各排第一至八管的血清最终稀释度依次为 1:20、1:40、1:80、1:160、1:320、1:640、

1∶1280、1∶2560，具体操作如表 16-1 所示。

⑥振摇 30 秒左右，于 37℃孵育过夜，次日观察结果。

表 16-1　外-斐反应操作示意

试管编号	1	2	3	4	5	6	7	8	9（对照）
生理盐水	-	-	-	-	-	-	-	-	0.5
不同稀释度患者血清	0.5	0.5	0.5	0.5	0.5	0.5	0.5	0.5	-
3 排试管分别加 OX_{19}、OX_2、OX_K 诊断菌液	0.5	0.5	0.5	0.5	0.5	0.5	0.5	0.5	0.5
血清最终稀释度	1∶20	1∶40	1∶80	1∶160	1∶320	1∶640	1∶1280	1∶2560	-

【实验结果观察】

1. 形态和染色特点　镜下可见有完整的或破碎的细胞，细胞核染成紫红色，细胞质染成浅蓝色，立克次体均呈紫红色、球杆状或短杆状。恙虫病立克次体位于细胞浆内靠近细胞核堆积，斑疹伤寒立克次体多聚集成团分布在细胞质中。

2. 外-斐反应结果　结果判断参考表 16-2。

表 16-2　外-斐反应结果

疾病	OX_{19}	OX_2	OX_K
流行性斑疹伤寒，地方性斑疹伤寒	+++	+	-
恙虫病	-	-	+++
Q 热	-	-	-
斑点热	++	+++	-

（1）首先与对照管比较，观察试管凝集现象，从而推测可能的疾病。

（2）其次判断血清凝集效价　对照管无凝集，再观察试验管凝集情况。根据反应强度以 ++++、+++、++、+、- 符号记录。

　　++++：上清液完全澄清，细菌凝集块全部沉于管底；

　　+++：上清液澄清度达 75%，大部分细菌凝集成块沉于管底，周围有细小凝块；

　　++：上清液澄清度达 50%，约 50% 细菌凝集成块沉于管底；

　　+：上清液混浊，澄清度仅 25%，管底仅有少数细菌凝集成块；

　　-：液体均匀混浊，无凝集块。

以出现"++"凝集现象的血清最高稀释倍数作为该血清的凝集效价。

单份血清凝集效价超过 1∶160 有诊断意义。双份血清（病程早期及恢复期）效价有 4 倍增高时，方可作为新近感染立克次体的指标。

【注意事项】

外-斐反应试验所用试管，试验前必须清洗干净，最好浸泡于洗液中过夜，然后用自来水反复冲洗，最后再用蒸馏水洗一遍。否则试管中灰尘、杂质、污物等会直接影响结果。

【思考题】

简述外-斐反应的原理及临床意义。

（刘晓一）

第四单元　真菌检验基本技术和常见病原性真菌的培养与鉴定

实验十七　真菌检验基本技术

一、真菌形态结构观察和染色技术

【实验目的】

1. 掌握常用真菌的乳酸酚棉蓝染色法和不染色标本直接检查技术。

2. 熟悉常见真菌菌丝和孢子的形态及结构特点。

【实验器材】

1. 菌种　白念珠菌、阿萨希毛孢子菌、烟曲霉菌沙氏葡萄糖琼脂平板72小时培养物。

2. 标本　甲真菌病患者的甲屑、皮屑、毛发等。

3. 培养基　沙氏葡萄糖琼脂平板。

4. 试剂　100～200g/L KOH溶液、乳酸酚棉蓝染液、革兰染色液。

5. 其他　透明黏胶带、剪刀、载玻片、盖玻片、金属镊子、酒精灯等。

【实验方法】

1. 不染色标本直接检查　用小镊子取甲屑或皮屑少许或病发1根，置于载玻片中央，滴加100～200g/L KOH溶液1～2滴，盖上盖玻片，静置20分钟。显微镜检查时用低倍镜查找标本中有无真菌菌丝和孢子，再换以高倍镜观察菌丝孢子的特征。

2. 乳酸酚棉蓝染色（粘胶带法）　取一段透明粘胶带，以黏面粘取沙氏葡萄糖琼脂平板表面的曲霉菌，稍用力下按。将粘有菌丝和孢子的透明胶带贴于滴有1～2滴乳酸酚棉蓝染液的载玻片上，进行显微镜观察。

3. 真菌革兰染色　取培养好的白念珠菌、阿萨希毛孢子菌革兰染色后，显微镜观察。

【实验结果观察】

1. 不染色标本直接检查　低倍镜下，菌丝折光性强，多呈分枝状排列，可见其深入表皮细胞或组织内部。高倍镜下可见分枝分隔的菌丝和不同的孢子形态。

2. 乳酸酚棉蓝染色法　酸性染料棉蓝使真菌着色呈蓝色，易于观察。曲霉菌具有典型曲霉头结构和45°角分枝。

3. 真菌革兰染色　革兰染色后，镜下观察白念珠菌菌体形态和假菌丝以及阿萨希毛孢子菌的关节孢子。

【注意事项】

1. 不染色标本直接检查只能报告有无查找到菌丝和孢子，不宜用于鉴定，镜检时宜调暗显微镜视野。

2. 为避免真菌孢子播散，应在生物安全柜内操作。

笔记

【思考题】

常用真菌染色技术和应用特点是什么?

二、真菌分离培养和鉴定

【实验目的】

1. 掌握常见病原性真菌的接种、分离培养方法。

2. 熟悉常见病原性真菌的实验室常规鉴定方法。

【实验器材】

1. 菌种 白念珠菌、新生隐球菌72小时培养物;红色毛癣菌、犬小孢子菌的沙氏葡萄糖琼脂平板8~10天培养物。

2. 标本 病患毛发、甲屑、皮屑等。

3. 培养基 沙氏葡萄糖琼脂平板、沙氏葡萄糖琼脂斜面、马铃薯葡萄糖琼脂平板、玉米粉Tween-80琼脂、念珠菌显色培养基、API20C酵母菌鉴定条。

4. 试剂 无菌生理盐水、70%乙醇、乳酸酚棉蓝染液。

5. 其他 接种环、接种针、培养皿、无菌试管、盖玻片、载玻片、金属镊子和刀片等。

【实验方法】

1. 标本的接种与分离培养

(1)将白念珠菌、新生隐球菌接种于沙氏葡萄糖琼脂平板;将石膏样毛癣菌、红色毛癣菌接种于马铃薯葡萄糖琼脂,35℃需氧培养3~10天,每日观察生长情况和菌落特征。

(2)病患毛发、甲屑、皮屑等特殊标本应先经70%乙醇浸泡2~3分钟杀死杂菌,并用无菌盐水洗净后,再用无菌镊子夹取标本点种于沙氏葡萄糖琼脂斜面上,置29℃需氧培养7天~4周,每日观察生长情况和菌落特征。

2. 真菌的鉴定

(1)菌落肉眼和镜下形态观察 重点观察菌落大小、形态、色素、质地、有无气生菌丝等,因酵母菌(白念珠菌、新生隐球菌)较丝状真菌(红色毛癣菌、犬小孢子菌)生长快,一般2~3天后可观察,丝状真菌培养至少4周才能确认为阴性。挑取酵母菌菌落进行革兰染色,对于丝状真菌常用透明胶带法观察其镜下形态。

(2)小培养 ①取一无菌琼脂块,在其四个侧面用接种针接种待检菌。②取无菌盖玻片盖在琼脂块上。③将制作好的小培养置于垫有饱含水分的无菌滤纸的平皿中,29℃孵育,2~7天。④每日取小培养置显微镜下使用低倍和高倍镜观察,描述菌丝和孢子形态。⑤成熟后取下盖玻片,将此盖玻片置于新载玻片上,用无菌刀片取一小块约1cm³大小的方形灭菌的马铃薯葡萄糖琼脂,放在载玻片中央。⑥在琼脂块染色镜检。

(3)显色培养 取白念珠菌,划线接种念珠菌显色培养基,37℃需氧培养24~48小时,观察菌落显色情况。

(4)生化试验 采用API20C酵母菌鉴定条,鉴定方法参见产品使用说明书。

【实验结果观察】

1. 菌落肉眼和镜下形态观察 白念珠菌和新生隐球菌菌落为奶酪色,边缘整齐,类似细菌菌落,无气生菌丝。白念珠菌镜下形态为革兰阳性卵圆形,新生隐球菌镜下形态为正圆形(单细胞酵母菌)。红色毛癣菌和犬小孢子菌有气生菌丝,两者菌落中心呈羊毛状或颗粒状,但镜下不同,红色毛癣菌以梨状小分生孢子为特点,罕见大分生孢子,有卷曲菌丝和圭字样菌丝,犬小孢子菌以纺锤状大分生孢子为特点,大分生上有分隔和棘突。

2. 小培养 观察真菌的孢子和分生孢子的特点,可动态展示真菌生长发育全过程。

3. 显色培养　念珠菌显色培养基上白念珠菌为翠绿色。

4. 生化试验　采用 API20C 酵母菌鉴定条，鉴定结果参见产品使用说明书。

【注意事项】

1. 在进行丝状真菌培养时，为避免孢子扩散，应用胶带将平板封闭。

2. 红色毛癣菌和犬小孢子菌都具有亲脂性，实验时应特别注意生物防护。

【思考题】

1. 如何在肉眼和镜下区分单细胞酵母菌和多细胞丝状真菌？

2. 试述 API20C 酵母菌鉴定条的鉴定原理。

（谢　轶）

实验十八　单细胞真菌的培养和鉴定

一、念珠菌属

【实验目的】

1. 掌握白念珠菌的培养特性和鉴定试验。

2. 熟悉热带念珠菌、克柔念珠菌在念珠菌显色培养基上的鉴定特点。

【实验器材】

1. 菌种　白念珠菌、热带念珠菌、克柔念珠菌沙氏葡萄糖琼脂平板 24 小时培养物。

2. 培养基　沙氏葡萄糖琼脂平板、玉米粉 Tween－80 琼脂、毛发穿孔液体培养基、念珠菌显色培养基、API20C 酵母菌鉴定条。

3. 试剂　革兰染液、小牛血清。

4. 其他　盖玻片、载玻片、小试管、孵箱等。

【实验方法】

1. 形态观察　无菌操作挑取白念珠菌、热带念珠菌、克柔念珠菌培养物制片，革兰染色镜检。

2. 分离培养　无菌操作挑取上述 3 种菌，分区划线分别接种于沙氏葡萄糖琼脂平板，35℃培养 24～48 小时后观察菌落特征。

3. 鉴定试验

（1）念珠菌显色培养基鉴定　无菌操作挑取上述 3 种菌，分别分区划线接种于念珠菌显色培养基平板上，35℃培养 24～48 小时后观察菌落颜色和质地。

（2）芽管形成试验　取无菌小试管 3 只，加入 0.2ml 小牛血清。分别接种少量上述 3 种菌，充分振荡混匀数分钟后，置 37℃孵育。每隔 1 小时用接种环取出含菌血清置于载玻片上，加上盖玻片后镜检。

（3）厚壁孢子形成试验　将制备好的玉米粉 Tween－80 琼脂加热溶化，取适量置于洁净的载玻片上，将上述待测菌水平方向穿刺接种。盖上盖玻片，置潮湿平皿内，25℃孵育 24～48 小时，显微镜下观察厚膜孢子和假菌丝。

（4）生化试验　采用 API20C 酵母菌鉴定条，鉴定方法参见产品使用说明书。

【实验结果观察】

1. 菌落形态和菌体形态　3 种念珠菌的菌落均为酵母类，灰白色或奶酪色，表面湿润、奶

笔记

油状，边缘整齐。镜下上述 3 种菌细胞均为革兰染色阳性卵圆形。白念珠菌可见假菌丝。

2. 念珠菌显色培养平板鉴定　白念珠菌为翠绿色菌落；热带念珠菌为蓝灰色菌落；克柔念珠菌为粉红色菌落，干燥且呈毛玻璃样。

3. 芽管形成试验　白念珠菌在 35℃ 2 ~ 3 小时可产生芽管。其他两种多不产生芽管。

4. 厚壁孢子形成试验　白念珠菌菌丝顶端或侧枝产生厚壁孢子。其他两种都不产生厚壁孢子。

5. 生化试验　采用 API20C 酵母菌鉴定条，鉴定结果参见产品使用说明书。

【注意事项】

大多数白念珠菌在念珠菌显色平板孵育 24 小时可得到准确鉴定，鉴定率约 96%，而热带念珠菌、克柔念珠菌的鉴定率略低，因此显色结果无法判断时应延长孵育时间至 48 小时。

【思考题】

白念珠菌的主要鉴定要点是什么？

二、隐球菌属

【实验目的】

掌握新生隐球菌的培养特征和鉴定要点。

【实验器材】

1. 菌种　新生隐球菌沙氏葡萄糖琼脂平板 72 小时培养物、隐球菌性脑膜炎患者脑脊液。

2. 培养基　沙氏葡萄糖琼脂平板、尿素斜面培养基、API20C 酵母菌鉴定条。

3. 试剂　革兰染液、印度墨汁。

4. 其他　载玻片、盖玻片、吸管、孵箱等。

【实验方法】

1. 形态观察

（1）墨汁染色检查　将脑脊液离心后取沉淀，置于洁净载玻片上，取 1 滴印度墨汁与其混合，盖上盖玻片于显微镜下检查。

（2）革兰染色检查　无菌操作挑取新生隐球菌培养物，经革兰染色，镜下观察其菌体和芽生孢子特征。

2. 分离培养　将新生隐球菌接种于沙氏葡萄糖琼脂平板 35℃ 培养 48 小时，观察其菌落特征。

3. 鉴定试验

（1）生化试验　新生隐球菌可使用 API20C 酵母菌鉴定条进行鉴定，方法参见产品使用说明书。

（2）尿素分解试验　接种该菌于尿素琼脂，35℃ 培养 48 ~ 72 小时，观察结果。

【实验结果观察】

1. 菌落形态　新生隐球菌在沙氏葡萄糖琼脂平板上菌落为酵母型，24 ~ 48 小时培养菌落较湿润，48 ~ 72 小时为白色，奶油状菌落。

2. 菌体形态与染色特点　新生隐球菌为正圆形酵母细胞，可见芽生孢子，菌体细胞周围有一层宽厚的荚膜。墨汁不能使荚膜着色但能提供黑色背景使荚膜更透亮而易于观察。

3. 鉴定试验　采用 API20C 酵母菌鉴定条进行生化试验，鉴定结果参见产品使用说明书。新生隐球菌尿素分解试验结果为阳性。

【注意事项】

临床隐球菌性脑膜炎患者的脑脊液标本，墨汁染色后才可观察到新生隐球菌的宽厚荚膜，如用新生隐球菌人工培养物涂片检查一般无荚膜。

【思考题】

新生隐球菌的实验室鉴定要点是什么？

三、毛孢子菌属

【实验目的】

1. 熟悉阿萨希毛孢子菌的培养特性和镜下特点。

2. 了解 API20C 酵母菌鉴定条的鉴定原理及操作流程。

【实验器材】

1. 菌种　阿萨希毛孢子菌沙氏葡萄糖琼脂平板 48 小时培养物。

2. 培养基　沙氏葡萄糖琼脂平板、马铃薯葡萄糖琼脂平板、尿素斜面培养基。

3. 试剂　革兰染液、API20C 酵母菌鉴定条。

4. 其他　载玻片、盖玻片、加样器及孵箱等。

【实验方法】

1. 形态观察　无菌操作挑取阿萨希毛孢子菌培养物，革兰染色或乳酸酚棉蓝染色镜检。

2. 分离培养　将该菌种接种于沙氏葡萄糖琼脂平板和马铃薯葡萄糖琼脂平板上（各接种 2 个平板），分别置 29℃ 和 35℃ 培养 48～72 小时，观察其菌落特征。

3. 生化试验　挑取在马铃薯葡萄糖琼脂平板上培养的菌落，参照 API20C 酵母菌鉴定条操作步骤进行接种，同时接种尿素斜面培养基，35℃ 培养 48～72 小时。

【实验结果观察】

1. 形态与染色特点　阿萨希毛孢子菌为革兰阳性，最大特点为关节孢子丰富，末端呈圆形，有芽生孢子，也可见菌丝断裂为关节孢子。

2. 菌落形态　阿萨希毛孢子菌菌落形态随培养基及温度变化不大，29℃ 和 35℃ 培养 48～72 小时后，菌落直径 5～10mm，中心呈白色粉状，周边有皱褶。

3. 生化试验　根据 API20C 酵母菌鉴定条判读标准进行判读，脲酶试验阳性。

【思考题】

阿萨希毛孢子菌的培养特性和镜下特点是什么？

（谢　轶）

实验十九　丝状真菌培养和鉴定

一、常见浅部真菌的培养和鉴定

【实验目的】

1. 掌握毛癣菌属中红色毛癣菌、须癣毛癣菌的培养特性和鉴定要点。

2. 掌握小孢子菌属中犬小孢子菌的培养特性和鉴定要点。

【实验器材】

1. 菌种　红色毛癣菌、须癣毛癣菌、犬小孢子菌马铃薯葡萄糖培养平板 5 天培养物。

2. 培养基　沙氏葡萄糖琼脂平板、马铃薯葡萄糖培养基、尿素培养基、毛发穿孔试验液体培养基。

3. 试剂 乳酸酚棉蓝染液。

4. 其他 盖玻片、载玻片、透明胶带、擦镜纸等。

【实验方法】

1. 形态观察 取上述 3 种临床常见皮肤癣菌黏胶带法制片，乳酸酚棉蓝染色，镜下观察其菌丝和孢子的特点。

2. 鉴定试验

（1）脲酶试验 将红色毛癣菌和须癣毛癣菌接种于尿素培养基，29℃培养 3 ~ 7 天后观察。

（2）色素形成试验 将红色毛癣菌和须癣毛癣菌接种于马铃薯葡萄糖培养基 29℃培养 3 ~ 7 天后观察。

【实验结果观察】

1. 形态与染色特点

（1）毛癣菌属 红色毛癣菌菌丝有隔，可见较多侧生的棒状或梨状小分生孢子，无柄或短柄。大分生孢子罕见，呈棒状或腊肠样。须癣毛癣菌镜下可见大量棒状大分生孢子，小分生孢子散在或呈葡萄状排列，并有球拍状或螺旋样菌丝等。

（2）小孢子菌属 犬小孢子菌的大分生孢子多呈纺锤形。有 4 ~ 6 个分隔，壁薄光滑或有棘突，菌丝两侧可有少数无柄或短柄的棍棒样小分生孢子。

2. 菌落形态 红色毛癣菌菌落呈白色绒毛状。须癣毛癣菌菌落呈淡黄色或白色粉状颗粒。犬小孢子菌菌落呈粉状，中心突起呈棕黄色。

3. 鉴定试验结果

（1）脲酶试验 须癣毛癣菌在 7 天内，使尿素培养基由黄变红（阳性），红色毛癣菌不能使尿素培养基变红（阴性）。

（2）色素形成试验 红色毛癣菌在马铃薯葡萄糖培养基上产生红色色素，仅见于菌落背面，须癣毛癣菌不产生色素。

【注意事项】

1. 红色毛癣菌产生的红色色素仅见于菌落背面，菌落表面仍呈白色绒毛状。

2. 红色毛癣菌和犬小孢子菌菌落常混淆，不易辨别，需观察孢子着生方式。

【思考题】

临床常见皮肤癣菌有哪些？分别有什么培养特性？

二、曲霉菌属、毛霉菌属的培养和鉴定

【实验目的】

1. 掌握烟曲霉的培养特性和鉴定要点。

2. 熟悉总状毛霉的培养特性和鉴定要点。

【实验器材】

1. 菌种 烟曲霉、总状毛霉平板 72 小时培养物。

2. 培养基 沙氏葡萄糖琼脂平板，马铃薯葡萄糖培养基。

3. 试剂 乳酸酚棉蓝染液。

4. 其他 盖玻片、载玻片、透明胶带、滴管等。

【实验方法】

1. 形态观察 取烟曲霉和总状毛霉培养物用黏胶带法制片，乳酸酚棉蓝染色后镜检观察其分生孢子头及分生孢子的特征。

2. 分离培养 将烟曲霉和总状毛霉分别接种于沙氏葡萄糖琼脂平板上，35℃培养 2 ~ 3 天，

观察菌落特点。

【实验结果观察】

1. 形态与染色特点

（1）烟曲霉菌丝呈45°角分枝，分生孢子头呈短柱状，近顶端膨大形成倒立的烧瓶样顶囊，密集排列的单层小梗覆盖顶囊表面。分生孢子柄光滑，小分生孢子呈球形。

（2）毛霉菌丝不分隔，孢囊梗直接由菌丝生长出来，以单轴式长出不规则的分枝，分枝常呈90°角。分枝顶端产生较大的球形孢子囊，内有孢子囊孢子，成熟后孢子囊壁消失，孢子囊孢子呈圆形表面光滑。

2. 菌落形态

（1）烟曲霉在35℃培养，菌落生长迅速。开始为白色，2～3天后转为绿色，边缘仍为白色，延长培养变为深绿色。菌落质地起初为绒状或絮状，延长培养时间逐渐为粉末状。

（2）总状毛霉在35℃培养，菌落生长迅速，广泛蔓延，棉絮样菌落铺满整个平板。开始白色羊毛状，逐渐变为灰色、灰黄，背面淡黄色，成熟后菌丝顶端有黑点。

【注意事项】

1. 烟曲霉在45℃培养生长也良好。

2. 由于烟曲霉和毛霉的孢子可经肺吸入致病，因此制片和操作必须在二级生物安全柜中进行并做好生物防护。

【思考题】

烟曲霉有哪些培养和镜下特征？

（谢 轶）

实验二十 双相型真菌的培养与鉴定

【实验目的】

1. 掌握马尔尼菲青霉菌的培养特性和鉴定要点。

2. 熟悉申克孢子丝菌的培养特性和鉴定要点。

【实验器材】

1. 菌种 马尔尼菲青霉菌、申克孢子丝菌沙氏葡萄糖琼脂平板7天霉菌相培养物和酵母相3天培养物。

2. 培养基 沙氏葡萄糖琼脂平板、马铃薯葡萄糖琼脂、半胱氨酸葡萄糖血琼脂平板。

3. 试剂 乳酸酚棉蓝染液。

4. 其他 盖玻片、载玻片、透明胶带、滴管等。

【实验方法】

1. 形态观察 分别取马尔尼菲青霉菌和申克孢子丝菌的霉菌相培养物和酵母相培养物黏胶带法制片，用乳酸酚棉蓝染色后镜检观察菌体形态。

2. 分离培养 将马尔尼菲青霉菌接种于沙氏葡萄糖琼脂平板和马铃薯葡萄糖琼脂（各接种2个平板），分别置于29℃和37℃培养1～2周后观察菌落及菌体特点。将申克孢子丝菌接种于沙氏葡萄糖琼脂平板和半胱氨酸葡萄糖血琼脂平板，分别置于29℃和37℃培养5～7天后观察菌落及菌体特点。

【实验结果观察】

1. 形态与染色特点

（1）马尔尼菲青霉菌有无色透明的分隔菌丝，分生孢子梗光滑，帚状枝分散。菌丝端可见单瓶梗，其顶端有分生孢子链，链长微弯。37℃酵母相可见直径 3～6μm、圆形或卵圆形、腊肠样菌体，可见关节孢子。

（2）申克孢子丝菌有纤细的直径为 2μm 的分隔分枝菌丝，分生孢子梗位于菌丝两侧呈直角关系，顶端有 3～5 个梨形分生孢子，呈梅花状排列。孢子可对称分布于菌丝两侧，呈"套袖样"结构，孢子无色或淡褐色。37℃酵母相可见圆形、长形或梭形孢子，有时出芽。

2. 菌落形态

（1）马尔尼菲青霉菌在 29℃生长较快，2 天后开始生长，初为浅白色绒毛状，不久逐渐变成淡黄色或黄绿色，背面红色，7 天左右，整个培养基被染成葡萄酒红色。37℃培养为酵母相，生长缓慢，菌落酵母样湿润，膜状，有皱褶，浅灰褐色或奶酪色，不产生色素。

（2）申克孢子丝菌在 29℃生长较快，开始为白色光滑酵母样，表面湿润，不久产生皱褶，颜色逐渐变为深褐色。在 37℃培养 2～3 天，可形成白色或灰黄色柔软的酵母样菌落。

【注意事项】

疑为马尔尼菲青霉菌感染者，取其骨髓涂片后直接镜检或血培养物进行革兰染色镜检，观察其特征性腊肠样孢子。

【思考题】

马尔尼菲青霉菌和红色毛癣菌所产生的红色色素有何不同？

（谢　轶）

第五单元　抗菌药物敏感性试验与耐药性检测

实验二十一　纸片扩散法药物敏感性试验和联合药敏试验

一、细菌及念珠菌纸片扩散法药物敏感性试验

【实验目的】

1. 掌握纸片扩散法药物敏感试验（K－B法）的方法和结果判定。

2. 熟悉纸片扩散法的原理、注意事项。

3. 了解纸片扩散法的质量控制。

【实验器材】

1. 菌种　临床分离的金黄色葡萄球菌、大肠埃希菌、铜绿假单胞菌和白念珠菌；标准菌株金黄色葡萄球菌 ATCC25923、大肠埃希菌 ATCC25922、铜绿假单胞菌 ATCC27853 和白念珠菌 ATCC90028 18～24 小时培养物。

2. 培养基　MH 平板、MH＋GMB 平板（真菌药敏试验琼脂）。

3. 药敏纸片　红霉素（15μg）、克林霉素（2μg）、头孢西丁（30μg）、青霉素（10U）、复方磺胺甲噁唑（1.25/23.75μg）、氨苄西林（10μg）、头孢唑啉（30μg）、庆大霉素（10μg）、阿米卡星（30μg）、阿莫西林/克拉维酸（20/10μg）、头孢他啶（30μg）、哌拉西林（100μg）、环丙沙星（5μg）和氟康唑（25μg）。

4. 其他　无菌生理盐水、无菌棉签、刻度尺、0.5 麦氏比浊管、镊子、酒精灯、火柴、记号笔、培养箱等。

【实验方法】

1. 原理　含有定量抗菌药物的纸片贴在已接种测试菌的 MH 琼脂平板上，纸片中所含的药物吸收琼脂中的水分溶解后不断地向纸片周围扩散，形成递减的浓度梯度。在纸片周围抑菌浓度范围内测定菌的生长被抑制，从而形成无菌生长的透明圈即抑菌圈。抑菌圈的大小反映待测菌对测定药物的敏感性，并与该药对测试菌的最低抑菌浓度（minimum inhibitory concentration，MIC）呈负相关。

2. 步骤

（1）分别挑取血琼脂平板上临床菌株和标准菌株的 18～24 小时培养物 4～5 个菌落，加入生理盐水中配制成 0.5 麦氏单位的菌悬液。

（2）配好菌悬液后 15 分钟内，用无菌棉签沾取悬液，在试管内壁挤压出多余液体后，细菌药敏试验涂布 MH 平板（白念珠菌药敏试验用 MH－GMB 平板），然后将平板旋转 60°后再次涂布，重复 2 次，最后沿平板边缘涂抹一周。

笔记

（3）将药敏平板盖半开3~5分钟，15分钟内等培养基表面多余水分被吸收后，用镊子将药敏纸片贴在平板上，保证两纸片中心距离≥24mm，纸片距平板边缘≥15mm，纸片贴好后不能移动位置。不同菌种药敏试验药物选择见表21-1。

表21-1 药敏试验选择药物

细菌	选择药物
金黄色葡萄球菌	红霉素、克林霉素、头孢西丁、青霉素、复发磺胺甲噁唑
大肠埃希菌	氨苄西林、头孢唑啉、庆大霉素、阿米卡星、阿莫西林/克拉维酸
铜绿假单胞菌	头孢他啶、庆大霉素、哌拉西林、阿米卡星、环丙沙星
白念珠菌	氟康唑

（4）15分钟后将平皿倒扣放置于培养箱内，35℃空气环境下孵育16~18小时后测量抑菌圈直径。

【实验结果观察】

在黑色背景下，用反射光检查药敏平板的抑菌圈应该是均匀的圆形，并有融合生长的菌苔，用刻度尺在平板的背面测量完全抑制区的直径至最接近的整毫米数。根据抑菌圈直径解释标准判断药物的敏感程度（表21-2~表21-5）。

表21-2 金黄色葡萄球菌的抑菌圈直径解释标准

抗菌药物	纸片含药量	抑菌圈直径解释标准（mm）		
		S	I	R
红霉素	15μg	≥23	14~22	≤13
克林霉素	2μg	≥21	15~20	≤14
头孢西丁	30μg	≥22	—	≤21
青霉素	10units	≥29	—	≤28
复方磺胺甲噁唑	1.25/23.75μg	≥16	11~15	≤10

表21-3 大肠埃希菌的抑菌圈直径解释标准

抗菌药物	纸片含药量	抑菌圈直径解释标准（mm）		
		S	I	R
氨苄西林	10μg	≥17	14~16	≤13
头孢唑啉	30μg	≥23	20~22	≤19
庆大霉素	10μg	≥15	13~14	≤12
阿米卡星	30μg	≥17	15~16	≤14
阿莫西林/克拉维酸	20/10μg	≥18	14~17	≤13

表21-4 铜绿假单胞菌的抑菌圈直径解释标准

抗菌药物	纸片含药量	抑菌圈直径解释标准（mm）		
		S	I	R
头孢他啶	30μg	≥18	15~17	≤14
庆大霉素	10μg	≥15	13~14	≤12
哌拉西林	100μg	≥21	15~20	≤14
阿米卡星	30μg	≥17	15~16	≤14
环丙沙星	5μg	≥21	16~20	≤15

表21-5 白念珠菌的抑菌圈直径解释标准

抗真菌药物	纸片含药量	抑菌圈直径解释标准（mm）		
		S	SDD	R
氟康唑	25μg	≥19	15～18	≤14

注：SDD 为剂量依赖型敏感

药敏纸片的质量控制允许范围如表21-6所示，白念珠菌 ATCC90028 对25μg 氟康唑的抑菌圈直径允许范围为28～39mm。

表21-6 纸片扩散法药敏纸片质量控制允许范围

抗菌药物	纸片含药量	抑菌圈直径允许范围（mm）		
		金黄色葡萄球菌 ATCC25923	大肠埃希菌 ATCC25922	铜绿假单胞菌 ATCC27853
红霉素	15μg	22～30	—	—
克林霉素	2μg	24～30	—	—
头孢西丁	30μg	23～29	23～29	—
青霉素	10units	26～37	—	—
复方磺胺甲噁唑	1.25/23.75μg	24～32	23～29	—
氨苄西林	10μg	27～35	16～22	—
头孢唑啉	30μg	29～35	21～27	—
庆大霉素	10μg	19～27	19～26	17～23
阿米卡星	30μg	20～26	19～26	18～26
阿莫西林/克拉维酸	20/10μg	28～36	18～24	—
头孢他啶	30μg	16～20	25～32	22～29
庆大霉素	10μg	19～27	19～26	17～23
哌拉西林	100μg	—	24～30	25～33
阿米卡星	30μg	20～26	19～26	18～26
环丙沙星	5μg	22～30	30～40	25～33

【注意事项】

1. 药敏试验前1～2小时将药敏纸片从冰箱中取出后平衡至室温后才能打开包装，以防产生冷凝水影响其效价。贴药敏纸片的过程中要特别注意无菌操作，防止带入其他细菌造成污染。

2. 应保证在室温环境下实验中所需培养基的 pH 为7.2～7.4，pH 过高或过低均会导致一些药物的抑菌环直径扩大或缩小。培养基厚度为4mm、直径90mm 的平皿需 MH 琼脂25～30ml。

3. 菌悬液浓度要合适，浓度偏高会导致抑菌圈变小，浓度偏低会导致抑菌圈增大。

【思考题】

1. 纸片扩散法药物敏感性试验的原理是什么？如何观察结果？

2. 影响纸片扩散法药敏试验结果的影响因素有哪些？

二、联合药敏试验

【实验目的】

1. 掌握联合药敏试验的方法和结果判定。

2. 熟悉联合药敏试验方法的注意事项。

3. 了解联合药敏试验的意义。

【实验器材】

1. 菌种 临床分离的粪肠球菌、金黄色葡萄球菌18～24小时培养物。

2. 培养基 MH 平板。

笔记

3. 药敏纸片 青霉素（10U）、庆大霉素（120μg）、红霉素（15μg）、克林霉素（2μg）。

4. 其他 无菌生理盐水、无菌棉签、0.5麦氏比浊管、镊子、温箱等。

【实验方法】

1. 原理 抗菌药物联合用药可出现协同作用（即两种药物联合作用显著大于单独作用的总和）或出现拮抗作用（即两种药物联合作用显著低于单独抗菌活性）。将两种含有定量抗菌药物的药敏纸片相隔一定间距贴在接种了测试菌的MH琼脂平板上后，纸片中的抗菌药物吸收了琼脂中的水分溶解后向纸片周围扩散形成递减的梯度浓度，由于药物之间的相互作用，可以形成加强或受抑制的抑菌圈。

2. 步骤

（1）分别挑取粪肠球菌、金黄色葡萄球菌的18～24小时培养物4～5个菌落至生理盐水中，配成0.5麦氏单位菌悬液。

（2）用无菌棉签沾取配好的菌悬液，同纸片扩散法涂布MH平板。

（3）在涂布粪肠球菌的平皿上贴青霉素、庆大霉素纸片，两纸片间的距离为3～4mm。涂布金黄色葡萄球菌的平皿上贴红霉素和克林霉素纸片，两纸片间的距离为15～26mm。

（4）15分钟后将平皿置35℃空气环境培养16～18小时后观察结果。

【实验结果观察】

观察同一药敏试验平皿上的两药敏纸片的抑菌圈形状。如出现图21-1形状，则表示两种药物有协同作用；出现图21-2形状，则表示两种药物有拮抗作用。

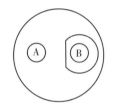

图21-1 协同作用
A. 青霉素；B. 庆大霉素

图21-2 拮抗作用
A. 红霉素；B. 克林霉素

【注意事项】

贴药敏纸片时，两纸片间距要适当，如两纸片间距太远或太近都会影响其相互作用而不能显示正确结果。

【思考题】

1. 联合药敏试验的结果应如何判断？

2. 联合药敏试验的注意事项有哪些？

（晏 群）

实验二十二 稀释法药物敏感性试验和E-试验

一、细菌琼脂稀释法药物敏感性试验

【实验目的】

1. 掌握琼脂稀释法药物敏感性试验的方法和结果判读。

2. 熟悉琼脂稀释法药物敏感性试验的原理和注意事项。

3. 了解琼脂稀释法药物敏感性试验的主要实验器材。

【实验器材】

1. 菌种 临床分离的金黄色葡萄球菌、大肠埃希菌和铜绿假单胞菌；标准菌株金黄色葡萄球菌 ATCC29213、大肠埃希菌 ATCC25922 和铜绿假单胞菌 ATCC27853 18～24 小时培养物。

2. 培养基 MH 平板。

3. 试剂 环丙沙星标准品（100mg/支）。

4. 其他 无菌蒸馏水、无菌生理盐水、天平、0.5 麦氏比浊管、无菌试管、无菌吸头、微量移液器及配套 Tip 头、培养箱等。

【实验方法】

1. 原理 将不同浓度抗菌药物分别混匀于 MH 琼脂培养基中，配制出含各种浓度药物的平板，然后定量接种细菌，孵育后观察细菌在含不同浓度药物的平板上的生长情况，以抑制细菌生长的平板所含的药物浓度测得最低抑菌浓度。

2. 步骤

（1）制备不同浓度的抗菌药物 称 51.2mg 的环丙沙星标准品至 10ml 无菌蒸馏水中，配成浓度为 5120μg/ml 的贮存液。按照表 22-1 方法，将储存液稀释成浓度为 1.25～640μg/ml 共 10 个浓度的应用液。

表 22-1 琼脂稀释法药敏试验抗菌药物的稀释方法

步骤	环丙沙星溶液			水（ml）	应用液浓度（μg/ml）	终浓度 1:10 琼脂稀释（μg/ml）
	浓度（μg/ml）	来源	取药体积（ml）			
1	5120	贮存液	1	7	640	64
2	640	步骤1	2	2	320	32
3	640	步骤1	1	3	160	16
4	640	步骤1	1	7	80	8
5	80	步骤4	2	2	40	4
6	80	步骤4	1	3	20	2
7	80	步骤4	1	7	10	1
8	10	步骤7	2	2	5	0.5
9	10	步骤7	1	3	2.5	0.25
10	10	步骤7	1	7	1.25	0.125

（2）MH 琼脂稀释平板制备 将 2ml 不同浓度的环丙沙星溶液分别加入到融化并冷却至 50℃左右的 18ml MH 琼脂中，混匀后倾注到直径为 90mm 的平皿内，使环丙沙星终浓度为 0.125～64μg/ml。

（3）待测菌悬液的稀释 挑取血平板上已培养 18～24 小时的 3～5 个待测菌落，用无菌生理盐水配制 0.5 麦氏浊度的菌悬液（10^8 CFU/ml），然后用生理盐水 1:10 稀释，使菌含量为 10^7 CFU/ml。

（4）接种琼脂稀释平皿 用微量加样器取 2μl 菌液首先接种生长对照平皿，然后按含环丙沙星浓度由低到高的平板接种，最后接种第二个生长对照平皿，每个接种点最终接种菌量为 10^4 CFU。

（5）孵育 待接种点干燥后，将平板置 35℃孵育 16～24 小时观察结果。

【实验结果观察】

将孵育后平板置于深色不反光表面上观察，生长对照平板上的所有细菌均应生长，形成直径为 5~8mm 的菌斑。含环丙沙星平板上以完全抑制菌落生长的最低药物浓度为环丙沙星对待测菌的 MIC。

金黄色葡萄球菌、大肠埃希菌和铜绿假单胞菌对环丙沙星的 MIC 解释标准见表 22-2。

表 22-2　金黄色葡萄球菌、大肠埃希菌和铜绿假单胞菌的 MIC 结果解释标准

抗菌药物	MIC 解释标准（μg/ml）		
	S	I	R
环丙沙星	≤1	2	≥4

标准菌株金黄色葡萄球菌 ATCC29213、大肠埃希菌 ATCC25922 和铜绿假单胞菌 ATCC27853 对环丙沙星的 MIC 分别为 0.12~0.5μg/ml、0.004~0.015μg/ml 和 0.25~1μg/ml。

【注意事项】

1. 在读取和报告待检菌的 MIC 前，应检查生长对照平板的细菌生长情况是否良好，质控菌株的 MIC 值是否处于质控范围。

2. 单一菌落或由接种造成的微弱的薄雾状生长为阴性。

3. 如果出现有 2 个以上菌落生长于含药浓度高于终点水平的平板上，或低浓度药物平板上不长而高浓度药物平板上生长现象，则应检查待测菌的纯度或重复试验。

【思考题】

1. 琼脂稀释法抗菌药物敏感性试验的原理是什么？

2. 琼脂稀释法抗菌药物敏感性试验的注意事项有哪些？

二、细菌及念珠菌肉汤稀释法药物敏感性试验

（一）常量肉汤稀释法

【实验目的】

1. 掌握常量肉汤稀释法药物敏感性试验的方法和结果判读。

2. 熟悉常量肉汤稀释法药物敏感性试验的原理和注意事项。

3. 了解常量肉汤稀释法的主要实验材料。

【实验器材】

1. 菌种　临床分离的金黄色葡萄球菌、大肠埃希菌、铜绿假单胞菌和白念珠菌；标准菌株金黄色葡萄球菌 ATCC29213、大肠埃希菌 ATCC25922、铜绿假单胞菌 ATCC27853 和白念珠菌 ATCC90028 18~24 小时培养物。

2. 培养基　MH 肉汤（细菌）、RPMI1640（念珠菌）。

3. 试剂　环丙沙星标准品（100mg/支）、氟康唑标准品（100mg/支）。

4. 其他　无菌生理盐水、0.5 麦氏比浊管、无菌试管、无菌吸头、微量移液器及配套 Tip 头、天平、培养箱等。

【实验方法】

1. 原理　用 MH 肉汤（或 RPMI1640）将抗菌药物作不同浓度的稀释后再接种一定浓度的待测菌，定量测定抗菌药物抑制或杀灭待测细菌的最低抑菌浓度或最低杀菌浓度。

2. 步骤

（1）制备不同浓度的抗菌药物　分别称取 51.2mg 的环丙沙星或氟康唑标准品至 10ml 无菌蒸馏水中，分别配成浓度为 5120μg/ml 的贮存液。按照表 22-3 配制浓度梯度为 0.125~

64μg/ml 的 10 种不同浓度的环丙沙星药物和氟康唑溶液。

表 22 - 3　肉汤稀释法药敏试验抗菌药物的稀释方法

步骤	环丙沙星或氟康唑溶液			MH 肉汤或 RPMI1640（ml）	应用液浓度（μg/ml）	终浓度 1:10 稀释（μg/ml）
	浓度（μg/ml）	来源	体积（ml）			
1	5120	贮存液	1	7	640	64
2	640	步骤 1	2	2	320	32
3	640	步骤 1	1	3	160	16
4	640	步骤 1	1	7	80	8
5	80	步骤 4	2	2	40	4
6	80	步骤 4	1	3	20	2
7	80	步骤 4	1	7	10	1
8	10	步骤 7	2	2	5	0.5
9	10	步骤 7	1	3	2.5	0.25
10	10	步骤 7	1	7	1.25	0.125

注：MH 肉汤用于稀释环丙沙星，RPMI1640 用于稀释氟康唑

（2）待测菌悬液的稀释　挑取血平板上已培养 18～24 小时的 3～5 个待测菌落，用无菌生理盐水配制 0.5 麦氏浊度的菌悬液（细菌为 10^8CFU/ml，念珠菌为 10^6CFU/ml），然后用 MH 肉汤 1:10 稀释。

（3）待测菌的接种　取无菌试管 10 支排成一排，共排 6 排，分别加入上述制备好的不同浓度的环丙沙星溶液 2ml，每排中另加 2 个试管，分别加 2ml 不含抗生素的 MH 肉汤，作为生长对照和无菌对照。用微量加样器取 0.1ml 菌液依次由低浓度到高浓度加样 6 种细菌，使每管的最终菌液浓度为细菌 5×10^5CFU/ml，生长对照管中细菌接种方法相同，无菌对照管中不加细菌。

同样取无菌试管 10 支排成一排，排成 2 排，分别加入上述制备好的不同浓度的氟康唑溶液 2ml，另每排加 2 个试管，分别加 2ml 无抗菌药物的 RPMI1640，作为生长对照和无菌对照。用微量加样器取 0.1ml 白念珠菌菌液依次由低浓度到高浓度加样，使每管的最终菌液浓度为 5×10^3CFU/ml，生长对照管中接种菌液方法相同，无菌对照管中不加菌。

（4）孵育　将接种好的稀释管塞好塞子，置 35℃空气环境孵育，细菌的 MIC 在 16～20 小时后观察结果，念珠菌的 MIC 在 24 小时后观察结果。

【实验结果观察】

首先观察生长对照孔，必须出现明显的浑浊，然后观察试验管，以无细菌生长的清亮透明管的最低药物浓度为抗菌药物对待测菌的 MIC。金黄色葡萄球菌、大肠埃希菌和铜绿假单胞菌对环丙沙星的 MIC 解释标准见表 22 - 2。白念珠菌对氟康唑的 MIC 解释标准见表 22 - 4。

表 22 - 4　白念珠菌的 MIC 结果解释标准

抗真菌药物	MIC 解释标准（μg/ml）		
	S	SDD	R
氟康唑	≤2	4	≥8

注：SDD 为剂量依赖性敏感

标准菌株白念珠菌 ATCC90028 对氟康唑的 MIC 为 0.25～1.0μg/ml。

【注意事项】

1. 在读取和报告所测试菌株的 MIC 前，应检查生长对照管的细菌生长情况是否良好，质

控菌株的 MIC 值是否处于质控范围。

2. 如果出现跳管现象则应检查培养物纯度或重复试验。

【思考题】

1. 常量肉汤稀释法抗菌药物敏感性试验的结果如何判断？

2. 常量肉汤稀释法抗菌药物敏感性试验的注意事项有哪些？

（二）微量肉汤稀释法

【实验目的】

1. 掌握微量肉汤稀释法药物敏感性试验的方法和结果判读。

2. 熟悉微量肉汤稀释法药物敏感性试验的原理和注意事项。

2. 了解微量肉汤稀释法的主要实验材料。

【实验器材】

1. 菌种 临床分离的金黄色葡萄球菌、大肠埃希菌、铜绿假单胞菌和白念珠菌；标准菌株金黄色葡萄球菌 ATCC29213、大肠埃希菌 ATCC25922、铜绿假单胞菌 ATCC27853 和白念珠菌 ATCC90028 18～24 小时培养物。

2. 培养基 MH 肉汤（细菌）、RPMI1640（念珠菌）。

3. 试剂 环丙沙星标准品（100mg/支）、氟康唑标准品（100mg/支）。

4. 其他 无菌生理盐水、0.5 麦氏比浊管、无菌试管、无菌吸头、微量移液器及配套 Tip 头、无菌 96 孔聚乙烯 U 形微量板、天平、培养箱等。

【实验方法】

1. 原理 用 MH 肉汤（或 RPMI1640）将抗菌药物作不同浓度的稀释后再接种一定浓度的待测菌，定量测定抗菌药物抑制或杀灭待测细菌的最低抑菌浓度或最低杀菌浓度。

2. 步骤

（1）制备不同浓度的抗菌药物 按照表 22-2 配制浓度梯度为 1.25～640μg/ml 的 10 种不同浓度的环丙沙星药物和氟康唑溶液。

（2）待测菌的准备 从孵育过夜的平板挑取一定数量的单个待检菌落，用无菌生理盐水制备成 0.5 麦氏比浊标准（细菌为 10^8 CFU/ml，念珠菌为 10^6 CFU/ml）的菌液，然后细菌用 MH 肉汤，念珠菌用 RPMI1640 作 1:20 稀释。

（3）待测菌的接种 在聚乙烯微量板中加入不同浓度的抗菌药物各 100μl，然后向各浓度孔中加入 10μl 已稀释待测菌液，则其最终浓度为细菌 $5×10^5$ CFU/ml，念珠菌 $5×10^3$ CFU/ml。同时做生长对照（无抗菌药物）和无菌试验（不含菌也不含抗菌药物）。

（4）孵育将微量板振荡混匀 1 分钟加盖胶纸密封，置 35℃ 孵育 16～24 小时。

【实验结果观察】

首先观察生长对照孔，必须出现明显的浑浊或 ≥2mm 底部生长，然后观察试验孔，以在小孔内无可见生长的最低药物浓度为抗菌药物对待测菌的 MIC。

金黄色葡萄球菌、大肠埃希菌和铜绿假单胞菌对环丙沙星的 MIC 解释标准见表 22-2。白念珠菌对氟康唑的 MIC 解释标准见表 22-4。

【注意事项】

1. 微量板孵育前一定要加盖胶纸，以减少孵育过程中的水分蒸发。

2. 为使结果清晰显示，可在每孔中加入 0.5% 氯化三苯四氮唑（TTC）5μl，35℃ 孵育 3 小时后有细菌生长则呈红色，有助于结果判断。

3. 出现 1 个跳孔现象时，应记录最高的 MIC 值。如出现多于 1 个跳孔的现象则不能报告，需重复试验。

【思考题】

1. 微量肉汤稀释法抗菌药物敏感性试验的结果应如何判断？
2. 微量肉汤稀释法抗菌药物敏感性试验的注意事项有哪些？

三、E－试验

【实验目的】

1. 掌握 E－试验的操作方法和结果判定。
2. 熟悉 E－试验的原理。
3. 了解 E－试验的实验材料。

【实验器材】

1. 菌种　临床分离的金黄色葡萄球菌、大肠埃希菌和铜绿假单胞菌；标准菌株金黄色葡萄球菌 ATCC29213、大肠埃希菌 ATCC25922 和铜绿假单胞菌 ATCC27853 18～24 小时培养物。

2. 培养基　MH 平板。

3. 试剂　青霉素（P）和亚胺培南（IP）E－试验试纸条。

4. 其他　无菌生理盐水、0.5 麦氏比浊管、无菌棉签、无菌试管、镊子、培养箱等。

【实验方法】

1. 原理　E－试验结合了稀释法和扩散法的原理和特点用于定量测定微生物对抗菌药物的敏感度。试条是一种宽 5mm、长 50mm 的塑料试条，一面固定有干化、稳定的、浓度呈连续指数增长分布的抗菌药物，另一面有药物的浓度刻度读数。抗菌药物梯度范围一般为 20 个 MIC 对倍稀释浓度的宽度范围，其斜率和浓度范围对判别有临床意义的 MIC 范围和折点有较好的关联。

2. 步骤

（1）待测菌悬液的制备　挑取血平板上已培养 18～24 小时的 3～5 个待测菌落，用无菌生理盐水配制 0.5 麦氏浊度的菌悬液。

（2）待测菌的接种　接种方法同纸片扩散法。涂布后等待 10～15 分钟让琼脂表面菌液被充分吸收，以保证加试条前琼脂表面干燥。

（3）贴放 E－试验试条　打开 E－试验试纸条包装，用灭菌后的镊子夹住试条的柄端（标有 E 的区域），将 E－试验试条轻放在接种过细菌的 MH 平板表面，确保试条的 MIC 刻度朝上，且浓度最大端要靠近平板边缘，试条应与琼脂表面紧密接触，必要时可用灭菌并冷却的镊子轻轻压试条以驱赶其下方的气泡，并且总是从浓度最小端向上驱赶气泡。一旦放置好试纸条后，切勿再移动，因为抗菌药物在短时间内已经吸收琼脂内的水分溶解后扩散进入琼脂。

金黄色葡萄球菌贴青霉素试纸条，大肠埃希菌和铜绿假单胞菌贴亚胺培南试纸条。

（4）孵育　将贴好药敏试纸条的 MH 平板放在 35℃空气环境中孵育 16～24 小时。

【实验结果观察】

观察孵育后 MH 平板上药敏试纸条周围形成的椭圆形的抑菌圈，抑菌圈和试条横向相交处所对应的刻度即为该药对待测菌的 MIC。当无抑菌圈时，MIC 应报告为大于读数刻度的最高值。当抑菌圈延伸至试条下方即与试条无交点时，MIC 应报告为小于读数刻度的最低值。

金黄色葡萄球菌 ATCC29213 对青霉素的 MIC 为 0.25～2μg/ml，大肠埃希菌 ATCC25922 对亚胺培南的 MIC 为 0.06～0.25μg/ml，铜绿假单胞菌 ATCC27853 对亚胺培南的 MIC 为 1～4μg/ml。

【注意事项】

1. 抑菌圈与试条相交处介于上下刻度之间时，应读取较高的刻度值。

2. 出现双层抑菌圈时，应读取生长被完全抑制的所示刻度值。

3. 抑菌圈与试条相交处出现散在菌落，应读取生长被完全抑制的所示刻度值。

4. 抑菌圈与试条相交处呈凹陷延伸时，应读取凹陷起始部位所示刻度值。

【思考题】

E－试验的注意事项有哪些？

（晏　群）

实验二十三　特殊耐药菌及耐药酶的表型检测

一、β－内酰胺酶的检测

【实验目的】

1. 掌握头孢硝噻吩纸片法检测 β－内酰胺酶的方法和结果判定。

2. 熟悉头孢硝噻吩纸片法检测 β－内酰胺酶的原理。

3. 了解头孢硝噻吩纸片法检测 β－内酰胺酶的临床意义。

【实验器材】

1. **菌种**　临床分离的金黄色葡萄球菌（MIC≤0.12μg/ml 或抑菌圈直径≥29mm）、流感嗜血杆菌；标准菌株：金黄色葡萄球菌 ATCC29213、粪肠球菌 ATCC29212 18～24 小时培养物。

2. **试剂**　头孢硝噻吩纸片。

3. **其他**　无菌生理盐水、一次性接种环、无菌滴管和平皿等。

【实验方法】

1. **原理**　β－内酰胺酶是多种不同类型以 β－内酰胺类抗菌药物为底物的降解酶，通过水解 β－内酰胺环造成 β－内酰胺类药物失去活性，将待测菌与头孢硝噻吩作用一定时间后，如待测菌产生青霉素酶，则可水解头孢硝噻吩的 β－内酰胺环，颜色由黄色变为红色。

2. **步骤**　将头孢硝噻吩纸片置于一无菌平皿中，用无菌生理盐水将头孢硝噻吩纸片湿润，用一次性接种环挑取血平板上 18～24 小时生长待测菌涂于纸片上，观察结果。

【实验结果观察】

涂上菌落的头孢硝噻吩纸片由黄色变为红色为阳性。金黄色葡萄球菌如未显色须在室温或37℃放置 1 小时后再行观察。

金黄色葡萄球菌 ATCC29213 为阳性，粪肠球菌 ATCC29212 为阴性。

【注意事项】

挑取细菌时，菌量不要太多，尽量在纸片上涂布开。

【思考题】

1. β－内酰胺酶检测的原理是什么？结果应如何判断？

2. β－内酰胺酶检测的注意事项有哪些？

二、超广谱β－内酰胺酶（ESBL）的检测

【实验目的】

1. 掌握纸片法检测超广谱 β－内酰胺酶的方法。

2. 熟悉纸片法检测超广谱 β－内酰胺酶的原理。

3. 了解稀释法检测超广谱 β – 内酰胺酶的方法。

【实验器材】

1. 菌种　临床分离的大肠埃希菌、肺炎克雷伯菌，以及肺炎克雷伯菌 ATCC700603、大肠埃希菌 ATCC25922 18 ~ 24 小时培养物。

2. 培养基　MH 平板、MH 肉汤。

3. 药敏纸片　头孢泊肟（10μg）、头孢他啶（30μg）、氨曲南（30μg）、头孢噻肟（30μg）、头孢曲松（30μg）、头孢他啶/克拉维酸（30/10μg）、头孢噻肟/克拉维酸（30/10μg）。药品：头孢泊肟、头孢他啶、氨曲南、头孢噻肟、头孢曲松、克拉维酸。

4. 其他　无菌生理盐水、试管、试管架、无菌棉签、小镊子、0.5 麦氏比浊管、无菌移液管、无菌滴管、96 孔板、刻度尺、培养箱等。

【实验方法】

1. 纸片扩散法

（1）初筛试验　原理：ESBLs 由质粒介导的能水解所有青霉素类、头孢菌素类和单环 β – 内酰胺类氨曲南，不能水解头霉素类和碳青霉烯类药物，能被克拉维酸、舒巴坦和他唑巴坦等 β – 内酰胺酶抑制剂所抑制。根据 ESBLs 可被克拉维酸抑制特性可检测 ESBLs。步骤：将大肠埃希菌和肺炎克雷伯菌配成 0.5 麦氏浊度的菌悬液，涂布于 MH 平板上，贴上头孢泊肟（10μg）或头孢他啶（30μg）或氨曲南（30μg）或头孢噻肟（30μg）或头孢曲松（30μg）药敏纸片。将贴好纸片的 MH 平板培养基置于 35℃ 空气环境下，孵育 16 ~ 18 小时后测量抑菌圈直径。

（2）表型确证试验　按照药敏试验的纸片扩散法，在涂有待测菌的 MH 平板上贴头孢他啶（30μg）、头孢噻肟（30μg）、头孢他啶/克拉维酸（30/10μg）和头孢噻肟/克拉维酸（30/10μg）四种纸片，置于 35℃ 空气环境下，孵育 16 ~ 18 小时后测量抑菌圈直径。

2. 微量肉汤稀释法

（1）初筛试验　原理同 ESBLs 纸片扩散法。步骤：将大肠埃希菌和肺炎克雷伯菌配成相应浊度的菌悬液，加入含有以下浓度药物的微量反应板中，头孢泊肟 4μg/ml、头孢他啶 1μg/ml、氨曲南 1μg/ml、头孢噻肟 1μg/ml、头孢曲松 1μg/ml。然后将接种了待测菌的反应板置于 35℃ 环境下，孵育 16 ~ 18 小时后观察细菌在不同药物中的生长现象。

（2）表型确证试验　按照药敏试验的微量肉汤稀释法，将大肠埃希菌和肺炎克雷伯菌配成相应浊度的菌悬液，加入含有以下梯度浓度药物的微量反应板中，头孢他啶的浓度范围为 0. 25 ~ 128μg/ml，头孢他啶/克拉维酸为 0. 25/4 ~ 128/4μg/ml，头孢噻肟为 0. 25 ~ 64μg/ml，头孢噻肟/克拉维酸为 0. 25/4 ~ 64/4μg/ml。置于 35℃ 环境下，孵育 16 ~ 18 小时后观察在不同浓度药物中的生长现象。

【实验结果观察】

1. 纸片扩散法

（1）初筛试验　对于临床分离的大肠埃希菌和肺炎克雷伯菌抑菌圈直径在下列范围时提示菌株可能产生 ESBL：头孢泊肟 ≤17mm、头孢他啶 ≤22mm、氨曲南 ≤27mm、头孢噻肟 ≤27mm、头孢曲松 ≤25mm。

大肠埃希菌 ATCC25922 为不产 ESBL 菌株，抑菌环直径均不在上述范围内；肺炎克雷伯菌 ATCC700603 为产 ESBL 菌株，抑菌环直径处于上述界值范围。

（2）表型确证试验　头孢他啶/克拉维酸的抑菌圈直径比头孢他啶的抑菌圈直径增大 ≥ 5mm，或头孢噻肟/克拉维酸的抑菌圈直径比头孢噻肟的抑菌圈直径增大 ≥5mm 时，待测菌为产 ESBL 菌株。

大肠埃希菌 ATCC25922 的抑菌圈直径增大值应 ≤2mm，肺炎克雷伯菌 ATCC700603 的头孢他啶/克拉维酸对单独头孢他啶抑菌圈直径增大值应 ≥5mm，头孢噻肟/克拉维酸对单独头孢噻肟抑菌环直径增大值应 ≥3mm。

2. 微量肉汤稀释法

（1）初筛试验　大肠埃希菌和肺炎克雷伯菌头孢泊肟 MIC ≥8μg/ml，头孢他啶、氨曲南、头孢噻肟、头孢曲松 ≥2μg/ml，怀疑为 ESBL 产生株。

大肠埃希菌 ATCC25922 的 MIC 值不在上述范围内。肺炎克雷伯菌 ATCC700603 的 MIC 值处于上述界值范围。

（2）表型确证试验　头孢他啶/克拉维酸比头孢他啶，或头孢噻肟/克拉维酸比头孢噻肟的 MIC 减低 3 个或 3 个以上倍比稀释度的菌株为 ESBL 阳性菌株。

大肠埃希菌 ATCC25922 与克拉维酸联合的药物 MIC 相对单独药物 MIC 减低小于 3 个倍比稀释度，肺炎克雷伯菌 ATCC700603 的 MIC 值降低 ≥3 个倍比稀释度。

【注意事项】

目前 CLSI 推荐的 ESBL 检测方法只适用于大肠埃希菌、肺炎克雷伯菌、产酸克雷伯菌和奇异变形杆菌，不适用于其他菌。

【思考题】

1. 纸片扩散法检测 ESBL 的初筛试验和表型确证试验的操作方法及结果应如何判断？

2. ESBL 检测方法的注意事项有哪些？

三、碳青霉烯酶的检测

【实验目的】

1. 掌握碳青霉烯酶初筛方法和改良 Hodge 试验的方法和结果判定。

2. 熟悉改良 Hodge 试验的原理和注意事项。

3. 了解改良 Hodge 试验的试验材料。

【实验器材】

1. 菌种　临床分离的大肠埃希菌、肺炎克雷伯菌，以及大肠埃希菌 ATCC25922、肺炎克雷伯菌 ATCC BAA - 1705、肺炎克雷伯菌 ATCC BAA - 1706 18～24 小时培养物。

2. 培养基　MH 平板。

3. 药敏纸片　美罗培南（10μg）、厄他培南（10μg）。药品：亚胺培南、美罗培南、厄他培南。

4. 其他　无菌生理盐水、试管、无菌棉签、接种环、小镊子、刻度尺、培养箱等。

【实验方法】

1. 初筛试验　原理：碳青霉烯酶为具有水解碳青霉烯类抗菌药物活性的 β - 内酰胺酶。步骤：按药敏试验纸片扩散法，在涂布了 0.5 麦氏浊度的待测菌的 MH 平板上贴美罗培南（10μg）和厄他培南（10μg）药敏纸片。将培养基置于 35℃ 环境下，孵育 16～18 小时后测量抑菌圈直径。

2. 确证试验（改良 Hodge 试验）　本试验是对疑为产碳青霉烯酶的肠杆菌科细菌的表型确证试验。步骤：取 16～18 小时的大肠埃希菌 ATCC25922 的菌落，配置成 0.5 麦氏浊度的菌悬液，再用盐水或肉汤中进行 1:10 稀释后涂布 MH 培养基，干燥 3～10 分钟，在平板的中间贴上美罗培南或厄他培南药敏纸片，用 10μl 的接种环取待检菌和质控菌，从纸片边缘向平板边缘划直线，划线应有 20～25mm 长。将 MH 平板置于 35℃ 空气环境下，孵育 16～20 小时，如果在待测菌株与大肠埃希菌 ATCC25922 抑菌圈交汇处大肠埃希菌增强生长，即碳青霉烯酶阳性。

【实验结果观察】

1. 初筛试验　纸片扩散法：当待测的大肠埃希菌和肺炎克雷伯菌的厄他培南抑菌圈直径在 19～21mm，美罗培南抑菌圈直径在 16～21mm 时，怀疑为产碳青霉烯酶菌株。

2. 确证试验（改良 Hodge 试验）　抑菌圈与待测菌划线交叉处出现大肠埃希菌 ATCC25922 增强生长现象为碳青霉烯酶阳性，无增强生长现象为碳青霉烯酶阴性。

肺炎克雷伯菌 ATCC BAA-1705 为碳青霉烯酶阳性、肺炎克雷伯菌 ATCC BAA-1706 为碳青霉烯酶阴性。

【注意事项】

1. 亚胺培南药敏纸片用于筛选产碳青霉烯酶菌株是不可靠的。

2. 产碳青霉烯酶菌株的初筛方法，主要用于临床上处于敏感范围内的产酶菌的筛查。对于耐药菌株，临床没有必要检测是否产酶，但用于流行病学调查是有意义的。

【思考题】

1. 改良 Hodge 试验的结果应如何判断？

2. 筛选产碳青霉烯酶菌株的注意事项有哪些？

四、耐甲氧西林葡萄球菌（MRS）的检测

【实验目的】

1. 掌握头孢西丁纸片扩散法检测 MRS 的方法和结果判定。

2. 熟悉头孢西丁纸片扩散法检测 MRS 的注意事项。

【实验器材】

1. 菌种　临床分离的金黄色葡萄球菌、凝固酶阴性葡萄球菌、金黄色葡萄球菌 ATCC25923、金黄色葡萄球菌 ATCC43300、金黄色葡萄球菌 ATCC29213 18～24 小时培养物。

2. 培养基　MH 平板。

3. 试剂　头孢西丁纸片（30μg）、头孢西丁粉剂。

4. 其他　无菌生理盐水、试管、接种环、0.5 麦氏比浊管、小镊子、刻度尺、培养箱等。

【实验方法】

1. 头孢西丁纸片扩散法　原理同药敏试验纸片扩散法，步骤为将头孢西丁（30μg）药敏纸片贴在接种了待检菌的 MH 平板上，33℃～35℃空气环境下，孵育 16～20 小时后观察结果。

2. 肉汤稀释法　原理同微量肉汤稀释法。步骤为将待测菌配成 0.5 麦氏浓度的菌悬液，稀释后加入到含有 4μg/ml 头孢西丁的 MH 肉汤的反应板中，使最终菌液浓度为 5×10^5 CFU/ml，33℃～35℃环境下，孵育 16～20 小时后观察结果。

【实验结果观察】

1. 头孢西丁纸片扩散法　金黄色葡萄球菌：头孢西丁≤21mm 报告为 MRSA（耐甲氧西林的金黄色葡萄球菌），≥22mm 报告为 MSSA（甲氧西林敏感的金黄色葡萄球菌）。凝固酶阴性葡萄球菌：头孢西丁≤24mm 报告为 MRSCN（耐甲氧西林的凝固酶阴性葡萄球菌），≥25mm 报告为 MSSCN（甲氧西林敏感的凝固酶阴性葡萄球菌）。

质控菌株金黄色葡萄球菌 ATCC25923 的抑菌环直径在 23～29mm 之间，为 MSSA；金黄色葡萄球菌 ATCC43300 抑菌环直径≤21mm，为 MRSA。

2. 肉汤稀释法　MIC＞4μg/ml 为阳性，报告为 MRSA；MIC≤4μg/ml 为阴性，报告为 MSSA。质控菌株金黄色葡萄球菌 ATCC29213 的 MIC 为 1～4μg/ml，为阴性；金黄色葡萄球菌

ATCC43300 的 MIC >4μg/ml 为阳性。

【注意事项】

1. 检测 MRS 的试验中，培养基的孵育温度应在 33℃～35℃ 之间，不能高于 35℃，高于这个温度时有些 MRS 不能被检出。

2. 金黄色葡萄球菌孵育 16～18 小时即可观察结果，凝固酶阴性葡萄球菌须孵育 24 小时，但如果是耐药菌，可在 18 小时报告结果。

【思考题】

1. 头孢西丁纸片扩散法检测 MRS 的结果应如何判断？

2. 头孢西丁纸片扩散法检测 MRS 的注意事项有哪些？

五、葡萄球菌诱导性克林霉素耐药的检测（D－Test）

【实验目的】

1. 掌握纸片扩散法克林霉素诱导试验的方法和结果判定。

2. 熟悉纸片扩散法克林霉素诱导试验的原理。

3. 了解克林霉素诱导试验肉汤稀释法操作方法及结果判定。

【实验器材】

1. 菌种 金黄色葡萄球菌和凝固酶阴性葡萄球菌（红霉素耐药，克林霉素敏感或中介）；金黄色葡萄球菌 ATCC29213、金黄色葡萄球菌 ATCC BAA－977 18～24 小时培养物。

2. 培养基 MH 平板、MH 肉汤。

3. 药敏纸片 红霉素（15μg）、克林霉素纸片（2μg）。

4. 其他 无菌生理盐水、试管、0.5 麦氏比浊管、无菌棉签、接种环、小镊子、微量移液器及配套 Tip 头、培养箱等。

【实验方法】

1. 纸片扩散法 原理见联合药敏试验。步骤为按纸片扩散法药敏试验方法，将红霉素（15μg）和克林霉素（2μg）纸片贴在涂布了待测菌的 MH 平板表面，两纸片间距离 15～26mm，置于 35℃ 环境下，孵育 16～18 小时后观察结果。

2. 微量肉汤稀释法 原理同微量肉汤稀释法。步骤为在同一管 MH 肉汤中加入 4μg/ml 的红霉素和 0.5μg/ml 的克林霉素，接种待测菌悬液，使最终菌液浓度为 5×10^5 CFU/ml，35℃ 环境下，孵育 18～24 小时，观察结果。

【实验结果观察】

1. 纸片扩散法 克林霉素的抑菌圈在红霉素一侧变截平，像字母 D 的形状为阳性，为诱导克林霉素试验阳性。

2. 微量肉汤稀释法 孔内有细菌生长则为阳性，应报告克林霉素耐药。质控菌株金黄色葡萄球菌 ATCC29213 没有生长，为阴性；金黄色葡萄球菌 ATCC BAA－977 有生长，为阳性，对克林霉素呈现诱导耐药。

【注意事项】

1. 注意两纸片间的距离应在 15～26mm 之间。

2. 对于试验阳性的结果，应报告"克林霉素耐药"，此外应加入如下注解：此菌株检测为克林霉素诱导性耐药株。

【思考题】

1. 纸片扩散法克林霉素诱导试验方法的结果应如何判断？

2. 纸片扩散法克林霉素诱导试验方法的注意事项有哪些？

六、耐万古霉素肠球菌的检测

【实验目的】

掌握检测耐万古霉素肠球菌的方法。

【实验器材】

1. 菌种　临床分离的肠球菌、粪肠球菌 ATCC29212、粪肠球菌 ATCC51299 的 18～24 小时培养物。

2. 培养基　MH 平板、脑心浸液（BHI）琼脂平板。

3. 试剂　万古霉素纸片（30μg）、万古霉素干粉。

4. 其他　生理盐水、试管、无菌棉签、接种环、小镊子、微量移液器及配套 Tip 头、0.5 麦氏比浊管等。

【实验方法】

1. 纸片扩散法　原理同药敏试验纸片扩散方法。步骤为将万古霉素（30μg）纸片贴在接种了待检菌的 MH 平板表面，置于 35℃空气环境下，孵育 24 小时后观察结果。

2. 琼脂筛选法　原理同琼脂稀释法。步骤为制备含万古霉素浓度为 6μg/ml 的 BHI 平板，用接种环或无菌棉签取 1～10μl 0.5 麦氏浊度的待检菌悬液，在 BHI 平板上涂布成直径 10～15mm 大小的区域，35℃空气环境下，孵育 24 小时，观察结果。

【实验结果观察】

1. 纸片扩散法　使用透射光观察抑菌圈，在抑菌圈内出现云雾状或任何生长表示耐药，抑菌圈直径≤14mm 为耐药、15～16mm 为中介、≥17mm 为敏感。

2. 琼脂筛选法　在透射光下仔细观察是否有生长的迹象，＞1 个菌落生长或模糊生长，表示万古霉素耐药。质控菌株粪肠球菌 ATCC29212 万古霉素敏感，粪肠球菌 ATCC51299 万古霉素耐药。

【注意事项】

1. 使用透射光观察抑菌圈。

2. 对于纸片扩散法检测为中介的菌株应检测其 MIC。

【思考题】

1. 琼脂筛选法检测万古霉素耐药肠球菌结果应如何判断？

2. 琼脂筛选法检测万古霉素耐药肠球菌有哪些注意事项？

七、耐青霉素肺炎链球菌的检测

【实验目的】

掌握青霉素耐药肺炎链球菌的检测方法。

【实验器材】

1. 菌种　临床分离的肺炎链球菌 18～24 小时培养物。

2. 培养基　含有 5% 羊血的 MH 平板、含血清的肉汤。

3. 试剂　苯唑西林纸片（1μg）、青霉素干粉、青霉素 E - 试验试条。

4. 其他　无菌生理盐水、试管、无菌棉签、接种环、小镊子、微量移液器及配套 Tip 头、0.5 麦氏比浊管、培养箱等。

【实验方法】

1. 纸片扩散法　原理同药敏试验纸片扩散法，步骤为将苯唑西林（1μg）纸片贴在涂布了待测菌的含 5% 羊血的 MH 平板表面，置于 35℃空气环境下，孵育 16～18 小时后观察结果。

笔记

2. 稀释法 原理和步骤同药敏试验稀释法或 E – 试验法。

【实验结果】

1. 纸片扩散法 肺炎链球菌苯唑西林的抑菌圈直径≥20mm 对青霉素是敏感的。如果抑菌圈直径≤19mm，需要检测青霉素的最小抑菌浓度（MIC）。

2. 稀释法 依据肺炎链球菌的来源和给药方式，青霉素的 MIC 解释标准不同（表 23 – 1）。

表 23 – 1　肺炎链球菌青霉素的 MIC 解释标准

抗菌药物	MIC 解释标准（μg/ml）		
	S	I	R
青霉素（脑膜炎）	≤0.06		≥0.12
青霉素（非脑膜炎）	≤2	4	≥8
青霉素（口服青霉素V）	≤0.06	0.12～1	≥2

【注意事项】

肺炎链球菌对于青霉素的敏感性是使用苯唑西林药敏纸片来检测的，如果苯唑西林的抑菌环直径≤19mm，需要检测青霉素的 MIC。

【思考题】

1. 检测青霉素耐药肺炎链球菌的方法是什么？

2. 在什么情况下需要检测肺炎链球菌对青霉素的 MIC？

（晏　群）

第六单元　常见病毒检验技术

实验二十四　病毒培养技术

一、鸡胚接种

【实验目的】

1. 掌握常用的鸡胚接种方法。

2. 熟悉鸡胚的解剖结构。

3. 了解鸡胚接种的主要实验器材。

【实验器材】

1. 病毒液　流行性感冒病毒液、乙型脑炎病毒液和 2 型单纯疱疹病毒液。

2. 培养物　新鲜鸡受精卵。

3. 器具　卵架、卵杯、检卵灯、超净工作台。

4. 其他　铅笔、打孔器（三棱针）、1ml 注射器、75% 酒精棉球、2.5% 碘酊棉球、镊子、医用胶带、无菌液体石蜡、无菌毛细吸管、平皿等。

【实验方法】

1. 原理　鸡胚为活的动物机体，组织分化程度低，病毒易于增殖，根据多种病毒对鸡胚敏感性不同，可选择不同的日龄和接种途径进行接种，感染病毒的组织和液体中含有大量病毒。此方法可用以进行多种病毒的分离、培养，毒力的滴定，中和试验以及抗原和疫苗的制备等。

2. 步骤　鸡胚接种前准备：选择健康来亨鸡的受精卵，将受精卵置相对湿度 40% ~ 70% 的 38℃ ~ 39℃ 孵箱孵育 3 天，每天翻动鸡胚 1 次，防止蛋白粘连。第四日起，用检卵灯观察鸡胚发育情况，活受精卵可看到清晰的血管和鸡胚的明显自然运动，未受精卵只可见模糊的卵黄阴影，不见血管和鸡胚痕迹，若出现血管昏暗模糊，没有胚动，说明鸡胚生长不良，应随时清除。生长良好的鸡胚一直孵育到适当的胚龄。

（1）尿囊腔接种法　①取 9 ~ 11 日龄的鸡胚在检卵灯下画出气室和胚胎位置，在胎与气室交界的边缘上约 1mm 处避开血管作一记号作为注射点。②将鸡胚竖放在卵杯上，钝端向上。先用 2.5% 碘酊棉球消毒气室的蛋壳，再用 75% 酒精棉球脱碘。用打孔器在注射点处打一长约 2mm 的小口，勿损伤壳膜。③再次消毒钻孔区，用无菌注射器吸取流行性感冒病毒液 0.1 ~ 0.2ml，将针头垂直或斜行从小孔处刺入，经尿囊膜进入尿囊腔，注入病毒液。④消毒后随即用医用胶带封孔，蜡笔标记号码及日期等，放 37℃ 孵育 48 ~ 72 小时。在此期间每天翻动 1 次，检视 1 次，于接种后 24 小时内死亡的鸡胚为非特异性死胚应弃去。⑤收获前先将鸡胚放 4℃ 冰箱 6 小时或过夜，以避免收获时出血。次日取出鸡胚，消毒气室部分卵壳，用无菌小镊子去除该部位卵壳，撕去卵膜，以无菌毛细吸管吸取尿囊液，放无菌小瓶中，一般一个鸡胚可收集 5 ~ 10ml 尿囊液。若操作时损伤血管，则病毒会吸附在红细胞上，尿囊液中则无。经无菌试验

笔记

后，将尿囊液保存于4℃或低温冰箱中备用，也可以直接作血凝试验和血凝抑制试验对病毒进行鉴定及分型。

（2）羊膜腔接种法　①取10～12日龄的鸡胚于检卵灯下标记气室、胚胎位置。②消毒气室卵壳，在气室顶端开出约10mm×6mm方形天窗，揭去卵壳及外层卵膜，滴1滴无菌液体石蜡于下层壳膜上，使其透明，以便在检卵灯下可清晰观察鸡胚位置。③用无菌注射器刺向胚胎的腭下胸前，以针头波动下颌及腿，当进入羊膜腔内时，可看到鸡胚随针头的拨动而动，此时可注入0.1～0.2ml病毒液。④拔出针头，孔区消毒后用医用胶带将卵壳的窗口封住，于37℃孵育48～72小时，要保持鸡胚钝端朝上。⑤收获前先将鸡胚放4℃冰箱6小时或过夜，但不能放置时间过长，否则会引起散黄，收获时，钝端向上放置在卵杯上，先消毒气室部，剪去壳膜及绒毛膜尿囊膜，吸弃尿囊液，夹起羊膜，用毛细吸管吸取羊水，收集于无菌小瓶内冷藏备用。

（3）卵黄囊接种法　①取6～8日龄鸡胚，垂直放于蛋杯，钝端朝上，在检卵灯下画出胎位和气室的位置，消毒气室端。②用开孔器在气室中央的卵壳上钻一小孔，以1ml注射器吸取乙型脑炎病毒悬液0.2～0.5ml自小孔沿胚的纵轴迅速刺入约3cm接种于卵黄囊内，医用胶带封口。③37℃孵育箱培养3～8天，时间长短应根据病毒或立克次体的种类而定，每天翻卵2次，弃掉24小时内死亡的鸡胚（但东方型和西方型马脑炎病毒可能在接种15～24小时内死亡）。④收获时，取出孵育24小时以上濒死鸡胚，先将鸡胚预冷，然后消毒气室端卵壳，无菌条件下剪掉卵壳，去除壳膜，用镊子将卵黄囊和绒毛尿囊膜分开，夹出卵黄囊放在灭菌平皿内，提起卵黄囊蒂，挤出卵黄囊液，用无菌生理盐水洗去卵黄囊上的卵黄囊液后，将卵黄囊置于另一无菌平皿内，低温保存，以进一步鉴定。

（4）绒毛尿囊膜接种　①取10～13日龄的鸡胚，在检卵灯下画出鸡胚、气室，于鸡胚胎面略近气室端无大血管处画一个边长约1cm的等边三角形，用碘酒、酒精消毒。②用打孔器在卵壳上沿该等边三角形开一裂痕，并于气室中央开一小孔。③用针头挑去三角形之卵壳，勿伤及卵壳膜，滴加灭菌生理盐水1滴于壳膜上，用针尖循卵壳膜纤维方向划破一小隙口，勿伤及紧贴的绒毛尿囊膜。④用针尖刺破气室小孔处的壳膜，再用橡皮乳头紧按气室小孔向外吸气，可见盐水小滴自裂隙流至绒毛尿囊膜上，从而使绒毛尿囊膜下沉形成人工气室。⑤吸取0.1～0.2ml单纯疱疹病毒液滴于绒毛尿囊膜上，然后旋转鸡胚使接种物扩散到整个绒毛尿囊膜上，医用胶带封口，胚横卧于卵架上，不许翻动，保持卵窗向上，37℃孵育4～5天后收获。⑥剪开气窗，观察绒毛尿膜上病变，可在绒毛膜尿囊膜上见到明显的疹斑，用无菌剪刀沿人工气室边缘剪下此膜，置于加有无菌生理盐水的无菌平皿中，低温保存，以备进一步鉴定用。

【实验结果观察】

（1）流感病毒用尿囊液和羊水作血凝和血凝抑制试验，根据试验结果判断是否有病毒增殖。

（2）流行性乙型脑炎病毒可引起鸡胚死亡。

（3）疱疹病毒在绒毛尿囊膜上可形成特殊的痘疮。

【注意事项】

1. 防止污染　鸡胚是活的有机体，因此接种全过程要求无菌操作，同时动作要仔细，以免造成物理死亡。接种24小时内死亡不计入结果。

2. 温度要适宜　在室温较低的冬季要采取保温措施才能进行鸡胚接种以减少死亡，接种过的鸡胚要根据所接种的病原体生长增殖所需要的温度置温箱中孵育。

【思考题】

1. 鸡胚接种的途径有哪些？分别适于哪些病毒的培养？

2. 如何筛选活鸡胚接种病毒？

二、动物接种

【实验目的】

了解病毒检验中常用的实验动物接种方法。

【实验器材】

1. 病毒液 乙型脑炎病毒液、流感病毒液。

2. 实验动物 小鼠。

3. 其他 1ml无菌注射器、4号针头、碘酒、75%乙醇消毒棉球、无菌毛细管、无菌生理盐水、小试管、乙醚麻醉剂、鼠笼等。

【实验方法】

1. 原理 动物接种是最原始的病毒接种方法，常用的实验动物有小鼠、大白鼠、豚鼠、家兔等，接种时要根据病毒对动物嗜性不同选择特定部位，如鼻腔、皮内、皮下、腹腔、脑内、静脉等。动物接种在病毒学研究中主要用于分离鉴定病毒，通过传代增殖或减弱病毒毒力和制备免疫血清。

2. 步骤

（1）乳鼠脑内接种法 ①取感染乙型脑炎病毒的小鼠脑组织先用无菌生理盐水洗去血液，再加100%脱脂奶水研磨成10ml悬液，离心沉淀30分钟，吸取上清液。②1ml注射器抽取乙型脑炎病毒液0.1ml，去除注射器内的气泡。③左手拇指及食指挟住小鼠颈部皮肤，在小鼠眼耳之间用碘酒、乙醇消毒。④右手持注射器，于小鼠头部右眼与左耳、左眼与右耳连线交点处刺入颅腔（其深度为针头的1/3），注入0.02~0.03ml乙型脑炎病毒液。⑤注射完毕，将用过之物一并煮沸消毒。

（2）小鼠滴鼻感染法 ①首先将1只小鼠投入带盖的、内放有浸蘸乙醚的棉球的鼠笼内进行全身麻醉。②用无菌毛细滴管吸取少许流感病毒液，连同毛细滴管插在无菌小试管内备用。③用左手拇指及食指抓住小鼠耳部使其头部朝前并呈仰卧位置，右手将事先吸有病毒液的滴管靠近动物鼻尖，使液滴随动物呼吸时进入鼻腔，一般滴入0.03~0.05ml。④动物慢慢苏醒，放回鼠笼中逐日观察。⑤滴注完毕，将用过之物一并煮沸消毒。

【实验结果观察】

（1）脑内接种后每天观察数次，一般在3~4天后开始发病，表现为食欲减退、活动迟钝、耸毛、震颤、卷曲、尾强直、逐渐导致麻痹瘫痪甚至死亡。取脑组织、制备匀浆上清，可进一步传代并进行病毒鉴定。

（2）滴鼻感染后逐日观察，通常在数日后开始发病，发病的症状常为耸毛、咳嗽、不食甚至死亡，解剖可观察到肺脏有肺炎或出血性病灶。

【注意事项】

1. 注射器刺入颅腔不可过深，注射器在小鼠眼和耳根连线的中点略偏耳朵的方向注入，进入颅腔，进针2~3mm。

2. 乳鼠有异常表现时可作旋转试验，手提小鼠尾部，先向一个方向旋转，再向另一方向旋转，然后放下，如小鼠已发病，则有旋转或抽搐现象，可即行解剖。

3. 小鼠全身麻醉的深度不宜过深或过浅，太深时易致麻痹死亡或非特异性吸入肺炎，太浅则易在滴鼻时打喷嚏，影响接种效果。

4. 小鼠滴鼻感染的病毒液量不宜过多，如被吸入肺内，容易引起动物肺水肿，往往于接种后1天内死亡。

【思考题】

小鼠滴鼻感染法和乳鼠脑内接种可应用于哪些病毒的培养？

笔记

三、组织细胞培养

（一）鸡胚单层细胞培养

【实验目的】

1. 掌握原代细胞培养技术。

2. 熟悉病毒感染鸡胚单层细胞后的细胞病变效应（CPE）。

【实验器材】

1. 病毒种　水疱性口炎病毒（VSV）。

2. 细胞及培养基　9～11日龄的鸡胚、细胞生长液（含5%～10%小牛血清及100U/ml双抗的RPMI1640液）、细胞维持液（不含血清的RPMI1640液）、细胞冻存液（含30%血清和10% DMSO的RPMI1640液）。

3. 试剂　0.25%的胰酶、Hank's液、无菌蒸馏水。

4. 仪器设备　培养瓶、培养皿、吸管、滴管、小试管等无菌器皿、100目不锈钢网、无菌手术器械、CO_2孵箱、水浴锅、倒置显微镜等。

【实验方法】

1. 原理　原代培养是将动物机体的各种组织从机体中取出，经各种酶（常用胰蛋白酶）、螯合剂（常用EDTA）或机械方法处理，分散成单细胞，置合适培养基培养，使细胞得以生存、生长和繁殖。

2. 步骤

（1）取胚　取9～11日龄鸡胚用碘酒将卵壳消毒后，将鸡胚直立于卵架上。无菌操作取出鸡胚放于平皿内，去头、爪、内脏及骨骼，用Hank's液洗涤3次，除去残存血液。

（2）剪碎　将组织块移入链霉素小瓶内，用无菌剪刀将鸡胚剪碎成$0.5～1.0mm^3$的小块，用含有双抗的Hank's液（约10ml）洗涤3次，静置1～2分钟，用毛细吸管吸去液体，用同样方法洗涤2次直至组织发白为止，然后将洗液上清吸弃。

（3）消化　按1:5的体积比例往装有组织小块的链霉素瓶里加入2.5g/L胰酶，置37℃水浴箱消化15～20分钟，每10分钟轻轻摇瓶一次，视其组织碎块变松散（聚合成一团、边缘毛样模糊）即可。轻轻吸出消化液，用双抗的Hank's液洗涤1～3次，除去剩余的胰酶。

（4）吹打　加入2ml生长液，用毛细管反复吹打使细胞分散，制成细胞悬液。静置1分钟，使未冲散的组织块沉淀，吸出细胞悬液经无菌不锈钢网过滤入另一三角瓶中。重复之前操作3次，收集细胞悬液，直至鸡胚发白为止。

（5）细胞计数　吸取0.1ml细胞悬液加0.8ml Hank's液及0.1ml（0.4%）台盼蓝染液，混匀后滴入血细胞计数器内，按白细胞计数法计细胞数：

$$细胞数/ml = （4大方格细胞总数/4×10000）×稀释倍数（10）$$

（6）培养　用生长液将细胞稀释成30万～50万/ml，每培养瓶1.5ml，平放CO_2孵箱37℃3～4天可形成单层细胞。

（7）接种病毒　取已长成单层细胞瓶2瓶，弃去培养液用Hank's液洗一次，一瓶接种1ml病毒液，另一瓶只加维持液1.5ml作对照，将两瓶置37℃ CO_2孵箱中培养1小时取出，试验瓶弃去病毒液，补加1.5ml维持液，两瓶细胞均置37℃ 5%～10% CO_2孵箱培养24小时。

（8）观察细胞病变（CPE）　用低倍镜观察细胞。试验瓶中细胞变圆缩、堆聚及脱落。

【实验结果观察】

病变程度用"＋"表示：

－：无细胞变化；

＋：1/4 的细胞出现病变；

＋＋：1/4 ～ 1/2 的细胞病变；

＋＋＋：1/2 ～ 3/4 的细胞病变；

＋＋＋＋：3/4 至全部的细胞病变。

【注意事项】

1. 自取材开始，保持所有组织细胞处于无菌条件。细胞计数可在有菌环境中进行。

2. 在超净台中，组织细胞、培养液等不能暴露过久，以免溶液蒸发。

3. 判定细胞病变程度时必须对整个细胞单层进行全面的观察，然后加以判定，不能只看几个视野。因有些病毒感染可引起特殊的细胞病变，所以根据病毒所引起的病变特点可进行初步推断，缩小鉴定范围。

【思考题】

原代细胞适合哪些病毒的培养？

（二）HeLa 细胞传代培养法

【实验目的】

掌握传代细胞的培养技术。

【实验器材】

1. 细胞　冻存的 HeLa 细胞。

2. 培养液　Hank's 液、10g/L 胰蛋白酶（或 0.02% EDTA，胰酶－EDTA 消化液）、细胞生长液（Eagle's 液或 RPMI1640 液）、细胞冻存液（含 30% 血清、10% DMSO 的 RMPI1640 液）。

3. 其他　无菌培养瓶、无菌吸管、毛细滴管等。

【实验方法】

1. 复苏 HeLa 细胞

（1）从液氮中取出冻存管，迅速投入 32℃ ～ 37℃温水中，并不时摇动使细胞尽快融化。

（2）将细胞转种至含细胞生长液的细胞瓶中，于 37℃ 5% CO_2 的孵箱内孵育。

（3）次日换液以去除 DMSO，继续 37℃ 5% CO_2 的孵箱内孵育至细胞长成单层。

（4）形成单层培养后，可传代或供感染病毒等实验用。

2. 细胞的传代

（1）选生长良好的 HeLa 细胞一瓶，轻轻摇动培养瓶数次，悬浮起浮在细胞表面的碎片，连同生长液一起倒掉，用 Hank's 液洗一次。

（2）从无细胞面侧加入 2.5g/L 胰蛋白酶 4 ～ 5ml，翻转培养瓶，使消化液浸没细胞 1 分钟左右，再翻转培养瓶使细胞层在上，放置 5 ～ 10 分钟，至肉眼观察细胞面出现布纹状网孔为止。

（3）倒出消化液，沿细胞层对面加入适量生长液，并用吸管吹打数次，稀释细胞悬液，分装培养瓶，每瓶 1ml 左右，置 37℃ 5% ～ 10% CO_2 的孵箱内孵育，接种后 30 分钟左右贴壁。48 小时可换生长液，一般 3 ～ 4 天形成单层，形成单层后可换维持液供试验用。

3. 冻存细胞　将生长成单层细胞培养物，同传代法将细胞脱下，收集后按每毫升 100 万细胞的浓度悬于 12% 甘油或 10% 二甲基亚砜的培养液中，分装于无菌冻存管内，每管 1ml 封口并注加标记，后冻于液氮罐中。

4. HeLa 细胞上的感染试验　同鸡胚细胞的感染试验。

【实验结果观察】

组织培养在感染了不同的病毒后可以通过观察细胞病变、空斑试验、中和试验、免疫荧光、代谢抑制、红细胞吸附、干扰现象等判断是否有病毒存在。

【注意事项】

1. 用吸管吹打细胞时不可用力过大，以免破坏细胞。

2. 消化细胞的时间需要根据每次培养的细胞不同状态灵活掌握，没有固定时间。消化时间长短是实验成败的关键，宁可短消化，不能过消化。否则细胞会死亡。在倒置显微镜下观察，当细胞质回缩，胞间间隙加大，为消化适宜。

3. 冻存细胞时，冻存管先置 4℃冰箱 4 小时后移入 −20℃低温冰箱过夜，次日将冻存管置纱布袋中，缓慢浸入液氮罐保存（从液氮罐口至浸入液中下降的时间约为 3 分钟）。

【思考题】

Hela 传代时，细胞能贴壁，但是生长缓慢，可能是哪些因素造成的？

（三）TCID$_{50}$（组织半数感染量）的测定

【实验目的】

了解 TCID$_{50}$的测定方法。

【实验器材】

1. **病毒株** 水疱性口炎病毒（VSV）。

2. **细胞** 消化分散好的鸡胚细胞悬液。

3. **其他** CO_2孵箱、维持液、生长液、倒置显微镜等。

【实验方法】

1. **原理** 测定病毒能使 50%的组织培养细胞发生感染的最小量。一般是将病毒悬液作 10 倍的系列稀释，分别接种细胞，经一定时间观察 CPE、血细胞吸附等指标，以最高稀释度能感染 50%细胞的量为终点。最后用统计学方法计算出 50%组织细胞感染量（TCID$_{50}$）。

2. **步骤**

（1）将消化分散好的鸡胚细胞悬液用生长液调整至细胞浓度为 $3 \times 10^5/ml$。

（2）预先将 96 孔培养板设计好，并作好标记，用微量移液器将细胞悬液加入微孔中，每孔 0.1ml，将培养板置于 37℃ 5% CO_2孵箱中孵育 18～24 小时，使细胞长成单层细胞。

（3）稀释病毒液 取无菌小试管 10 支，各管分别加含 3% 小牛血清的维持液 2.7ml，然后向第一管加 VSV 病毒液 0.3ml，反复混合后，再换一新吸管，从第一管内吸液 0.3ml 加入第二管内，反复混合后，再换一新吸管，从第二管内吸液 0.3ml 加入第三管内，反复混合，以此类推将待测的 VSV 病毒液作连续 10 倍稀释，使病毒稀释度为 10^{-1}、10^{-2}、10^{-3}……10^{-10}。

（4）病毒接种 将长好单层细胞的培养板各孔培养液全部倾弃，用微量移液器把各稀释度的 VSV 病毒液从低浓度开始，依次加入各微孔中，每稀释度平行加 4 孔，每孔 0.1ml 细胞对照孔不加病毒液，只加维持液，置 37℃ 5% CO_2孵箱中孵育。

【实验结果观察】

孵育 18、24、36、96 小时后，在倒置显微镜下观察细胞病变效应（CPE），病毒可引起细胞圆缩、堆聚及脱落现象。在观察整个"单层区"，以发生 CPE 细胞比例表示其程度，并以下列符号记录结果：

−：无细胞变化；

+：1/4 的细胞出现病变；

++：1/4～1/2 的细胞病变；

+++：1/2～3/4 的细胞病变；

++++：3/4 至全部的细胞病变。

其中以++以上者判为阳性填入表 24−1。

表 24 - 1　Reed - Muench 法计算 TCID$_{50}$

病毒稀释度	细胞培养		累积孔数		阳性率
	病变孔/接种孔	阳性	阴性	比例	累积（%）
10^{-3}	4/4	9	0	9/9	100
10^{-4}	3/4	5	1	5/6	83
10^{-5}	2/4	2	3	2/5	40
10^{-6}	0/4	0	7	0/7	0

计算 TCID$_{50}$：通常按 Reed - Muench 法计算 TCID$_{50}$，由上表可知该病毒的 TCID$_{50}$ 介于 10^{-5} ~ 10^{-4} 两个稀释度之间，两稀释度之间的距离比例为：

距离比例 =（高于50%感染百分数 - 50%）/（高于50%感染百分数 - 低于50%感染百分数）

$$= （83 - 50） / （83 - 40）$$

$$= 33/43$$

$$= 0.767 \approx 0.8$$

lgTCID$_{50}$ = 距离比例 × 稀释度对数之间的差 + 高于50%病变率的稀释度的对数

$$= 0.8 × （-1） + （-4）$$

$$= -4.8$$

$$TCID_{50} = 10^{-4.8}/0.1ml$$

含义：将该病毒稀 $10^{-4.8}$ 接种 $100\mu l$ 可使50%的细胞发生病变。

【注意事项】

1. 实验过程注意无菌操作。

2. 病毒稀释过程中一定将病毒液与维持液充分混匀。

【思考题】

如何避免细胞培养过程中的污染？

（宋　珍）

实验二十五　病毒快速检测技术

一、电镜负染观察病毒

【实验目的】

熟悉电镜负染观察病毒的方法。

【实验器材】

1. 标本　含有轮状病毒的粪便标本。

2. 试剂　20g/L 磷钨酸钠、用双蒸馏水配制 20g/L 磷钨酸钠溶液，用 1mol/L，NaOH 校正 pH 为 6.8。

3. 仪器　电子显微镜。

4. 其他　涂有炭及聚乙烯醇缩甲醛的铜网、平皿、滤纸、游丝镊子、微量毛细管。

【实验方法】

1. 原理　用重金属染液里的金属原子作为电子"染料"，把密度较低的生物标本（病毒）包绕而形成明显反差的方法。电子光束能够通过低电子密度的病毒颗粒，而不能通过金属背景,从而使病毒颗粒呈现出明亮清晰的结构,即负反差。在电镜照片黑背景中呈现出"白色"样品。

2. 步骤

(1) 标本制备 取粪便制成 1% 悬液,3000r/min 离心 15～30 分钟,弃沉淀。取上清 15000r/min 离心 30～60 分钟,留取沉淀。

(2) PTA 染色 处理后的标本用毛细吸管吸取滴在铜网上,根据悬液内病毒的浓度,立即或放置数分钟后,用滤纸从液珠边缘吸去多余液体,滴加磷钨酸钠染液,染色时间 1～2 分钟,滤纸吸去多余染料,干燥后电镜观察。

【实验结果观察】

电镜下观察到轮状病毒的形态见图 25-1。

图 25-1 轮状病毒形态

(选自 Luis M. de la Maza, Maric T. Pezzlo, Ellen Jo Baron.

Colour Atlas of Diagnostic Microbiology [M]. St Louis, Mosby, 1997.)

【注意事项】

1. 超速离心后上清液必须充分吸干再用双蒸馏水制成悬液,否则残留的蛋白质会干扰病毒颗粒的观察。

2. 操作时吸管不能离铜网太近,应让液滴离开吸管后自然滴下,否则液滴易将铜网吸起。

3. 磷钨酸钠不能杀灭病毒,故标本制备后应在火焰上或沸水中消毒,用过的镊子、铜网也应消毒。

4. 对未知病毒应将标本稀释不同倍数,选用清晰的悬液,应作必要的对照,以排除假阳性。

【思考题】

在用负染色法制片时,磷钨酸钠起什么作用?

二、病毒抗原检测

【实验目的】

熟悉 ELISA 检测人诺如病毒抗原检测方法。

【实验器材】

1. 标本 待检患者粪便。

2. 试剂 IDEIA™ norovirus 试剂盒。

3. 仪器 酶标检测仪、洗板机、离心机、漩涡振荡器等。

4. 其他 生纸、去离子水(无须高压)或蒸馏水、架子、枪头等。

【实验方法】

1. 原理 采用抗原与抗体的特异反应将待测物与酶连接,然后过酶与底物产生颜色反应,用于定量测定。

2. 步骤

（1）待检粪便预处理 加入 1ml 样品稀释液至 1.5ml 小离心管中，然后加入 0.1g 固体粪便标本或 0.1ml 液体粪便标本，置于漩涡振荡器充分混匀，室温静置 10 分钟，室温下 ≥5000r/min 离心 5 分钟，取上清进行检测或置 -20℃冰箱保存备用。

（2）试剂盒预处理 将试剂盒置于室温（15℃～30℃）30 分钟。

（3）将需要数量的微孔板置于微孔板架上。

（4）每孔加入 100μl 10% 粪便悬液以及阴性对照，阳性对照。

（5）每孔加入 2 滴（或 100μl）酶结合物（conjugate），用枪头轻柔混匀（上下 5 次左右），20℃～30℃静置 60 ±5 分钟。

（6）每孔加入 350μl 洗液（用手轻微摇动 1 分钟左右），弃去洗液，在卫生纸上拍干，共洗涤 5 次。

（7）每孔加入 2 滴（或 100μl）底物液（substrate），20℃～30℃静置 30 分钟。待蓝色显现后迅速观察颜色。

（8）每孔加入 2 滴（或 100μl）终止液（stop solution），充分混匀。

（9）读取 OD450 值，打印输出或记录值。结果必须在加入终止液后 30 分钟内读取。

【实验结果观察】

1. 阴性对照 肉眼观察无色或 OD450 值 <0.15。

2. 阳性对照 肉眼观察呈现独特的蓝色或 OD450 值 >0.50。

3. 临界值（cut - off value） OD450 值 = 阴性对照 OD450 值 +0.10。

4. 标本

（1）肉眼观察蓝色比阴性对照颜色深判定为阳性，肉眼观察无色判定为阴性。

（2）OD450 值大于临界值判定为阳性，小于临界值判定为阴性，OD450 值在临界值 ±0.01 范围内判定为可疑，应重复检测或重新取样。

【注意事项】

1. 粪便标本处理时应充分振荡，特别是成形便或稀便，以便于病毒从标本中释放出来。

2. 所有标本和阳性对照必须被当作具有潜在感染性的物质进行处理。

3. 终止液中含 0.46mol/L 硫酸，避免接触到皮肤和眼睛。如果终止液接触到这些部位应立即用水冲洗。

【思考题】

ELISA 检测病毒抗原的优点有哪些？

三、PCR 法检测 HBV - DNA

【实验目的】

熟悉 PCR 法检测病毒的分子生物学方法。

【实验器材】

1. 标本 待检血清。

2. 试剂

（1）细胞裂解液 0.4mol/L Tris - HCl pH 7.5、0.4mol/L NaOH。

（2）10 × PCR 缓冲液 500mmol/L KCl、15mmol/L MgCl$_2$、100mmol/L Tris - HCl、1g/L 明胶、1% TritonX - 100。

（3）4 × dNTP 储备液 dATP、dCTP、dGTP、dTTP 各 2.5mmol/L。

（4）TagDNA 聚合酶 3U/μl。

（5）HBV 通用引物各 12.5pmol/L，含 20 个碱基，扩增 DNA 片段长度为 221bp，引物序列为：

Primer 1：5′ – CCTGCTGGTGGCTCGAGTTC – 3′（58 – 77）

Primer 2：5′ – CAAACGGGCAACATACCTTG – 3′（486 – 467）

（6）HBV 阳性模板 10ng/ml。

3. 其他 PCR 扩增仪、紫外线透射仪、电泳仪、高速离心机、旋涡振荡器、微量加样器、PCR 反应管、水浴箱、塑料手套等。

【实验方法】

1. 原理 选择病毒保守区的特异性片段作为扩增的靶序列，用设计的特异性引物序列在聚合酶的作用下扩增病毒特异性序列，对标本中的病毒核酸进行检测。

2. 步骤

（1）DNA 模板的制备 碱裂解法：50μl 待检血清加入 50μl 0.4mol/L NaOH，80℃ 保温 10 分钟。15000r/min 离心 30 秒，取上清，加入 25μl 0.4mol/L Tris – HCl pH 7.5，4℃ 贮存备用。

（2）PCR 操作程序 使用无菌的 0.5ml PCR 反应管按照下列程序（表 25 – 1）扩增反应。

表 25 – 1 PCR 法检测 HBV – DNA 反应体系

加样程序	反应物	体积	终浓度
1	10 × PCR 缓冲液	5μl	1 × PCR 缓冲液
2	4 × dNTP 混合液	4μl	每种 200μmol/L
3	引物	2μl	每个反应 25pmol
4	HBV 阳性模板	1μl	每个反应 10ng
5	TagDNA 聚合酶	0.6μl	每个反应 2.5 ~ 3.0U
6	无菌去离子水	加至 50μl	

操作时注意，将反应管中的样品混匀，在台式离心机上瞬间离心混匀，使冷凝于管壁上的液滴沉下，即可开始循环。

循环参数：94℃ 变性反应 54 秒，50℃ 退火反应 1 分钟，72℃ 延伸反应 1 分钟。经过 30 个循环后，在进行最后一个循环时，72℃ 延伸反应增加 5 分钟。

（3）电泳 取 PCR 反应产物 10μl 加入含有 0.5μl/ml GoldView（核酸染色剂）的 1.5% 琼脂糖凝胶中，电泳 40 分钟（电压 40mV，电流 30mA）。

【实验结果观察】

将凝胶在紫外线透射仪下观察，照相，如在阳性模板对照处出现清晰可辨的特异性粉红色荧光条带，待检血清样品有红色荧光条带者为 HBV 阳性，无条带者为阴性。

【注意事项】

1. PCR 产物的电泳检测时间一般为 48 小时以内，最好于当日电泳检测，大于 48 小时后带形不规则甚至消失。

2. PCR 操作过程注意避免污染。

【思考题】

1. HBV 病毒 DNA 制备过程中要注意什么？

2. 还有哪些分子生物学方法可用于病毒的检测？

（宋 珍）

第七单元　常见临床标本的细菌学检验

实验二十六　血液及骨髓标本的细菌学检验（综合性实验）

【实验目的】

1. 掌握血液及骨髓标本细菌学检验程序和方法。
2. 掌握血液及骨髓标本常见细菌的检验技术。
3. 掌握血液及骨髓标本的正确采集方法。

【实验器材】

1. 标本　疑为菌血症患者的血液或骨髓标本。

2. 培养基　血培养瓶、血琼脂平板、巧克力琼脂平板、沙氏葡萄糖琼脂培养基、KIA、MIU、甘露醇发酵管等。

3. 试剂　$3\% \text{H}_2\text{O}_2$、氧化酶试剂、吲哚试剂、革兰染液等。

4. 其他　记号笔、擦镜纸、香柏油、载玻片、显微镜、二氧化碳孵箱、厌氧培养箱等。

【实验方法】

1. 标本采集

（1）采血时间和次数　血液标本一般应在患者寒战或发热前或根据不同的发热情况在未使用抗菌药物前采集，为提高检出阳性率，要求临床多次采集标本，建议每位患者在不同部位最少采集 2 套血培养以提高检出阳性率（每套含需氧培养瓶和厌氧培养瓶各 1 瓶）。

（2）采血部位和采血量　血液（骨髓）标本要求同时进行需氧和厌氧培养。一般多由肘静脉采血，采集一份标本分别注入需氧瓶和厌氧瓶。成人采血量每瓶 10~15ml，对于新生儿及 1 岁以下体重低于 4kg 的儿童患者，一次抽血 0.5~1.5ml，对于 1~6 岁儿童，按每年龄增加 1 岁，抽血量增加 1ml 计算。最好使用儿童专用血培养瓶。

骨髓标本由于量少可选择小儿需氧瓶及厌氧瓶，无菌操作采集标本注入培养瓶后立刻送检。若标本无法马上送检必须放置室温，不可低温保存。对于正在使用抗菌药物患者的血液标本，以培养基量的 1/20 为宜。

（3）对疑为细菌性骨髓炎或伤寒患者，在病灶部位或髂前（后）上棘处严格消毒后抽取骨髓液 1~2ml 做细菌培养。

2. 标本检验　血液及骨髓液标本的细菌学检验程序参见《临床微生物学检验》第 3 版（中国医药科技出版社）第二十九章。

（1）全自动血培养仪中培养　将血培养瓶置全自动血培养仪中培养，根据培养瓶中出现不同变化，可提示有某种细菌生长（表 26-1）。

表 26-1　不同细菌在液体培养瓶中生长的特征

生长特征	可能的细菌种类
浑浊并有胶冻状凝块，瓶底呈樱桃红色	金黄色葡萄球菌

续表

生长特征	可能的细菌种类
均匀浑浊，发酵葡萄糖产气，瓶底呈樱桃红色	多为革兰阴性杆菌
微浑浊，有绿色变化	肺炎链球菌
表面有菌膜，培养液清晰，底层溶血	枯草芽胞杆菌（多为污染）
表面有菌膜，膜下有绿色浑浊	铜绿假单胞菌
血细胞层上有颗粒状生长，自下而上的溶血	溶血性链球菌
厌氧瓶有变化，而需氧瓶无细菌生长	可能为厌氧菌

全自动血培养仪发出阳性警报的血培养瓶，根据不同血培养仪的操作要求对阳性标本进行卸载，应及时进行涂片染色镜检，并发出初级报告，同时进行分离培养检查。

当全自动血养仪的屏幕提示有阴性瓶产生时，根据不同血培养仪的操作要求对阴性标本进行卸载，阴性瓶可每日批量卸载一次。

（2）分离培养检查

①常规培养：将阳性瓶卸载后，用75%乙醇消毒瓶盖待干后，用无菌注射器抽出培养液转种至血琼脂平板、巧克力琼脂平板，于35℃ 5% CO_2 孵箱孵育18～24小时。如发现可疑病原菌菌落，进行涂片、革兰染色、镜检，依据形态结果选择相应的生化试验和血清学方法进行鉴定。如果无细菌生长，继续孵育至48小时观察并记录实验结果。

取培养液涂片、革兰染色、镜检，报告初步镜检结果："检出革兰××细菌，初步药敏待发"，此属一级报告，并通知临床。同时根据镜检结果做初步药物敏感试验：取培养液2～3滴均匀涂布于药敏平板上，然后贴上相应药敏纸片（药敏纸片的选择参照纸片扩散法抗生素敏感试验程序），培养6～8小时后，向医生口头报告初步药敏结果，此属二级报告。血琼脂平板、巧克力琼脂平板上经16～18小时培养后，取单个菌落，进行鉴定及药敏试验，并发出正式的微生物检验报告单，此属三级报告。

革兰阴性杆菌：进行氧化酶试验、触酶试验和硝酸盐还原试验，如氧化酶试验阴性、触酶阳性和硝酸盐还原试验阳性，待检菌可初步判断为肠杆菌科细菌，接种KIA、MIU培养基。根据KIA、MIU培养基上的生化反应和其他生化结果，鉴定至种。如生物学特性符合沙门菌或志贺菌，须用血清学试验确认血清型；如果氧化酶阳性或阴性，但不发酵葡萄糖或不利用葡萄糖者，待检菌可初步判断为非发酵菌，按相关章节进行鉴定。

革兰阳性球菌：进行触酶试验，阳性者初步判定待检菌为葡萄球菌；触酶阴性，链状或散在排列，初步判断待检菌为链球菌或肠球菌，按相关章节进行鉴定。

②真菌培养：无菌操作取瓶内液体接种沙氏葡萄糖培养基，置37℃和25℃进行孵育24～48小时后观察菌落形态，如无真菌生长继续孵育至5天，观察并记录。真菌的鉴定见相关章节。

③厌氧培养：无菌操作取瓶内液体接种预还原的血琼脂平板和巧克力琼脂平板，置厌氧培养箱中孵育48～72小时，观察并记录。厌氧菌的鉴定见相关章节。

（3）药物敏感性试验　培养阳性标本加做药物敏感性实验，具体内容参见相关章节。

【结果报告】

1. 实验记录　实验过程中认真观察并做好各项记录，如实填写《临床标本检验实验记录表》（见附录）。

2. 阳性结果报告　全自动血培养仪阳性报警的血培养瓶，经涂片、革兰染色、镜检后，应口头报告临床医师（一级报告）。此后取阳性培养液进行直接药敏试验，经6～8小时可初步报告药敏试验的结果，并口头报告临床医师，通报初步药物敏感性试验的结果（二级报告）。对分离培养后发现的可疑病原菌，应尽快进行相关细菌的鉴定及标准化的药敏试验，发出最终结果报告（三级报告）。

3. 阴性结果报告 血液、骨髓液细菌培养阴性者，报告"培养×天，未见细菌生长"。

【注意事项】

1. 采集血液和骨髓液标本及接种时要严格无菌操作，规范消毒程序，防止皮肤和环境中微生物的污染。

2. 一般应在抗菌药物使用之前采集标本。

3. 在血液培养过程中应每日至少观察一次瓶内的颜色变化，如发现有细菌生长现象，须及时转种和涂片染色报告。

4. 为避免漏诊（假阴性），除肉眼观察外，所有培养瓶均应在培养5~7天后做盲目转种培养。包括全自动血培养仪不报警的培养瓶。疑为亚急性心内膜炎、布鲁菌病、厌氧菌血症、真菌血症时，血培养应至少培养2~3周，盲目传代仍无细菌生长者可报告阴性。

5. 血液细菌学培养是诊断菌血症和败血症的病原学依据。一般菌血症由1种细菌引起，但也有同时2种细菌或细菌和真菌混合感染的情况，有时也会出现不常见到的细菌，这些情况不能随意判定为污染菌（表26-2）。

表26-2 血液系统感染常见的病原菌

种类	病原菌
革兰阳性球菌	金黄色葡萄球菌、凝固酶阴性葡萄球菌、肺炎链球菌、化脓链球菌、草绿色链球菌、粪肠球菌
革兰阳性杆菌	结核分枝杆菌、产单核李斯特菌、阴道加德纳菌
革兰阴性球菌	脑膜炎奈瑟菌、淋病奈瑟菌、卡他莫拉菌
革兰阴性杆菌	伤寒及其他沙门菌、大肠埃希菌、铜绿假单胞菌、克雷伯菌、肠杆菌、变形杆菌、沙雷菌、不动杆菌
真菌	念珠菌、曲霉菌、隐球菌、马尔尼非青霉菌、隐球菌、球孢子菌
厌氧菌	类杆菌、产气荚膜梭菌、丙酸杆菌

【思考题】
简述全自动血培养仪的检测原理及血液培养的标准流程。

（彭奕冰）

实验二十七 尿液标本的细菌学检验（综合性实验）

【实验目的】

1. 掌握尿液标本中常见细菌的检验程序和方法。

2. 掌握尿液标本的细菌计数方法。

3. 熟悉尿液标本中特殊病原菌检验程序和方法。

4. 掌握尿液标本的采集方法。

【实验器材】

1. 标本 尿液标本。

2. 培养基 血琼脂平板、巧克力琼脂平板、麦康凯琼脂平板及其他特殊培养基和常用生化管等。

3. 试剂 氧化酶试剂、3% H_2O_2、革兰染液、无菌生理盐水等。

4. 其他 二氧化碳孵箱、显微镜等。

【实验方法】

1. 标本采集 正常人的尿液是无菌的，但在外尿道除有正常菌群外还有条件致病菌的寄居如大肠埃希菌、表皮葡萄球菌、肠球菌等。而这些菌又是尿路感染中常见的病原菌，故采集尿液标本时应避免污染。尿液标本以应用抗生素前、晨起第一次尿为宜。根据感染部位不同，标本采集方法有中段尿采集法、直接导尿法、肾盂尿采集法、膀胱穿刺采集法、留置导尿管集尿法、24 小时集尿法、小儿尿液收集包等。中段尿为最常用的尿液标本，女性患者先以肥皂水清洗外阴部，再用清水冲洗外阴与尿道口周围，自然排尿，让尿流不间断，将前段尿排去，截留中段尿 5 ~ 20ml 直接排入专用的无菌容器中；男性患者应翻转包皮冲洗，用 1∶1000 新洁尔灭消毒尿道口，后用清水冲洗，收集中段尿，盛于无菌容器内。

2. 标本运送 标本采集后应及时送检、及时接种，室温下保存时间不得超过 2 小时（夏季保存时间应适当缩短或冷藏保存），4℃冷藏保存时间不得超过 8 小时，但应注意冷藏保存的标本不能用于淋病奈瑟菌培养。

3. 标本检验 尿液标本的细菌学检验程序参见《临床微生物学检验》第 3 版（中国医药科技出版社）第三十二章。

（1）标本接收 ①验收时应检查申请单是否填写完整，要求尿培养申请单除患者的基本信息以外还应包括标本收集时间、收集方式、是否已使用抗生素等，如留取标本前使用过抗生素，建议同时进行 L 型细菌培养，以防漏检 L 型细菌。②检查标本标识是否与申请单相符；检查标本容器有无溢漏、渗出，是否加盖；检查送检时间是否超过规定的标本保存时间。③对申请单信息不全者应设法与临床医师取得联系；对不合格标本应注明原因，退回，要求重新留取标本，并做记录。

（2）尿液细菌计数

①直接计数法：将尿液标本混匀，取 1 滴尿液于载玻片上，盖上盖玻片，用相差显微镜观察标本中细菌数，估计尿液中的细菌数。大致如下：每视野细菌数≥100，尿液中细菌数为≥10^7CFU/ml；每视野细菌数≥10，尿液中细菌数为≥10^5CFU/ml；每视野细菌数≥1，尿液中细菌数为≥10^4CFU/ml。取 10μl 尿液制片，革兰染色后用油镜观察，如每视野有 1 个以上的细菌，则尿液中的细菌数为≥10^5CFU/ml。

②定量培养法：所用培养基平板均放在 35℃孵箱内或室温平衡恢复至常温，用定量接种环取尿液在血琼脂平板上作连续划线接种；用无菌移液器取 0.1ml 尿液加入 9.9ml 无菌生理盐水中稀释，混匀后取 0.1ml 于血琼脂平板上涂布接种，置 35℃ 18 ~ 24 小时培养，计数平板上生长的菌落数，计算出每毫升尿液中细菌数。

每毫升尿液的细菌数 = 平板上菌落数÷1 定量接种环尿量（ml）

每毫升尿液的细菌数 = 平板上菌落数×100÷0.1

③倾注平板法：用无菌移液器取 0.1ml 尿液加入 9.9ml 生理盐水中稀释（如尿液清晰估计细菌少，则不用稀释），混匀后取 1ml 滴入无菌平皿中，加入已溶化并冷至 50℃左右的普通琼脂培养基与尿液轻轻混匀，待琼脂凝固后置 35℃培养 18 ~ 24 小时后观察结果。计数平板上生长的菌落数，乘以 100 即可得出每毫升尿液中细菌数。

④报告方式：平板上如有细菌生长，计数菌落后，报告"尿液中细菌数为×CFU/ml"；如平板上 48 小时后仍无细菌生长。报告"普通需氧培养 48 小时无细菌生长"。

（3）直接显微镜检查

①取尿标本 5ml，放入无菌试管内，经 3000r/min 离心 30 分钟，倾去上清液，取沉淀涂片革兰染色镜检，报告细菌和真菌的形态特性和染色结果。

②对临床怀疑结核分枝杆菌感染或需要排除结核分枝杆菌感染的标本，尿液沉淀物涂片后查抗酸杆菌，抗酸染色具体操作步骤见本书实验十三。

（4）分离培养与鉴定

①常规培养检查：将尿液标本离心后的沉淀物接种血琼脂平板、巧克力琼脂平板和麦康凯琼脂平板，35℃ 5% CO_2 条件孵育 18～24 小时，如发现疑似病原菌（表 27-1）菌落，则进行涂片染色观察，选择相应的生化试验及血清学鉴定。如果未生长，继续孵育至 48 小时，观察平板并记录和报告。

②特殊病原菌的培养检查：A. 淋病奈瑟菌：标本接收后，立即接种于淋球菌琼脂平板上，置 35℃ 5% CO_2 环境中培养 72 小时，每日观察生长情况。阳性标本的具体后续鉴定方法参见理论内容相关章节。B. 结核分枝杆菌：具体内容参见本书实验十三。C. 厌氧菌：必须采集膀胱穿刺尿进行培养，床边立刻接种厌氧血琼脂平板、巧克力琼脂平板，放置于厌氧环境培养 5 天或直接注入厌氧瓶培养，每日观察生长情况。具体内容参见《临床微生物学检验》第 3 版（中国医药科技出版社）第二十章。D. 支原体：尿液经 3000r/min 离心 15 分钟，取沉渣约 0.2ml 加入已稀释好的支原体培养基中，混匀后以每孔 50μl 培养液注入相应的鉴定、药敏孔中，每孔加 1 滴液状石蜡，放 37℃ 培养。具体内容参见理论内容相关章节。E. 真菌：接种显色培养基，35℃ 培养。阳性标本的具体后续鉴定方法参见本书实验十八。

（5）药物敏感性试验 培养阳性标本加做药物敏感性试验，具体内容参见本书第五单元抗菌药物敏感性试验与耐药性检测。

表 27-1 尿路感染临床标本的常见微生物

细菌		真菌
大肠埃希菌	金黄色葡萄球菌	白念珠菌
奇异变形杆菌	淋病奈瑟菌	新型隐球菌
产气肠杆菌	结核分枝杆菌	
肺炎克雷伯菌	厌氧菌	
铜绿假单胞菌	钩端螺旋体	
粪肠链球菌	支原体	
阴沟肠杆菌	衣原体	
肠球菌		

【结果报告】

1. 实验记录 实验过程中认真观察并做好各项记录，如实填写《临床标本检验实验记录表》（见附录）。

2. 报告原则 不同方法采集的尿标本其培养结果意义不同，一般报告原则见表 27-2。

3. 报告内容

（1）菌落计数 报告每毫升尿液中所含有的细菌数（CFU/ml）。如菌落生长过多无法精确计数时，则报告 >10^5CFU/ml。

（2）阴性培养结果报告 培养 48 小时无菌落生长，即为阴性。如果进行了定量培养，应报告"培养 48 小时"菌落计数 <××CFU/ml"。

（3）阳性培养结果报告 ①无意义的阳性培养结果报告：纯培养报告"革兰×性×菌生长，菌落计数：××CFU/ml"；混合菌生长报告"革兰×性×菌和革兰×性×菌混合生长"。②有意义的阳性培养结果报告：报告菌落计数、细菌种属名称及标准抗菌药物敏感性试验结果。

表 27 – 2　不同采集方法尿液标本细菌计数的结果解释

标本来源	菌落（CFU/ml）	结果解释
中段尿	革兰阴性杆菌 ≥ 10^5 革兰阳性球菌 ≥ 10^4	可判断为感染，报告"每毫升尿液中细菌数为××"并须进一步进行菌种鉴定和药敏试验
	革兰阴性杆菌 ≤ 10^3	可判断为污染，报告"普通需氧菌培养 48 小时无细菌生长"
	革兰阴性杆菌 10^4 ~ 10^5	可判断为有污染或治疗有效，须与临床联系并复查
导尿	≥ 10^3	可判断为感染，报告"每毫升尿液中的细菌数为××"并须进一步进行菌种鉴定和药敏试验
膀胱穿刺	无须计数	可判断为感染，所有细菌均须做菌种鉴定和药敏试验

【注意事项】

1. 由于细菌在尿中繁殖迅速，故标本采集后应立即检验，否则影响细菌的正确计数。

2. 尿液中细菌计数，是判断尿中细菌是感染还是污染的主要根据，但不同种类的细菌生长速度不同、营养要求不同，菌落计数有所不同。有文献推荐：对中段尿标本，革兰阴性菌以菌落计数 > 10^5CFU/ml，而革兰阳性菌以菌落计数 > 10^4CFU/ml，为诊断尿路感染的标准。

3. 报告原则中认为无意义的阳性结果，不应随意丢弃，必要时应很据患者的具体情况或与临床医师联系后，决定是否需要做细菌鉴定和药敏试验。

【思考题】

在尿液标本检验过程中，影响检验结果的主要因素有哪些？

（彭奕冰）

实验二十八　生殖道标本的细菌学检验（综合性实验）

【实验目的】

1. 掌握生殖道标本中常见细菌的检验方法。

2. 掌握生殖道标本中特殊病原菌的检验方法。

3. 掌握生殖道标本的正确采集和运送方法。

4. 了解生殖道的正常菌群。

【实验器材】

1. 标本　尿道或宫颈拭子。

2. 培养基　血琼脂平板、巧克力琼脂平板、解脲脲原体及人型支原体培养基等。

3. 试剂　氧化酶试剂、3% H_2O_2、革兰染液、生化鉴定用试剂、无菌生理盐水等。

4. 其他　生化培养箱、二氧化碳培养箱、酒精灯、火柴、接种针、接种环、玻片、生理盐水、镜油、显微镜等。

【实验方法】

1. 标本采集　常用的生殖道标本有男性及女性尿道分泌物、女性宫颈分泌物。此外，还有女性阴道分泌物、男性前列腺分泌物、子宫内膜标本、盆腔感染标本等。

2. 标本运送　标本采集后置无菌容器中 2 小时内送检；如疑为淋病奈瑟菌感染患者应立即送检，有条件者床边接种巧克力琼脂平板后送检，并注意保温。

3. 标本检验　生殖道标本的检验程序参见《临床微生物学检验》第 3 版（中国医药科技出版社）第三十五章。

笔记

（1）直接显微镜检查及染色镜检　①念珠菌涂片：将标本直接涂于清洁玻片上，用灭菌生理盐水混匀，加盖玻片，直接镜检或革兰染色镜检，发现大量的发亮的芽生孢子及假菌丝，提示念珠菌感染。②淋病奈瑟菌涂片：分泌物涂片革兰染色，油镜观察，若发现在中性粒细胞内外有典型的革兰阴性的肾形双球菌，可报告："查见细胞内（外）革兰阴性双球菌，疑似淋病奈瑟菌"。③杜克嗜血杆菌涂片：找到形态十分细小的革兰阴性杆菌，有时两极浓染，散在或成丛，可报告："查见革兰阴性杆菌，形似杜克嗜血杆菌"。④梅毒螺旋体涂片：下疳渗液暗视野显微镜下发现白色透明发光、纤细并呈旋转、蛇行式和伸缩式运动的密螺旋体，提示为梅毒螺旋体感染。染色须用镀银染色法检查，具体内容参见本书实验十五。

（2）分离培养检查　生殖道标本中常见的病原菌见表28-1。

表28-1　生殖系统感染临床标本的常见微生物

细菌		真菌
梅毒螺旋体苍白亚种	阴道加特纳菌	白念珠菌
沙眼衣原体物沙眼生物变种	厌氧菌（克氏动弯杆菌、拟杆菌）	
沙眼衣原体性病淋巴肉芽肿变种	大肠埃希菌	
淋病奈瑟菌	肠球菌	
杜克嗜血杆菌	无乳链球菌	
解脲脲原体		

①细菌培养：接种血琼脂平板和麦康凯琼脂平板，35℃培养18～24小时，观察结果，挑取疑似表28-1中的病原菌菌落做纯培养（若初次分离菌落单一且生长较多时可直接做鉴定）。已纯化的细菌根据菌落形态、革兰染色、氧化酶试验等初步鉴定结果，再选择相应的生化反应及血清学试验进行鉴定，若选择自动微生物分析系统，按照鉴定仪要求调配菌液浓度，按自动微生物分析仪操作规程操作。

②淋病奈瑟菌培养：标本接种于TM培养基上，35℃ 5% CO_2 培养24～48小时后观察结果。TM培养基上生长的细菌根据菌落形态、革兰染色、氧化酶试验、葡萄糖发酵等进行鉴定；也可用自动微生物分析仪专用的鉴定卡或鉴定条进行鉴定。

③真菌培养：接种显色培养基，35℃培养48小时。

（4）药敏试验　培养阳性标本加做药敏试验，具体内容参见本书第五单元抗菌药物敏感性试验与耐药性检测。

【结果报告】

1. 实验记录　实验过程中认真观察并做好各项记录，如实填写"临床标本检验实验记录表"（见附录）。

2. 涂片报告

（1）直接显微镜检查　根据细菌数量、分布及上皮细胞数量等报告清洁度；若找到假菌丝和孢子可初步诊断为念珠菌感染。

（2）革兰染色镜检　在白细胞或上皮细胞内见到革兰阴性球菌成对排列可报告找到革兰阴性双球菌，疑为淋病奈瑟菌；报告有无线索细胞，有无念珠菌、假菌丝及孢子等。

3. 培养报告

（1）阳性结果报告检有"××菌生长"，并报告药物敏感性试验结果。

（2）阴性结果报告"培养无细菌生长"、"培养无淋病奈瑟菌生长"。

【注意事项】

1. 应在抗菌药物使用前或停药1周后采集标本，如不能停用抗菌药物，应于下次抗菌药物使用前采集。

笔记

2. 生殖器官是开放性器官，标本采集过程中应严格无菌操作，以防医院内感染。

3. 阴道内有许多正常菌群，采取宫颈标本时应尽可能不触及阴道壁，以减少杂菌污染；如怀疑为细菌性阴道炎，建议加做革兰染色，结合培养结果诊断。

4. 厌氧菌作为正常菌群存在于阴道中，如果没有特殊症状，一般不做常规培养。对疑为厌氧菌感染者，操作更应严格，应在床边采样，直接做厌氧培养。

5. 淋病奈瑟菌抵抗力差，且有自溶性，标本采集后应尽快接种和涂片镜检，最好是床边接种。

【思考题】

1. 哪些生殖道标本适合做厌氧菌培养？

2. 阴道正常菌群有哪些？何谓阴道的自净作用？

(彭奕冰)

实验二十九　肠道标本的细菌学检验（综合性实验）

【实验目的】

1. 掌握肠道标本细菌学检验程序和方法。

2. 掌握肠道标本常见细菌的检验技术。

3. 掌握肠道标本的正确采集和运送方法。

【实验器材】

1. 标本　粪便标本或肛拭子。

2. 培养基　血琼脂平板、SS 琼脂平板、麦康凯琼脂平板、TCBS 平板、KIA、MIU、IMVC生化反应管、GN 增菌液、碱性蛋白胨水、亚硒酸盐增菌液。

3. 试剂　生化反应用试剂，沙门菌、志贺菌诊断血清，革兰染液，O139 及 O1 群霍乱弧菌诊断血清，致病性大肠埃希菌诊断血清。

4. 其他　细菌培养箱、显微镜、接种环、载玻片、生理盐水、镜油等。

【实验方法】

1. 标本采集　在抗生素使用前进行，挑取新鲜黏液、脓血粪便或直肠拭子标本送检，1 小时内送达实验室处理。直肠拭子标本须存于运送培养基中。

2. 标本检验　肠道标本细菌学检验程序参见《临床微生物学检验》第 3 版（中国医药科技出版社）第三十四章。

（1）直接显微镜检查　在疑为霍乱弧菌感染、肠结核或伪膜性肠炎及肠道菌群失调时应直接镜检。

①疑似霍乱弧菌感染取患者粪便，做悬滴直接检查动力，如发现运动活泼呈鱼群样，立即做制动试验（O1 多价血清及 O139 血清），如动力（＋）、制动（＋），即马上通知疾病控制中心，隔离并观察患者。

②对伪膜性肠炎患者，取便涂片，革兰染色镜检，观察有无革兰阳性球菌成堆排列及球菌和杆菌之比，并注意有无真菌感染。

③怀疑肠结核时，做抗酸染色。

（2）分离培养检查　将标本分区划线接种于 SS 琼脂平板和麦康凯琼脂平板，5℃ 18～24小时观察菌落特征。挑取不发酵乳糖菌落，接种 KIA 和 IMViC 等生化反应管，培养 35℃ 18～

24 小时，观察分析结果作出初步判断。必要时可先进行增菌再行分离培养。

①若根据初步生化反应结果疑为沙门菌时，取 KIA 上菌落与沙门菌 A~F 群多价 O 血清做玻片凝集，如发生凝集再与因子血清进行凝集，作出最后鉴定。

如多价抗血清不凝集，尚需做 Vi 血清凝集以判断是否是 Vi 阳性菌，若出现凝集则取 1ml 生理盐水洗下细菌。放 100℃水浴 30 分钟后，再与 Vi 和多价血清进行凝集，若与 Vi 血清不凝而与多价血清凝集，可能属于 C 群或 D 群，再与相应的因子血清凝集即可作出判断。

②若根据生化反应结果疑为志贺菌属者，取 KIA 上的细菌与志贺菌 4 种多价血清凝集，如发生凝集，再分别与 4 种志贺菌诊断血清进行凝集，即可作出判断。

③疑为其他肠杆菌科细菌，具体内容参见本书实验八。

④疑为霍乱弧菌感染，可将标本直接接种 TCBS 琼脂或碱性蛋白胨水中，参见相关章节进行鉴定。

粪便标本中常见的病原菌见表 29-1。

表 29-1　胃肠道标本常见病原微生物

细菌		真菌
侵袭性为主	毒素为主	
沙门菌属	霍乱弧菌	白念珠菌
痢疾志贺菌	福氏志贺菌、宋内志贺菌、鲍氏志贺菌	曲霉菌属
小肠结肠耶尔森菌	金黄色葡萄球菌	
大肠埃希菌（EPEC/EIEC）	大肠埃希菌（ETEC/EHEC/EAggEC）	
副溶血弧菌	产气荚膜梭菌	
类志贺邻单胞菌	艰难梭菌	
幽门螺杆菌	肉毒梭菌、亲水气单胞菌、炭疽芽胞杆菌、蜡样芽胞杆菌、分枝杆菌属	

（3）药物敏感性试验　具体内容参见本书第五单元抗菌药物敏感性试验与耐药性检测。

【结果报告】

1. 实验记录　实验过程中认真观察并做好各项记录，如实填写《临床标本检验实验记录表》（见附录）。

2. 显微镜检结果报告

（1）显微镜检查发现有重要意义的病原菌可报告为"可见大量××菌，疑是××菌"（例如"可见大量 G⁺球菌，疑为金黄色葡萄球菌"；又如"可见大量有卵圆形芽胞的 G⁺杆菌，疑为艰难梭菌"）。

（2）暗视野悬滴法检测动力试验及抑动试验阳性则报告为"可见呈穿梭状运动的细菌，疑为弧菌""O1 群霍乱弧菌多价血清抑动试验阳性，疑为 O1 群霍乱弧菌"或"O139 血清抑动试验阳性，疑为 O139 群霍乱弧菌"。

（3）显微镜检未见细菌者，报告"涂片革兰染色未找到细菌"。

3. 培养结果报告

（1）阳性结果报告　报告细菌种名（血清型）和标准的细菌药物敏感性试验结果。

（2）阴性结果报告　常规细菌培养阴性应报告"未检出沙门菌、志贺菌、气单胞菌、邻单胞菌、迟缓爱德华菌（沿海地区应加报弧菌），未检出金黄色葡萄球菌、铜绿假单胞菌及念珠菌过度生长"；特殊病原菌培养阴性时应报告相应的阴性筛选结果，如"弯曲菌培养阴性"。

【注意事项】

1. 为提高阳性检出率，标本最好在用药前、急性期采集；采集后应在 2 小时内送检；直肠拭子必须置于运送培养基中；疑为霍乱患者应置碱性蛋白胨水中；疑有耶尔森菌或弯曲菌等标

笔记

本应置运送培养基中送检。用于厌氧菌培养的标本，应尽量避免接触空气，最好立即培养。若疑为痢疾患者可挑取脓血、黏液部分检验。

2. 肠道内存在大量的正常菌群，一般分离可疑致病菌应使用选择性平板。

3. 除怀疑霍乱弧菌、结核分枝杆菌和菌群失调引起的腹泻外，粪便标本一般不做涂片检查。

4. SS 琼脂对气单胞菌、邻单胞菌有抑制作用，初次分离时应接种血琼脂平板和 Mac 平板。

5. 正常人体肠道内可以存在金黄色葡萄球菌，因此只有每克粪便细菌数达到 10^5 CFU 时才有临床意义。

6. 沙门菌属容易丢失鞭毛抗原，此时要通过诱导使鞭毛恢复，才能鉴定。

7. 药物敏感性试验时。沙门菌和志贺菌常规仅报告氨苄西林、一种喹诺酮类药和磺胺类药物的敏感试验结果；艰难梭菌引起的腹泻在停用抗生素之后，口服甲硝唑或万古霉素一般可以收到较好的治疗效果，不需作药敏测试；培养出铜绿假单胞菌、金黄色葡萄球菌或者酵母菌过度生长，不需要做药敏试验。

【思考题】

1. 简述埃希菌属和志贺菌属在 SS 和 Mac 平板中的菌落形态。

2. 简述对疑为志贺菌感染的患者如何进行相关的细菌学检验。

（彭奕冰）

实验三十 呼吸道标本的细菌学检验（综合性实验）

【实验目的】

1. 掌握呼吸道标本的常见细菌检验方法。

2. 熟悉呼吸道标本的特殊病原菌检验程序和方法。

3. 掌握常见呼吸道标本的正确采集方法。

【实验器材】

1. 标本 鼻咽拭子、痰液标本。

2. 培养基 血琼脂平板、巧克力琼脂平板、麦康凯琼脂平板及其他特殊培养基和常用生化管等。

3. 试剂 氧化酶试剂、3% H_2O_2、革兰染液、无菌生理盐水等。

4. 其他 二氧化碳孵箱、显微镜等。

【实验方法】

1. 标本采集 在抗生素使用前采集。①咽拭子采集：嘱患者先用清水漱口，由检查者将患者舌向外拉，使悬雍垂尽可能向外牵引，用无菌拭子揩去溃疡或创面浅表分泌物，然后用咽拭子越过舌根到咽后壁式悬雍垂的后侧在红肿或白膜部位反复涂抹数次，但拭子要避免接触口腔和舌黏膜。②鼻咽拭子采集：嘱患者先用清水漱口，用无菌拭子伸入鼻腔至少深 1cm 处，在鼻内病灶边缘部分，先用力旋转拭子，停留 10～15 秒后取出，立即送检。③痰液标本采集：患者自行采样，留痰前用清水反复漱口后，用力自气管深部咳出，吐入无菌痰杯内立即送检。对于无法自行采样的，可采取诱导咳痰、气管吸出法、气管镜采集法和气管或环甲膜穿刺法（主要用于厌氧菌培养）等。

2. 标本运送 及时快速运送，常规培养应在 2 小时内送到实验室立即接种。对疑有脑膜炎奈瑟菌、嗜血杆菌等苛养菌的鼻咽拭子，最好采用运送拭子取样。

3. 标本检验 上呼吸道和下呼吸道标本的细菌学检验程序参见《临床微生物学检验》第3版（中国医药科技出版社）第三十三章。

［上呼吸道标本的检验］

（1）标本接收 肉眼观察标本并记录标本相关性状。

（2）直接显微镜检查

①直接涂片检查：白喉棒状杆菌检查：将咽拭子标本做2张涂片，干燥固定，一张进行阿尔伯特异染颗粒染色，另一张革兰染色。如有革兰阳性棒状杆菌，呈 X、V、Y 等形排列。异染颗粒染色菌体呈蓝绿色，异染颗粒蓝黑色，位于菌体一端或两端，即可作出"找到有异染颗粒的革兰阳性杆菌"的初步报告。

②涂片革兰染色：见革兰阳性、圆形或卵圆形的孢子、有时可见出芽，可报告"找到酵母样孢子"。

（3）分离培养检查

①常规培养需接种血琼脂平板、巧克力琼脂平板、麦康凯琼脂平板，35℃ 5% CO_2 条件孵育 18～24 小时，如发现疑似病原菌（表30－1）菌落，则进行涂片染色观察，选择相应的生化试验及血清学鉴定。如果未生长继续孵育至 48 小时，观察平板记录并报告。

②真菌培养接种显色培养基，35℃培养48小时，记录和报告。

表30－1 呼吸道标本中常见的正常菌群及病原菌

	革兰阳性细菌及真菌	革兰阴性细菌
正常菌群	草绿色链球菌、微球菌、表皮葡萄球菌、四联球菌、白喉以外的棒状杆菌、乳杆菌	脑膜炎和淋病奈瑟菌外的其他奈瑟菌
上呼吸道一般病原菌	化脓性链球菌	
上呼吸道潜在病原菌	肺炎链球菌、金黄色葡萄球菌、厌氧菌、念珠菌、溶血隐秘杆菌、米勒链球菌属、曲霉菌	流感嗜血杆菌、铜绿假单胞菌、肠杆菌科
上呼吸道少见却重要的病原菌	白喉棒状杆菌、百日咳棒状杆菌、副百日咳棒状杆菌	脑膜炎奈瑟菌
下呼吸道一般病原菌	肺炎链球菌	流感嗜血杆菌、卡他莫拉菌
下呼吸道潜在病原菌	大量存在或优势生长的金黄色葡萄球菌、β－溶血性链球菌、念珠菌、曲霉菌	大量存在或优势生长的非发酵菌、肠杆菌科细菌、巴斯德菌、嗜血杆菌、脑膜炎奈瑟菌

③百日咳鲍特菌的培养：将标本直接接种在鲍－金培养基上，置有盖的玻璃缸（缸内加少许水，并在水中加入少许硫酸铜，防止细菌及霉菌生长）中，35℃孵育 3～5 天后，如有细小、隆起、灰白色、水银滴状、不透明、有狭窄溶血环的菌落，应涂片染色观察。如为革兰阴性小杆菌、卵圆形、单个或成双排列，结合菌落特点，可作初步结论。进一步进行血清学凝集、生化反应及荧光抗体染色确认。

④白喉棒状杆菌培养：将标本接种于吕氏血清斜面，35℃孵育 8～12 小时后，如有灰白色或淡黄色的菌落或菌苔生长，取菌落进行革兰染色和异染颗粒染色镜检，如为典型革兰阳性棒状杆菌，明显的异染颗粒，可初步报告"有异染颗粒的革兰阳性棒状杆菌生长"。并进一步转种至亚碲酸钾血琼脂平板划线分离，取纯菌落后进行各项鉴定试验和毒力试验，具体内容参见理论教材相关章节，作出最后鉴定报告"有白喉棒状杆菌生长"。

⑤脑膜炎奈瑟菌培养：将鼻咽拭子接种于无万古霉素的巧克力琼脂平板，35℃ 5%～10% CO_2 环境孵育 18～24 小时，挑选可疑菌落进行氧化酶试验、生化反应和血清学分型，具体内容参见理论教材相关章节。

⑥流感嗜血杆菌培养：将标本接种于血琼脂平板和巧克力琼脂平板，并在血琼脂平板中央直线接种金黄色葡萄球菌（或在四角点种），35℃ 5% ~ 10% CO_2 环境孵育 24 ~ 48 小时。如有"卫星"现象、水滴样小菌落，为革兰阴性小杆菌，根据对 V、X 因子的营养要求等进行鉴定，具体内容参见《临床微生物学检验》第 3 版（中国医药科技出版社）第十六章。

[下呼吸道标本的检验]

（1）标本接收　肉眼观察标本并记录标本相关性状。肉眼观察下呼吸道标本多为咳出的痰液，选取脓血性的痰液用于细菌学检验。异常恶臭的脓性痰，常见于肺脓疡患者，而且可能与厌氧菌有关。痰液中有颗粒状、菌块和干酪样物质可能与放线菌和曲霉菌感染有关。

（2）取样本中脓性部分涂片　①确定痰液标本是否适合做细菌培养，采用标本直接涂片镜检，依据低倍镜下观察上皮细胞数目的多少来判定（每低倍视野中≤10 个鳞状上皮细胞，为符合要求的痰标本，否则视为不合格痰标本）。②初步判定是否有病原菌存在，涂片干燥固定后，进行革兰染色镜检。如发现比较纯的、形态典型、有特殊结构，可初步确定所属菌属或种的细菌，可直接报告。如查见革兰阳性双球菌、矛头状，有明显荚膜时，可报告"痰液涂片查见革兰阳性双球菌，形似肺炎链球菌"。如果不能直接确定菌属或种的细菌，可报告"痰液涂片查见革兰×性×菌"。

（3）涂片检查抗酸杆菌　对临床怀疑结核分枝杆菌感染或需要排除结核分枝杆菌感染的标本，进行痰涂片检查抗酸杆菌，抗酸染色具体操作步骤见相关章节。①直接涂片：在生物安全柜里，取痰液脓性部分涂片，制成厚涂片，自然干燥后固定，进行姜－纳抗酸染色后，用油镜观察。应至少检查 300 个视野或全片。记录发现的红色细菌数量，报告格式见相关章节。②离心集菌涂片：在标本中加入等量 2% NaOH，消化痰液。然后置高压灭菌器 121.3℃ 20 分钟灭菌后，3000r/min 取沉淀涂片，抗酸染色，油镜检查和报告方式同直接涂片。

（4）分离培养　①结核分枝杆菌：参见本书实验十三。将痰液标本进行前处理后的悬液，用无菌吸管加 2 ~ 3 滴于罗－琴培养基或 7H－10 液体培养基中，35℃空气环境孵育至 8 周，每周观察一次。如有淡黄色、干燥、表面不平的菌落生长，则进行涂片抗酸染色，如为抗酸杆菌，结合菌落形态、生长时间、色泽及鉴定试验，可报告"结核分枝杆菌生长"，也可结合菌落数量和生长时间进行报告。8 周后未生长者报告"经 8 周培养无结核分枝杆菌生长"。②嗜肺军团菌培养：取气管分泌物接种于活性炭酵母琼脂（BCYE）或费－高（F－G）平板，35℃ 2.5% CO_2 环境培养，每天用肉眼和显微镜观察，直至第十四天。如有小的、灰白色菌落生长，在 F－G 上的菌落，360nm 紫外光下可见黄色荧光。取已生长的菌落做涂片革兰染色，该菌为不易着色的革兰阴性多形性杆菌，可用嗜肺军团菌的直接荧光抗体染色进行鉴定。③诺卡菌培养：在镜下直接见到革兰阳性或多形的丝状分枝形态可以怀疑其存在，具体内容参见本书实验十二。④支原体培养：具体内容参见本书实验十五。

【结果报告】

1. 实验记录　实验过程中认真观察并做好各项记录，如实填写《临床标本检验实验记录表》（见附录）。

2. 呼吸道标本报告原则

（1）对任何气管镜标本如支气管吸出液（BAsp）、支气管肺泡洗液（BAL）和支气管刷液，必须在标本接收当日通知病房其革兰染色结果。

（2）可用于细菌培养的合格标本为：每低倍视野中≤10 个鳞状上皮细胞及≥25 个白细胞，否则为不合格痰标本。记录不合格痰标本，并发出初步报告："要求重送样本"。

（3）报告呼吸道一般病原菌和少见却重要的病原菌及其药物敏感性试验结果。

（4）对于呼吸道潜在病原菌及其药敏结果，仅在其大量存在或优势生长或口腔正常混合菌丛不存在时才予以报告。从 ICU 和肿瘤病房分离的潜在病原菌均应报告菌种和药敏试验结果。

（5）对于正常菌群失调或白血病、激素治疗期、骨髓移植和囊性纤维化的患者，所有一般潜在的病原菌，即使仅少量存在，都应报告。

3. 呼吸道标本应报告的微生物

（1）只要存在就应报告的微生物　①所有的丝状真菌；②化脓性链球菌；③肺炎链球菌；④流感嗜血杆菌。

（2）在呼吸道标本中大量存在或优势生长应报告的微生物　①β－溶血性链球菌（除 A 群外）；②念珠菌；③需氧革兰阴性杆菌；④副流感嗜血杆菌或其他嗜血杆菌属细菌；⑤巴斯德菌属；⑥铜绿假单胞杆菌；⑦金黄色葡萄球菌。

4. 呼吸道标本阴性报告　呼吸道正常混合菌群生长，未检出致病菌。

【注意事项】

1. 特别对于下呼吸道标本应记录其是否为：唾液（清亮、起泡沫和水样标本，应拒收）；黏液样（清亮且有黏性）；黏液脓性；化脓性（不透明的黄色或绿色）；带血的。

2. 报告的细菌应根据其在平板上生长菌落占所有菌落的比例来注明在标本中的含量，如"混合菌丛，多量××菌，药敏如下"。未检出致病菌时，应报告"正常菌群"。

3. 不建议用鼻咽拭子标本做常规细菌培养，鼻咽拭子标本主要用于诊断脑膜炎奈瑟菌携带者或百日咳患者。

4. 白喉棒状杆菌引起的白喉是法定传染病，越早诊断对治疗越有利，同时对防止扩散有重要作用。因此需迅速而准确的检验。

【思考题】

呼吸道标本中的一般病原菌和潜在病原菌有哪些？

（彭奕冰）

实验三十一　脑脊液标本的细菌学检验（综合性实验）

【实验目的】

1. 掌握脑脊液标本的细菌学检验程序和方法。

2. 掌握脑脊液标本中真菌的检验方法。

【实验器材】

1. 标本　脑脊液标本 2ml。

2. 培养基　血琼脂平板、巧克力琼脂平板、沙氏葡萄糖琼脂培养基、增菌肉汤等。

3. 试剂　氧化酶试剂、3% H_2O_2、革兰染色液、印度墨汁、0.01% 甲苯胺蓝染液、无菌生理盐水、各种诊断血清和生化反应管。

4. 其他　显微镜、载玻片、盖玻片、离心机、滴管、二氧化碳培养箱等。

【实验方法】

1. 标本采集　怀疑为脑膜炎的患者，在使用抗生素前，由临床医生以无菌方法采集脑脊液 1～3ml 置于无菌管中立即送检。

2. 标本运送　脑脊液标本采集后应于 15 分钟内送至实验室，不可冷藏，有条件者床边接种巧克力琼脂平板后送检，并注意保温。

3. 标本检验　脑脊液标本的细菌学检验程序参见《临床微生物学检验》第 3 版（中国医

笔记

药科技出版社）第三十章。

（1）标本接收　观察并记录脑脊液的物理性状，如澄清、浑浊、脓性、血性等。

（2）直接显微镜检查　浑浊或脓性脑脊液可直接涂片镜检，无色透明的脑脊液应以3000r/min 离心 10～15 分钟后，取沉淀物涂片染色镜检。对疑为新生隐球菌感染患者的脑脊液，应取离心沉淀物进行墨汁染色，并根据染色性质和形态特征初步报告。凡直接涂片查到阳性结果，应以离心沉淀物直接做药敏试验，并将结果报告给临床。

（3）分离培养检查

①普通细菌培养：浑浊的脑脊液标本直接用接种环挑取两环（5µl/环），清亮的脑脊液标本须经1500r/min 离心 15 分钟后，用接种环挑取两环沉淀物，分别接种 35℃预温的血琼脂平板或巧克力琼脂平板，同时将标本接种于增菌肉汤进行增菌，放入 35℃ 5% CO_2 孵箱培养 24～48小时，每日观察生长情况，根据细菌形态、菌落特征及生化试验鉴定；如直接培养阴性，应将增菌肉汤培养物盲传一次，同上述方法培养，确为阴性者方可报告。

②真菌培养：用接种环挑取浑浊标本或经离心的脑脊液沉淀物，接种于 2 个沙氏葡萄糖琼脂平板，注明编号、温度及日期，分别置于 28℃及 37℃培养箱培养 5 天，每日观察培养结果。

③厌氧菌培养：建议直接接种小儿厌氧培养瓶内送检，放置于全自动微生物培养仪培养 5天，如有阳性警报随时把瓶取出，接种厌氧血琼脂平板、巧克力琼脂平板，放置厌氧袋内，35℃培养 5 天，每日观察培养结果。

【结果报告】

1. 实验记录　实验过程中认真观察并做好各项记录，如实填写《临床标本检验实验记录表》（见附录）。

2. 直接显微镜检查

（1）如见革兰阴性、凹面相对、成双排列的球菌，大小和着色深浅不一，位于细胞内或细胞外，可报告"找到革兰阴性双球菌，位于细胞内（外），形似脑膜炎奈瑟菌"。

（2）如见革兰阳性、在菌体周围有明显荚膜的矛头状双球菌，可报告"找到革兰阳性双球菌，形似肺炎链球菌"，或用肺炎链球菌诊断血清做荚膜肿胀试验，若阳性报告"荚膜肿胀试验检出肺炎链球菌"。

（3）如见革兰阴性、多种形态、大小不一、杆状或丝状的细菌，可报告"找到革兰阴性杆菌，呈多形态性"。

（4）如见小而规则、单独或呈 V 形排列、出现于大量单核细胞之间的革兰阳性杆菌，可报告"找到革兰阳性杆菌，形态细小排列规则"。

（5）其他不易识别的细菌，根据形态、排列及染色性，可报告"找到革兰阳（阴）性球（杆）菌"。

（6）经墨汁染色，在黑色背景中看到菌体周围有一圈类似晕轮样透明的荚膜，有时可见到出芽的酵母菌，可报告"墨汁染色找到有荚膜细菌，形似新生隐球菌"。

（7）涂片未见细菌者，报告"涂片革兰染色未找到细菌"或"涂片墨汁染色未找到有荚膜细菌"。

3. 培养阳性结果的报告　凡分离培养出细菌、真菌者，应鉴定到种后，报告"检出××菌"并附药敏试验结果；分离培养出厌氧菌者，应鉴定到种后，报告"检出××菌"。

4. 培养阴性者报告　"培养 3 天无细菌生长"、"培养 5 天无真菌生长"或"培养 5 天无厌氧菌生长"。

【注意事项】

1. 脑膜炎奈瑟菌能产生自溶酶，离体后迅速自溶；肺炎链球菌及流感嗜血杆菌亦易死亡。

因此，脑脊液无论做涂片检验或培养检查，必须于采集后立即送检或做床边接种，否则影响检出率。

2. 天冷时宜将标本置于35℃的条件下保温送检，不可置冰箱冷藏或低温保存，以免病原菌死亡。

3. 流行性脑脊髓膜炎是法定的乙类传染病，从脑脊液中分离并鉴定出脑膜炎奈瑟菌，应按规定报告法定部门。

4. 从脑脊液中分离到的嗜血杆菌以 b 型菌为多，能产生 TEM 型 β – 内酰胺酶，对青霉素耐药。

5. 部分新生隐球菌特别是小荚膜者易与白细胞和红细胞混淆，此时可用0.1%甲苯胺蓝染色法加以区别。新生隐球菌的菌体呈红色圆球状，荚膜不着色，白细胞染成深蓝色，红细胞不着色。

【思考题】

如何对一个疑为新生隐球菌感染的患者进行脑脊液标本细菌学检验？

（彭奕冰）

实验三十二　脓液、创伤感染分泌物、胸腹水及穿刺液标本的细菌学检验（综合性实验）

【实验目的】

1. 掌握脓液、创伤感染分泌物、胸腹水及穿刺液标本中常见细菌的检验方法。

2. 掌握脓液、创伤感染分泌物、胸腹水及穿刺液标本中特殊病原菌的检验方法。

3. 熟悉脓液、创伤感染分泌物、胸腹水及穿刺液标本检验结果的报告与解释。

4. 了解脓液、创伤感染分泌物、胸腹水及穿刺液的采集和运送方法。

【实验器材】

1. 标本　脓液、创伤感染分泌物、胸水、腹水、穿刺液（心包液、关节液、鞘膜液等）。

2. 培养基　血琼脂平板、麦康凯琼脂平板及常用生化鉴定管。

3. 试剂　氧化酶试剂、3% H_2O_2、革兰染液、生化鉴定用试剂、无菌生理盐水等。

4. 其他　生化培养箱、二氧化碳培养箱、酒精灯、火柴、接种针、接种环、玻片、生理盐水、镜油、显微镜等。

【实验方法】

1. 标本采集　在使用抗生素前，或停止用药 1～2 天后，或下次用药前，或选择血药浓度较低时采样。

（1）脓液、创伤感染分泌物

①已破溃脓肿和感染创面：首先用无菌生理盐水拭净病灶表面的污染杂菌，以无菌棉拭子采取脓液及病灶深部的分泌物，也可将沾有脓汁的最内层敷料放入无菌容器内送检。

②封闭性脓肿：用2.5%～3.0%碘伏和75%酒精消毒患部皮肤后，以无菌注射器抽取脓汁及分泌物，注入无菌试管或血培养瓶内送检；也可在切开排脓时，以无菌棉拭采取。疑为厌氧菌感染时，应做床边接种或注入厌氧瓶内（3～10ml）送检。

③瘘管：常用无菌棉拭挤压瘘管，取脓汁或组织碎片放入无菌试管中送检，也可将灭菌纱布塞入瘘管内，次日取出送检。

（2）胸水、腹水、穿刺液（包括心包液、关节液及鞘膜液等）由临床医师以无菌操作抽取。胸腹水抽取 5～10ml，穿刺液等抽取 2～5ml，将抽取的样本注入含有抗凝剂的无菌管或血培养瓶内充分混匀后送检。

2. 标本运送 标本采集后置无菌容器中于 2 小时内送检。

3. 标本检验 脓液、创伤感染分泌物、胸腹水及穿刺液标本的检验程序参见《临床微生物学检验》第 3 版（中国医药科技出版社）第三十一、三十七、三十八章。

（1）直接显微镜检查

①脓液、创伤感染分泌物标本直接涂片，胸腹水、穿刺液等标本 3000r/min 离心 15 分钟后，取沉淀物制片。直接显微镜检查进行相应的染色镜检，通常采用革兰染色和抗酸染色。

②疑为放线菌、奴卡菌感染标本的涂片检查：用接种环挑取脓汁、分泌物或敷料中含有硫磺样颗粒的标本置于洁净的玻片内，覆以盖玻片，轻轻挤压，用低倍镜及高倍镜仔细观察有无菌丝，再进行革兰染色和抗酸染色，观察菌丝形状和染色特性。

（2）常规分离培养 脓液、创伤感染分泌物、胸腹水及穿刺液标本中常见的病原菌见表 32－1。

表 32－1 脓液、创伤感染分泌物、胸腹水及穿刺液标本中的常见病原菌

革兰阳性细菌	革兰阴性细菌	真菌
金黄色葡萄球菌	大肠埃希菌	白念珠菌
A 群链球菌	产气肠杆菌	近平滑念珠菌
肺炎链球菌	肺炎克雷伯菌	热带念珠菌
草绿色链球菌	产碱杆菌	都柏林念珠菌
肠球菌	铜绿假单胞菌	
厌氧链球菌	不动杆菌	
星形诺卡菌	嗜血杆菌	
红斑丹毒丝菌	枸橼酸杆菌	
结核分枝杆菌		

①直接培养：取脓液、创伤感染分泌物接种于血琼脂平板上，置 35℃孵箱培养 18～24 小时，胸腹水、穿刺液等标本 3000r/min 离心 5 分钟，留取沉渣 1ml，混匀后用接种环取沉淀物接种于血琼脂平板上。接种好的平板，置普通孵箱，35℃培养 18～24 小时，观察平板上有无细菌生长。若有菌落生长，挑取菌落做纯培养（若初次分离菌落单一且生长较多时可直接做鉴定）。已纯化的细菌根据菌落形态、革兰染色、氧化酶试验等初步鉴定，再选择相应的生化反应及血清学试验进行菌种鉴定，若选择自动微生物分析系统，按照鉴定仪要求调配菌液浓度，按自动微生物分析仪操作规程操作。

②增菌后培养：在脓液、创伤感染分泌物和离心后的胸腹水、穿刺液标本中加入等量无菌肉汤，混匀置 35℃培养 18～24 小时，如次日标本直接培养已有细菌生长，增菌后培养管的标本不必再转种，如直接培养的平板上无细菌生长，将增菌后标本接种血琼脂平板培养。次日，观察增菌后培养平板上有无细菌生长，若有菌落生长，挑取菌落做纯培养（若分离菌落单一且生长较多时可直接做鉴定）。

③注入血培养瓶的标本：将血培养瓶放入孵箱或血培养仪培养，仪器阳性报警或肉眼观察培养瓶中有疑为细菌生长现象，取培养物接种于血琼脂平板上，划线分离，置 35℃孵箱培养 18～24 小时菌落纯化后进行各项生化鉴定试验和血清学试验。

（3）特殊病原菌培养

①疑为放线菌、奴卡菌感染标本的培养：标本有典型或可疑的硫磺样颗粒，在镜下直接见

到革兰阳性或多变的丝状分枝形态可怀疑放线菌、奴卡菌存在，具体内容参见本书实验十二。

②厌氧培养：可采用直接床边接种标本或采集样本后，将培养物直接注入厌氧增菌培养基中培养，具体内容参见本书实验十四。

③分枝杆菌培养：具体内容参见本书实验十三。

④真菌培养：接种沙氏葡萄糖琼脂培养基，35℃培养，如未生长，孵育至 5 天，记录和报告。

（4）药物敏感性试验　培养阳性标本须做药敏试验，具体内容参见本书第五单元抗菌药物敏感性试验与耐药性检测。

【结果报告】

1. 实验记录　实验过程中认真观察并做好各项记录，如实填写《临床标本检验实验记录表》（见附录）。

2. 直接显微镜检查

（1）根据镜下所见细菌的形态及染色特点，可初步报告："找到革兰×性×菌，形似××菌"；如发现具有芽胞或荚膜的细菌，报告时应注明其大小与位置及疑似××菌，镜检时未发现细菌，可初步报告"直接涂片，未找到细菌"。

（2）对疑有结核分枝杆菌感染的标本，还应做抗酸染色检查，如找到抗酸杆菌，报告"找到抗酸杆菌"。

（3）如有硫磺颗粒，镜检见交织的菌丝，菌丝的末端稍膨大似棒状排列并呈放射状，革兰染色阳性，抗酸染色为阴性，可报告"找到放线菌"；如菌丝末端不膨大成棒状，革兰染色阳性，抗酸染色阳性，可报告"找到奴卡菌"。

3. 培养报告

（1）阳性结果报告　"××菌生长"，并报告药物敏感性试验结果。

（2）阴性结果报告　如观察 48 小时后，无细菌生长，可报告："培养 48 小时后，无细菌生长"；置血培养瓶中标本，培养 7 天仍未发现细菌，报告"培养 7 天无细菌生长"。

【注意事项】

1. 标本采集要严格无菌操作，避免污染。

2. 应在使用抗菌药物前采取标本，应在抗菌药物使用前或停药 1 周后采集标本，如不能停用抗菌药物，应于下次抗菌药物使用前采集。

3. 如果患者局部伤口已用抗菌药物治疗，应彻底清创，并根据需要在培养基内加入相应的拮抗物质（如青霉素酶、对氨基苯甲酸等），以避免出现假阴性结果。

4. 标本采取后应及时检查，如不能立即检验应置冰箱内保存，以防杂菌污染；加入抗凝剂的标本采集后要与抗凝剂充分混匀并及时送检。

5. 需做厌氧培养者，应在床边采样，直接做厌氧培养，避免标本与氧气接触，运送过程也要严格厌氧环境。

【思考题】

脓肿、创伤等部位被厌氧菌感染的表现有哪些？如何进行该类感染患者标本的病原学检验？

（彭奕冰）

附录

一、常用培养基

1. 氨基酸脱羧酶试验培养基

【成分】

蛋白胨　5g　　　　　　　　　　　　1.6%溴甲酚紫酒精溶液　1ml

酵母浸膏　3g　　　　　　　　　　　葡萄糖　1g

蒸馏水　1000ml

【制备方法】

（1）上述成分溶解后，调整 pH 为 6.8，加入指示剂，分为 4 份。

（2）前 3 份按 0.5% 分别加入 L－赖氨酸、L－精氨酸和 L－鸟氨酸（如用 DL－氨基酸应加入 1%），另 1 份为对照。

（3）加入氨基酸后再校正 pH 至 6.8 分装小试管，每管 0.5~1.0ml，121℃灭菌 15 分钟备用。

【用途】鉴定肠杆菌科、弧菌科细菌用。

2. 苯丙氨酸脱氨酶试验培养基

【成分】

NaCl　5g　　　　　　　　　　　　　琼脂　2g

酵母浸膏　3g　　　　　　　　　　　DL－苯丙氨酸　2g

磷酸二氢钠（无水）　1g　　　　　　蒸馏水　1000ml

【制备方法】将上述成分混合，加热溶解。校正 pH 为 7.4 后分装试管，2ml/管。置 115℃灭菌 20 分钟后放置斜面备用。

【用途】用于肠杆菌科细菌的鉴定。

3. BBE（拟杆菌胆汁七叶苷）培养基

【成分】

酪蛋白水解物大豆琼脂　40g　　　　枸橼酸铁铵　0.5g

牛胆汁　20g　　　　　　　　　　　氯化血红素溶液（5mg/ml）　2ml

七叶苷　1g　　　　　　　　　　　庆大霉素溶液（40mg/ml）　2.5ml

蒸馏水　1000ml

【制备方法】将上述各成分溶解，调整 pH 为 7.0，分装后 121℃灭菌 15 分钟，冷至 50℃左右倾注平板。

【用途】用于选择培养和快速鉴定脆弱类杆菌。

4. BCYE 琼脂（活性炭酵母浸出液琼脂）

【成分】

酵母浸膏　10g　　　　　　　　　　活性炭　2g

L－半胱氨酸　0.4g　　　　　　　　可溶性焦磷酸铁盐　0.25g

琼脂　17g　　　　　　　　　　　　蒸馏水　980ml

【制备方法】将上述除 L - 半胱氨酸及焦磷酸铁盐以外的各成分混合，再加入缓冲剂 N - 2 - 乙酰氨基 - 乙氨基乙醇磺酸（ACES）10g，经 121℃灭菌 15 分钟，放水浴中冷却到 50℃。另外分别配制新鲜 L - 半胱氨酸溶液（10ml 蒸馏水中含 0.4g）及焦磷酸铁盐溶液（10ml 中含 0.25g）分别经过滤器除菌，再加入已灭菌的琼脂中，调整 pH 至 6.9，在 50℃时加入 1mol/L 的 KOH 4～5ml。冷却后直接分离培养。还可制成斜面保存菌种。

【用途】用于军团菌的分离培养。

5. 半胱氨酸葡萄糖血培养基

【成分】

营养琼脂　500ml　　　　　　　　　　葡萄糖　5.0g

半胱氨酸　0.5g　　　　　　　　　　　兔血　25.0ml

【制备方法】无菌的营养琼脂加热溶解后，加入葡萄糖及半胱氨酸，经流动蒸汽灭菌 20 分钟，冷至凝固前加入兔血，混合后制作斜面或倾注平板。

【用途】培养孢子丝菌的酵母型。

6. 鲍 - 金培养基

【成分】

马铃薯（去皮切细）　250g　　　　　　琼脂　50～60g

NaCl　9g　　　　　　　　　　　　　　蛋白胨　2g

甘油　20ml　　　　　　　　　　　　　蒸馏水　2000ml

脱纤维羊血或马血、兔血均可（每 100ml 上述基础培养基加入 25～30ml 血液）

青霉素溶液（每 100ml 上述基础培养基加入 25～30U）

【制备方法】

（1）将去皮切碎的马铃薯、NaCl 加蒸馏水 500ml 混合，煮沸至马铃薯煮烂为止，补足失去的水分，用双层纱布过滤，即得马铃薯浸出液。

（2）另将琼脂加水 1500ml，加热溶解后，加入马铃薯浸出液、甘油和蛋白胨。溶解后，矫正 pH 至 7.0。

（3）分装，每瓶 100ml 或每管 15～20ml，121℃灭菌 20 分钟备用，为基础培养基。

（4）临用时，将上述基础培养基加热溶化，冷至 50℃左右，以无菌操作加入无菌脱纤维血液和青霉素溶液，摇匀，倾注平板，凝固后，冷藏备用。尽可能在 4 天内用完，一般不应超过 1 周为宜。

【用途】用于白喉棒状杆菌的分离培养。

7. 疱肉培养基

【成分】

牛肉渣　0.5g　　　　　　　　　　　　牛肉汤　7ml

【制备方法】取制备牛肉浸液剩下的并经过处理的肉渣装于 15mm×150mm 试管内，每管 0.5g，并加入 pH 7.6 的肉汤培养基 7ml，上盖 3～4mm 厚的熔化凡士林。经 121℃灭菌 15 分钟后备用。

【用途】用于厌氧菌的增菌及菌种保存。

8. CCFA（环丝氨酸 - 甲氧头孢菌素 - 果糖）培养基

【成分】

初胨　40g　　　　　　　　　　　　　果糖　6g

Na_2HPO_4　5g　　　　　　　　　　　琼脂　20g

KH_2PO_4　1g　　　　　　　　　　　　NaCl　2g

$MgSO_4$ 0.1g   0.1% 中性红酒精溶液   3ml

环丝氨酸、甲氧头孢菌素   蒸馏水   1000ml

【制备方法】除环丝氨酸和甲氧头孢菌素外，将各种成分加热溶解于蒸馏水中，分装三角烧瓶内，每瓶 100ml，121℃灭菌 15 分钟，冷却至 60℃时加环丝氨酸 50mg/ml、甲氧头孢菌素 160μg/ml，混匀倾注平板。制成的平板置厌氧环境中，1～2 天后使用。

【用途】用于艰难梭菌的选择性培养。

9. 醋酸铅培养基

【成分】

2% 肉汤琼脂   200ml   硫代硫酸钠   0.05g

醋酸铅   10g   蒸馏水   100ml

【制备方法】

（1）先将 10g 醋酸铅加入 100ml 蒸馏水中融化，间歇灭菌或低压灭菌后备用（10% 醋酸铅溶液）。

（2）加热溶化 2% 肉汤琼脂 200ml，加入硫代硫酸钠 0.05g，混合后高温灭菌。

（3）从灭菌器中取出，待冷却至 45℃左右时，无菌操作加入无菌 10% 醋酸铅溶液 1ml，摇匀。

（4）分装小试管，每管约 2ml，直立待冷凝后备用。

【用途】供硫化氢生成试验用。

【注】醋酸铅与硫代硫酸钠不宜久置。

10. DNA 琼脂培养基

【成分】

DNA   2g   胰酶水解酪蛋白   15g

大豆胨   5g   NaCl   15g

琼脂   15g   蒸馏水   1000ml

【制备方法】将上述成分溶解、混合，校正 pH 7.3，121℃灭菌 15 分钟后，倾注平板，4℃冷藏备用。

【用途】用于细菌产 DNA 酶的测定。

11. 20% 胆汁培养基

【成分】

牛胆粉（或胆汁 20ml）   2.0g   去氧胆酸钠   0.1g

胆汁管：蛋白胨酵母葡萄糖（PYG）或乙醇酸盐基础液 100ml

对照管：PYG 或硫乙醇酸盐基础液 100ml

【制备方法】胆汁管的各成分混合，加热溶解，调整 pH 至 7.5，加装小试管每管 2ml。对照管中培养基也调整 pH 至 7.5，115℃灭菌 15 分钟后备用。

【用途】用于厌氧菌的鉴定。

12. 胆汁葡萄糖肉汤

【成分】

猪（或牛）胆汁   500ml   葡萄糖   5g

营养肉汤   500ml

【制备方法】

（1）将葡萄糖溶于营养肉汤内，再分别将葡萄糖肉汤、胆汁 115℃灭菌 15 分钟。

（2）将两液等量混合，分装试管，每管 10ml，无菌试验合格后，贮于 4℃冰箱内备用。

【用途】适于伤寒患者血液增菌培养，每管可接种血液 2.5ml。

13. 胆汁–七叶苷培养基

【成分】

牛肉膏　3g　　　　　　　　　　枸橼酸铁　0.5g

蛋白胨　5g　　　　　　　　　　无水胆汁　40g

七叶苷　1g　　　　　　　　　　蒸馏水　1000ml

【制备方法】将上述成分溶于蒸馏水中，调整 pH 至 6.6，分装试管，每管 2ml，121℃灭菌 15 分钟，备用。

【用途】用于 D 群链球菌、肠球菌及厌氧菌等细菌的鉴定。

14. Elek 平板

【成分】

（1）甲液　胰蛋白胨 4.0g、麦芽糖 0.6g、纯乳酸 0.14ml、蒸馏水 100ml。

（2）乙液　琼脂 3.0g、NaCl 1.0g、蒸馏水 100ml。

【制备方法】

（1）将甲、乙液各成分分别加入蒸馏水中，加热溶解，用脱脂棉过滤后校正 pH 为 7.8。

（2）将甲、乙液等量混合，分装试管，每管 15ml。

（3）置试管于阿诺灭菌器，100℃ 20～30 分钟间歇灭菌，置 4℃备用，使用时将熔化后冷却至 55℃的 Elek 琼脂按 5:1 的量加入无菌正常兔或牛血清，充分混匀后倾注无菌平皿，凝固后即可使用。

【用途】用于白喉棒状杆菌毒素的测定。

15. EMB（伊红美蓝）培养基

【成分】

蛋白胨　10g　　　　　　　　　　琼脂　18g

乳糖　5g　　　　　　　　　　　伊红 Y　0.4g

蔗糖　5g　　　　　　　　　　　美蓝　0.065g

K_2HPO_4　2g　　　　　　　　　　蒸馏水　1000ml

【制备方法】

（1）将蛋白胨、糖类及盐类溶于水，调整 pH 为 7.4。

（2）加入琼脂、染料后混匀，于 115℃灭菌 20 分钟，冷至 50℃倾注无菌平皿，凝固后于冰箱中贮存备用。

【用途】用于分离肠道致病菌。

16. 改良弯曲菌培养基（Campy–BAP）

【成分】

Ⅰ. 蛋白胨　10g　　　　　　　　胰蛋白胨　10g

琼脂粉　15g　　　　　　　　　蒸馏水　1000ml

葡萄糖　1g　　　　　　　　　　NaCl　5g

酵母浸膏　2g　　　　　　　　　重亚硫酸钠　0.1g

Ⅱ. 万古霉素　10mg　　　　　　　多黏菌素 B　2500U

先锋霉素　15mg　　　　　　　两性霉素 B　2mg

脱纤维羊血　50ml　　　　　　　蒸馏水　1000ml

【制备方法】

（1）将成分Ⅱ中 4 种抗生素加入灭菌蒸馏水 5ml 中，混匀。

（2）将成分Ⅰ加热溶解，调整 pH 至 7.0±0.2，分装烧瓶，每瓶 100ml，121℃灭菌 15 分钟，取出后置 55℃水浴中备用。

（3）分别取脱纤维羊血 5ml，4 种抗生素混合液 0.5ml 加入上述 100ml 培养基中，摇匀后倾注平板。

【用途】用于弯曲菌的分离培养。

17. GN 增菌液

【成分】

胰蛋白胨 20g	葡萄糖 1g
甘露醇 2g	枸橼酸钠 5g
去氧胆酸钠 0.5g	磷酸氢二钾 4g
KH_2PO_4 1.5g	NaCl 5g
蒸馏水 1000ml	

【制备方法】

（1）按上述成分配好，加热使之溶解，校正 pH 7.0，分装。

（2）115℃灭菌 15 分钟。

【用途】用于粪便标本中志贺菌属细菌的增菌培养。

18. HAE（嗜血杆菌）培养基

【成分】

哥伦比亚琼脂 39g	羊血 80ml
NAD（辅酶Ⅰ） 1.5g	牛血红素 1.5g
万古霉素 0.5g	克林霉素 0.1g

【制备方法】哥伦比亚琼脂配好后 121℃灭菌 20 分钟，取出加入羊血制成巧克力琼脂平板，冷却至 50℃~55℃时加入其余成分，混匀后倾注平板。

【用途】嗜血杆菌的分离培养。

19. Hugh-Leifson 培养基（O/F 试验用）

【成分】

蛋白胨 2g	NaCl 5g
磷酸氢二钾 0.3g	琼脂 4g
葡萄糖 10g	0.2%溴麝香草酚蓝溶液 12ml
蒸馏水 1000ml	

【制备方法】将蛋白胨和盐类加水溶解后，校正 pH 至 7.2，加入葡萄糖、琼脂煮沸，熔化琼脂。然后加入指示剂，混匀后，分装试管。115℃灭菌 20 分钟。直立凝固备用。

【用途】检测细菌对葡萄糖的发酵类型。

20. 甲苯胺蓝核酸琼脂

【成分】

胰蛋白胨 15g	DNA 2g
植物蛋白胨 5g	NaCl 5g
琼脂 15g	甲苯胺蓝 0.05g
蒸馏水 1000ml	

【制备方法】将上述成分加热溶解，调 pH 至 7.3，于 121℃灭菌 15 分钟，冷至 50℃时倾注平板。

【用途】用于葡萄球菌耐热 DNA 酶的测定。

21. 菊糖发酵培养基

【成分】

蛋白胨　2.5g	无菌血清（兔或牛）　100ml
菊糖　5g	1.6% 溴甲酚紫酒精溶液　3ml
蒸馏水　400ml	

【制备方法】

（1）无菌方法准备好血清。

（2）将血清与蒸馏水按上述比例混合，置于阿诺灭菌器灭菌 15 分钟（以破坏血清中的抗体），冷却。

（3）校正 pH 前加入菊糖，调 pH 至 7.4，以滤纸过滤。

（4）加入 1.6% 溴甲酚紫酒精溶血 3ml。

（5）分装于 13mm×100mm 试管，阿诺灭菌 1 小时，连续 3 日，做无菌试验合格后置 4℃ 冰箱保存。

【用途】用于肺炎链球菌与其他链球菌的鉴别。

22. 碱性蛋白胨水

【成分】

蛋白胨　10g	NaCl　5g
蒸馏水　1000ml	

【制备方法】将上述成分溶解于蒸馏水内，调整 pH 至 8.4，分装试管，每管 5~7ml，121℃ 灭菌 15 分钟，备用。

【用途】霍乱弧菌增菌培养。

23. 碱性琼脂培养基

【成分】

pH 8.4 牛肉膏汤　100ml	琼脂　2g

【制备方法】将琼脂加于肉膏汤中加热熔化，调整 pH 至 8.4，煮沸后分装于烧瓶中，121℃ 灭菌 15 分钟，冷却至 50℃ 左右倾注平板。

【用途】用于分离霍乱弧菌。

24. 枸橼酸盐培养基

【成分】

NaCl　5g	硫酸镁（$MgSO_4 \cdot 7H_2O$）　0.2g
$NH_4H_2PO_4$　1g	K_2HPO_4　1g
枸橼酸钠　5g	琼脂　20g
蒸馏水　1000ml	0.2% 溴麝香草酚蓝溶液　40ml

【制备方法】

（1）将盐类溶解于水内，校正 pH 至 6.8。

（2）加入琼脂，加热熔化后加入指示剂，混合均匀后分装试管，2ml/管，121℃ 灭菌 15 分钟，放成斜面。

【用途】肠杆菌科、非发酵菌等细菌的鉴定。

25. KCN 培养基

【成分】

蛋白胨　10g	Na_2HPO_4　5.64g
NaCl　5g	KH_2PO_4　0.025g
蒸馏水　1000ml	

【制备方法】

（1）将上述成分溶解后分成 2 份，均 121℃灭菌 15 分钟，置冰箱内充分冷却。

（2）将一份按每 100ml 加入 0.5% KCN 溶液 2ml（最终浓度为 1∶10000），分装于无菌试管内，每管 4ml。并立即用无菌硅胶塞塞紧，于 4℃冰箱中保存。

（3）另一份不加 KCN，作为对照，按同样方法、同量分装，冰箱保存备用。

【用途】 用于肠杆菌科细菌的鉴定。

【注】 KCN 为剧毒药，使用时要十分小心，切勿沾染，以免中毒。

26. KIA（克氏双糖铁）培养基

【成分】

蛋白胨　20g	牛肉膏　3g
酵母膏　3g	乳糖　10g
葡萄糖　1g	NaCl　5g
枸橼酸铁铵　0.5g	硫代硫酸钠　0.5g
琼脂　12g	酚红　0.025g
蒸馏水　1000ml	

【制备方法】

（1）将除琼脂和酚红以外的各成分溶解于蒸馏水中，校正 pH 至 7.6。

（2）加入琼脂，加热煮沸以熔化琼脂，再加入 0.2% 酚红水溶液 12.5ml 摇匀。

（3）分装试管，装量宜多些，以便得到比较高的底层，115℃灭菌 20 分钟，放置高层斜面备用。

【用途】 用于肠杆菌科细菌的鉴定。

27. 柯索夫（Korthof）培养基

【成分】

蛋白胨　0.8g	NaCl　1.4g
1% KCl 溶液　4.0ml	1% $NaHCO_3$ 溶液　2ml
1% $CaCl_2$ 溶液　4.0ml	K_2HPO_4　0.18g
NaH_2PO_4　0.96g	灭菌兔血清　100ml
蒸馏水　1000ml	

【制备方法】 除兔血清外，将上述其他成分混合置水浴中 100℃ 30 分钟，调整 pH 至 7.2～7.4，121℃灭菌 30 分钟，冷却后加入兔血清。

【用途】 用于钩端螺旋体的培养。

28. 卵黄琼脂培养基

【成分】

肉浸液　1000ml	蛋白胨　15g
NaCl　5g	琼脂　25～30g
50% 葡萄糖水溶液　2ml	50% 卵黄盐水悬液　15ml

【制备方法】

（1）将上述成分中除葡萄糖水溶液和卵黄盐水悬液外加入肉浸液中，加热熔化，调整 pH 至 7.5，分装每瓶 100ml，121℃高压灭菌 15 分钟。

（2）临用时加热熔化琼脂，冷至 50℃，每瓶内加入 50% 葡萄糖水溶液 2ml 和 50% 卵黄盐水悬液 15ml，摇匀，倾注平板。

【用途】 用于细菌产卵磷脂酶的测定。

29.　L－J（罗氏）培养基

【成分】

谷氨酸钠（纯度95％以上）　7.20g	KH_2PO_4　14g
$MgSO_4 \cdot 7H_2O$　24g	枸橼酸镁　0.6g
丙三醇　12ml	马铃薯淀粉　30g
20g/L孔雀绿水溶液　20ml	新鲜鸡卵液　1000ml
蒸馏水　600ml	

【制备方法】

（1）将盐类成分溶解于蒸馏水后，加马铃薯淀粉，混匀，沸水浴内煮1小时成糊状（不时摇动以防凝块）。

（2）冷却后，加经消毒纱布过滤的新鲜鸡卵液1000ml（包括卵白、卵黄并搅拌均匀）。再加无菌的20g/L孔雀绿水溶液20ml，混匀后分装于无菌中试管内。每管加培养基7ml。

（3）试管加塞后置血清凝固器内，90℃1.5小时间歇灭菌2次后放置成斜面。斜面高度应占试管的2/3。

（4）成品须经35℃24小时，无菌试验合格后，置4℃冰箱保存备用。

【用途】用于结核分枝杆菌的分离培养。

30.　绿脓菌素测定用培养基

【成分】

蛋白胨　20g	$MgCl_2$　1.4g
K_2SO_4　10g	琼脂　18g
甘油（AR）　10g	蒸馏水　1000ml

【制备方法】将蛋白胨、$MgCl_2$和K_2SO_4加入蒸馏水中，加温使其溶解。调pH至7.4，加入琼脂和甘油。加热溶解，分装于试管内。115℃灭菌20分钟。制成斜面备用。

【用途】用于铜绿假单胞菌产色素的测定。

31.　硫酸镁葡萄糖酚红肉汤

【成分】

牛肉粉　50g	酵母浸膏　30g
葡萄糖　80g	蛋白胨　100g
NaCl　50g	PABA　0.5g
$MgSO_4 \cdot 7H_2O$　49.3g	肝素　1mg/瓶
蒸馏水　1000ml	

【制备方法】将上述成分溶解，每瓶分装50ml封口，阿诺灭菌2~3次，无菌试验检验合格后，置室温备用。

【用途】用于血液标本的增菌培养。

32.　吕氏血清斜面

【成分】

100g/L葡萄糖肉汤（灭菌pH 7.4）1份　　小牛血清（或兔、羊、马血清）3份

【制备方法】

（1）用无菌方法将上述成分混合于灭菌三角烧瓶。

（2）用无菌分装于15mm×150mm灭菌试管，每管3~5ml。

（3）将试管斜置于血清凝固器内，间歇灭菌3天，第一天徐徐加热至85℃。维持30分钟，使血清凝固，置35℃温箱内过夜。第二天和第三天再用85℃~90℃灭菌30分钟，取出后置

笔记

4℃备用。

【用途】用于白喉棒状杆菌的分离培养。

33. 细菌 L 型培养基

【成分】

蛋白胨 20g	琼脂 8g
NaCl 40～50g	灭活马血浆 200ml
牛肉浸液 1000ml	

【制备方法】除灭活马血浆外，将上述成分加热溶解于牛肉浸液中，调整 pH 至 7.4～7.6，分装于三角烧瓶中，每瓶 8ml，121℃灭菌 20 分钟，临用时加热熔化并冷至 56℃时加入灭活马血浆 20ml（20%），迅速混匀倾注平板。

【用途】用于细菌 L 型的分离培养。

34. 硫乙醇酸钠肉汤

【成分】

硫乙醇酸钠 0.1g	0.2%美蓝水溶液 0.1ml
琼脂 0.05～0.2g	肉浸汤 100ml
葡萄糖 0.5～1g	

【制备方法】除美蓝外其他成分加于肉浸汤中，加热使其溶解，调整 pH 至 8.0，加入美蓝水溶液，摇匀混合，滤纸过滤后分装试管 10ml/管。115℃灭菌 20 分钟，备用。

【用途】用于厌氧菌的培养。

【注】此培养基厌氧菌及需氧菌均可生长，需氧菌生长在上部，厌氧菌生长在下部（包括专性厌氧菌和兼性厌氧菌）。

35. Mac（麦康凯）培养基

【成分】

蛋白胨 20g	乳糖 10g
NaCl 5g	0.5%中性红水溶液 5ml
胆盐 5g	琼脂 5g
蒸馏水 1000ml	

【制备方法】

（1）除乳糖、中性红外，其余成分加热溶于水中，加 15%氢氧化钠 2ml，调整 pH 至 7.2。

（2）加入乳糖及中性红，115℃灭菌 15 分钟，待冷后倾注平板。贮于 4℃冰箱中。

【用途】用于肠道致病菌的分离培养。

36. 毛发穿孔试验液体培养基

【成分】

100g/L 酵母浸膏（无菌） 1～2 滴	蒸馏水 10ml

【制备方法】将青少年或儿童头发若干剪成 1cm 长，经 115℃灭菌 10 分钟，置于含上述成分的试管中备用。

【用途】用于鉴别红色癣菌与石膏样癣菌，后者可使毛发穿孔。

37. MIU（动力、吲哚、尿素酶）培养基

【成分】

蛋白胨 10g	NaCl 7.5g
葡萄糖 1g	KH_2PO_4 2g
0.4%酚红水溶液 2ml	琼脂 4g

蒸馏水　1000ml

【制备方法】除指示剂外，将上述成分混于水中，加热溶解，矫正 pH 至 7.0，再加入酚红指示剂。115℃灭菌 20 分钟，冷至 50℃左右，以无菌操作加入 20% 尿素溶液 100ml（用滤菌器滤过除菌）。分装于无菌试管中，每管 3ml，凝固后备用。

【用途】用于肠杆菌科细菌的鉴定。

38. M－H 培养基

【成分】

牛肉（做肉浸汤用）　300g	琼脂　17g
蛋白胨　6.0g	NaCl　3g
酪蛋白水解物　17.5g	蒸馏水　1000ml
可溶性淀粉　1.5g	

【制备方法】

（1）将牛肉去脂肪、肌腱后绞碎，加蒸馏水 1000ml，混匀。置冰箱中过夜。

（2）上述成分煮沸 30 分钟，过滤，补足水分至 1000ml，将其他成分加入，调整 pH 至 7.4，121℃灭菌 15 分钟后备用。

【用途】用于药物敏感性试验的琼脂稀释法和扩散法。

39. 明胶培养基

【成分】

蛋白胨　5g	牛肉膏　3g
明胶　120g	蒸馏水　1000ml

【制备方法】将各成分加到蒸馏水中浸泡 20 分钟，随时搅拌加温使之溶解。调 pH 至 7.4，分装于试管内。115℃灭菌 20 分钟，直立制成高层备用。

【用途】用于细菌产明胶酶的测定。

40. 马尿酸钠培养基

【成分】

肉浸汤　100ml	马尿酸钠　1g

【制备方法】将马尿酸钠溶于肉膏汤内，分装试管，并于管壁与液面高度画一条横线，121℃灭菌，20 分钟备用。

【用途】用于 B 群链球菌的鉴定。

41. 牛乳培养基

【成分】

营养琼脂　100ml	乳糖　1g
1% 中性红水溶液　0.3ml	脱脂牛乳　2.5ml

【制备方法】将普通营养琼脂加热熔化，加入乳糖和中性红指示剂，115℃灭菌 20 分钟，待冷至 55℃时加入无菌脱脂牛乳，倾注平板备用，亦可在灭菌前分装试管，10ml/管，灭菌后制成高层基。

【用途】用于检测厌氧菌乳糖发酵和蛋白消化能力。

42. 尿素卵黄双糖琼脂斜面

【成分】

营养琼脂（pH 7.8～8.0）　100ml	1g/L 酚红溶液　2.5ml
200g/L 蔗糖溶液　5ml	100g/L 葡萄糖溶液　1ml
200g/L 尿素溶液　1ml	新鲜鸡蛋黄（无菌取出）　1 个

【制备方法】

（1）取营养琼脂熔化后加入酚红，121℃灭菌15分钟，置70℃水浴中备用。

（2）将蔗糖、葡萄糖、尿素等溶液混匀，加入卵黄1个。混匀后加入上述营养琼脂，充分混匀。

（3）无菌分装制成高层斜面，待凝固后作无菌试验，如仍保持原来的鲜明淡红色即置4℃备用。如培养基已变淡黄色，表示有污染，不可使用。

【用途】 用于白喉棒状杆菌的鉴别培养。

43. PDA（马铃薯葡萄糖琼脂）培养基

【成分】

马铃薯粉 200g	葡萄糖 20g
琼脂 20g	蒸馏水 1000ml

【制备方法】 取马铃薯粉加水1000ml，煮30分钟后用纱布过滤，将滤液补足至1000ml。再加入葡萄糖、琼脂，加热溶解，分装，115℃灭菌20分钟。

【用途】 用于分离培养霉菌、观察菌落的色素等，如红色癣菌菌落呈红色、石膏样癣菌菌落呈无色。

44. PNB（对硝基苯甲酸）培养基

【成分】

对硝基苯甲酸 50ml	L－J培养基 100ml
丙二醇 1ml	

【制备方法】 对硝基苯甲酸用二甲亚砜溶解后加入L－J培养基内，使其最终浓度为PNB 0.5mg/ml，混匀分装，凝固灭菌。

【用途】 用于分枝杆菌的分离培养。

45. 葡萄糖蛋白胨水培养管

【成分】

K_2HPO_4 5g	蛋白胨 7g
葡萄糖 5g	蒸馏水 1000ml

【制备方法】

（1）上述各成分加热溶解后调pH至7.0~7.2。

（2）分装试管，每管2ml，115℃灭菌15分钟，备用。

【用途】 用于甲基红和V－P试验。

46. S.F（亚硒酸盐）增菌液

【成分】

蛋白胨 5g	乳糖 4g
Na_2HPO_4 4.5g	NaH_2PO_4 5.5g
亚硒酸钠 4g	蒸馏水 1000ml

【制备方法】

（1）按上述成分配好，加热溶解，校正pH至7.2。

（2）分装试管每管10ml，115℃灭菌15分钟。

【用途】 用于粪便标本中沙门菌属的增菌培养。

47. 4号琼脂平板

【成分】

蛋白胨 20g	牛肉膏粉 5g
NaCl 5g	无水亚硫酸钠 3g
十二烷基硫酸钠 0.5g	猪胆汁粉 5g

利凡诺　0.03g

庆大霉素　500U

琼脂　15g

蒸馏水　1000ml

【制备方法】将上述物质溶于蒸馏水中，煮沸充分溶解，冷至50℃左右，调整 pH 至8.5±0.2，按每100ml 培养基加入0.05%亚碲酸钾溶液2ml，摇匀立即倾注平皿，待凝固后备用。

【用途】用于霍乱弧菌的选择性分离培养。

48. Skirrow 血琼脂培养基

【成分】

血琼脂基础　40g

多黏菌素 B　2500U

万古霉素　10mg

脱纤维马血　50～70ml

蒸馏水　1000ml

甲氧苄啶　5mg

【制备方法】将血琼脂基础溶于蒸馏水中，115℃灭菌15分钟，冷至50℃左右，加入其他各种成分，混匀，倾注无菌平皿，备用。

【用途】用于弯曲菌的分离培养。

49. SMAC（山梨醇–麦康凯）培养基

【成分】

蛋白胨　17g

胨　3g

猪胆盐　5g

NaCl　5g

琼脂　15g

山梨醇　10g

结晶紫　0.001g

中性红　0.025g

蒸馏水　1000ml

【制备方法】

（1）将上述物质加入蒸馏水中，搅拌加热煮沸至完全溶解，分装三角瓶。

（2）待基础培养基冷至50℃～55℃时，调节 pH 至7.2±0.2，再按每200ml 培养基加入0.05%无菌亚碲酸钾溶液1ml，如需增强对杂菌的抑制作用，可添加0.01mg头孢克肟至200ml培养基中，混匀并倾注灭菌培养皿，凝固后备用。

【用途】用于致病性大肠埃希菌（包括 O157：H7）的分离培养。

【注】O157：H7 在 SMAC 平板上呈淡褐色中心，扁平透明，边缘光滑，菌落直径约2mm。

50. SS 培养基

【成分】

牛肉膏　5g

琼脂　18g

胨　5g

0.5%中性红水溶液　4.5ml

胆盐　8.5～10g

0.1%煌绿溶液　0.33ml

枸橼酸钠　10～14g

乳糖　10g

硫代硫酸钠　8.5～10g

枸橼酸铁　0.5g

蒸馏水　1000ml

【制备方法】

（1）加热溶解琼脂、牛肉膏于蒸馏水中，再用2～3层纱布过滤。

（2）除中性红、煌绿外，其余成分加入已过滤的琼脂内，摇匀溶解，稍微加热。

（3）调整 pH 为7.1，加入中性红、煌绿溶液摇匀，再煮沸一次（无须灭菌）。

（4）待冷至55℃左右，倾注平皿，保存4℃冰箱备用。

【用途】用于分离肠道致病菌。

51. 沙氏培养基

【成分】

蛋白胨　10g

葡萄糖　40g

琼脂　20g	蒸馏水　1000ml

【制备方法】

（1）将上述各成分加热溶解后，调整 pH 至 5.4～6.0，置流通蒸汽内，加热 30 分钟。

（2）加入琼脂后，再加热溶解。

（3）分装，115℃灭菌 20 分钟后倾注平板或制作斜面。

【用途】 用于真菌的分离培养。

52. Sauton（苏通）培养基

【成分】

天门冬素　4.0g	枸橼酸铁铵　0.05g
枸橼酸　2.0g	甘油　60ml
K_2HPO_4　0.5g	$MgSO_4 \cdot 7H_2O$　0.5g
蒸馏水　1000ml	

【制备方法】 将各种成分加热溶解后用氨水调整 pH 至 7.2，过滤后分装于小试管中，每管 3ml，121℃灭菌 20 分钟，待冷后作无菌试验。置冰箱保存备用。

【用途】 用于分枝杆菌的培养。

53. TCBS 培养基

【成分】

蛋白胨　10g	枸橼酸铁　10g
酵母膏粉　5g	溴麝香草酚蓝　0.004g
硫代硫酸钠　10g	琼脂　14g
牛胆盐　8g	蒸馏水　1000ml
蔗糖　20g	

【制备方法】 除指示剂及琼脂外，将各种成分加热溶解于水中。矫正 pH 至 8.6，然后加入指示剂及琼脂，煮沸使之完全溶解，不需要灭菌，直接倾注平板。

【用途】 用于霍乱弧菌的分离培养。

54. 糖发酵培养基（肠杆菌科细菌用）

【成分】

蛋白胨水　100ml	所需的糖、醇、苷类等　1g
16g/L 溴甲酚紫乙醇溶液　2.5ml	蒸馏水　1000ml

【制备方法】

（1）先配制蛋白胨水，校正 pH 至 7.6。

（2）加入相应的糖、醇或苷及指示剂。

（3）分装试管，并放入一个小倒管，再以 115℃灭菌 15 分钟备用。

（4）在不同的糖发酵试管上标以不同颜色，或贴标签作为标记。

【用途】 用于肠杆菌科细菌鉴定。

55. 糖发酵培养基（真菌用）

【成分】

胰蛋白胨　2.0g	NaCl　0.5g
蒸馏水　100ml	0.4% 溴麝香草酚蓝　1.2ml
糖（葡萄糖、乳糖、果糖等）　2.0g	

【制备方法】 上述成分溶于蒸馏水，115℃灭菌 15 分钟，分装备用。

【用途】 用于真菌的糖发酵实验。

56. TM（Thayer – Martin）培养基

【成分】

蛋白胨　15g	玉米粉　1g
K_2HPO_4　4g	KH_2PO_4　1g
NaCl　5g	琼脂　12g
万古霉素　0.3g	多黏菌素 E　0.75g
制霉菌素　125 万 U	三甲氧苄氨嘧啶　0.5g
维生素 B_{12}　0.01g	L – 谷酰胺　10g
P – 氨基苯甲酸　0.012g	腺嘌呤　1g
鸟嘌呤　0.03g	二磷酸吡啶核苷酸　0.25g
硫胺焦磷酸　0.1g	硝酸铁　0.02g
硫胺　0.003g	L – 半胱氨酸　25.9g
L – 胱氨酸　1.1g	葡萄糖　100g
氯化血红素　20g	蒸馏水　1000ml

【制备方法】

（1）制备双倍浓度的基础培养基：将蛋白胨、玉米粉、K_2HPO_4、KH_2PO_4、NaCl、琼脂等溶于 500ml 蒸馏水中（用 1000ml 烧瓶），充分混匀，边加热边搅动直至煮沸，使充分溶解。经 121℃灭菌 15 分钟后冷却至 50℃待用。

（2）将 20g 血红蛋白粉放入研钵，加 20～30ml 蒸馏水研成糊状，逐步加入蒸馏水至 500ml，经 121℃灭菌 15 分钟后冷却至 50℃待用。

（3）VCN 抑菌制备：将上述万古霉素、多黏菌素 E、制霉菌素和三甲氧苄氨嘧啶溶于 10ml 无菌蒸馏水中。配成后应立即用完或贮于 –20℃以下于 2 周内用完。

（4）Iso – Vitalex 增菌剂制备：将上述维生素 B_{12}、L – 谷酰胺、P – 氨基苯甲酸、腺嘌呤、鸟嘌呤、二磷酸吡啶核苷酸、硫胺焦磷酸、硝酸铁、硫胺、L – 半胱氨酸、L – 胱氨酸和葡萄糖溶于 10ml 无菌蒸馏水中。配成后应立即用完或贮于 –20℃以下于 2 周内用完。

（5）以无菌手续将已冷却至 55℃左右的基础培养基、血红蛋白液、增菌剂和抑菌剂混合后倒入平皿，4℃冰箱保存待用。

【用途】用于淋病奈瑟菌的分离培养。

57. 糖同化试验培养基

【成分】

（NH_4）$_2SO_4$　5g	KH_2PO_4　1g
结晶硫酸镁　0.5g	酵母浸膏　0.5g
琼脂　20g	蒸馏水　1000ml

【制备方法】上述成分溶于蒸馏水，高温灭菌，分装备用，将各种碳水化合物制成滤纸片备用。

【用途】用于真菌的糖同化试验。

58. TT（四硫磺酸盐）增菌液

【成分】

蛋白胨　5g	硫代硫酸钠　30g
胆盐　1g	碳酸钙　10g
蒸馏水　1000ml	

【制备方法】

（1）将上述各成分，混合加热溶解，分装试管，10ml/管。115℃灭菌，20 分钟备用。

（2）临用时每管加入碘液 0.2ml，混匀后接种标本。

【用途】用于沙门菌属细菌的增菌培养。

【注】碘液配制方法：碘 6g、碘化钾 5g 溶于 20ml 蒸馏水中，储于具有毛玻璃塞的棕色玻璃瓶中，置于暗处保存。

59. 我妻兔血培养基

【成分】

酵母膏粉　3g	蛋白胨　10g
NaCl　70g	K_2HPO_4　5g
甘露醇　10g	结晶紫　0.001g
琼脂　15g	蒸馏水　1000ml

【制备方法】将上述成分溶于 950ml 蒸馏水中，加热煮沸至完全溶解，分装三角瓶。加热至 100℃，保持 30 分钟，待冷至 46℃ ~ 50℃。校正 pH 至 8.0 ± 0.2，再与 50ml 预先洗涤的新鲜兔血红细胞（含抗凝剂）混合，倾注平板，备用。

【用途】用于副溶血弧菌溶血现象的观察。

60. 溴甲酚紫牛乳培养基

【成分】

新鲜脱脂牛奶　100ml	16g/L 溴甲酚紫溶液　0.1ml

【制备方法】将溴甲酚紫指示剂加入牛奶中。混匀后分装试管，每管约 5ml，于表面加已熔化的凡士林，厚约 5mm。115℃灭菌 20 分钟，经 37℃ 24 ~ 48 小时。无细菌生长即可使用。

【用途】用于厌氧菌的鉴定。

61. 硝酸盐还原培养基

【成分】

蛋白胨　10g	酵母浸膏　3g
硝酸钾　2g	亚硝酸钠　0.05g
蒸馏水　1000ml	

【制备方法】将蛋白胨和酵母浸膏加到蒸馏水中，加热使之溶解，调 pH 至 7.2，煮沸过滤后补足液量，加入硝酸钾和亚硝酸钠，溶解混匀，分装到加有小倒管的试管中。115℃灭菌 20 分钟后备用。

【用途】用于肠杆菌科、非发酵菌等细菌的鉴定。

62. 玉米粉 Tween – 80 琼脂

【成分】

玉米粉　40g	琼脂　20g
蒸馏水　1000ml	Tween – 80　10ml

【制备方法】先将玉米粉混于水中，然后加热 65℃ 1 小时，过滤。补足原水量。然后再加入琼脂及 Tween – 80，灭菌后分装试管或平皿内备用。

【用途】用于观察白假丝酵母菌的厚膜孢子。

63. 亚碲酸钾血琼脂

【成分】

pH 7.6 营养琼脂　100ml	10g/L 亚碲酸钾水溶液　2ml
50g/L 脱氨酸水溶液　2ml	脱纤维羊血或兔血　5 ~ 10ml

【制备方法】将 pH 7.6 营养琼脂熔化，待冷至 50℃左右，加入已灭菌的亚碲酸钾溶液，脱氨酸溶液及脱纤维血液。摇匀后即刻倾注无菌平皿，凝固后置 4℃备用。

【用途】用于白喉棒状杆菌的分离培养。

64. 乙酰胺培养基

【成分】

乙酰胺 10g	NaCl 5g
K_2HPO_4 1.39g	KH_2PO_4 0.73g
硫酸镁（$MgSO_4 \cdot H_2O$） 0.5g	酚红 0.012g（1.2%溶液1ml）
琼脂 20g	蒸馏水 1000ml

【制备方法】除琼脂、酚红外，将其他成分加到蒸馏水中，加热溶解，调pH至7.2，加入琼脂、酚红。121℃灭菌20分钟，倾注平板备用。

【用途】用于非发酵菌特别是铜绿假单胞菌的选择性分离培养。

65. 亚硒酸盐增菌液

【成分】

蛋白胨 5g	乳糖 4.5g
磷酸氢二钠 4.5g	磷酸二氢钠 5.5g
亚硒酸氢钠 4g	蒸馏水 1000ml

【制备方法】先将亚硒酸钠溶于约200ml蒸馏水中（不可加热），再将其他各成分混合于800ml蒸馏水中，加热溶解。将上述两溶液混合，校正pH至7.1，分装试管，每管10ml。流通蒸汽100℃灭菌15～20分钟备用。

【用途】用于标本中沙门菌属细菌的增菌培养。

66. 营养琼脂

【成分】

蛋白胨 10g	牛肉膏 3g
NaCl 5g	琼脂 15～20g
蒸馏水 1000ml	

【制备方法】将除琼脂以外的各成分溶解于蒸馏水中，加入15% NaOH约2ml，校正pH至7.2～7.4，加入琼脂，加热煮沸，使琼脂融化，分装烧瓶，121℃灭菌15分钟。

【用途】用于一般细菌的分离培养。

67. 中国蓝培养基

【成分】

蛋白胨 10g	牛肉膏粉 3g
乳糖 10g	NaCl 5g
琼脂 13g	中国蓝 0.05g
玫红酸 0.1g	蒸馏水 1000ml

【制备方法】将上述成分加入蒸馏水中，搅拌加热煮沸至完全溶解，分装三角瓶，115℃灭菌20分钟，待冷至55℃倾注平板，常温保存备用。

【用途】用于肠道致病菌的选择性分离培养（弱选择性）。

68. 重碳酸盐培养基

【成分】

营养琼脂 1000ml	$NaHCO_3$ 7g

【制备方法】将$NaHCO_3$加入已熔化的营养琼脂基础培养基中，校正pH至7.2～7.4，121℃灭菌15分钟，待冷后倾注平板。

【用途】用于炭疽芽胞杆菌的毒力检测。

笔记

69. 支原体培养基

【成分】

Ⅰ. 牛心消化液 1000ml   NaCl 5g

蛋白胨 10g   琼脂粉 14g

Ⅱ. 无菌马血清或小牛血清（不灭活） 20ml   25%鲜酵母浸出液 10ml

青霉素G溶液（20万U/ml） 0.5ml   20%灭菌葡萄糖溶液 5ml

1%醋酸铊 2.5ml

【制备方法】

（1）将成分Ⅰ各成分溶解，调整pH至7.8~8.0，分装于烧瓶内，每瓶70ml。121℃灭菌15分钟，冷至80℃加入成分Ⅱ，混合后倾注平板。

（2）液体培养基：即上述培养基内不加琼脂，加0.1%酚红水溶液2ml，对于肺炎支原体，培养基内加入1%葡萄糖，肺炎支原体可利用葡萄糖产酸，培养基变成黄色；对于解脲脲原体，培养基内加入1%无菌尿素溶液，解脲脲原体可分解尿素产碱，培养基变成红色；对于人型支原体，培养基内加入1%无菌精氨酸溶液，人型支原体可分解精氨酸产碱，培养基变成红色。

（3）半固体培养基：成分同固体培养基，琼脂含量为0.1%。

（4）双相培养基：在链霉素小瓶中，先加入固体培养基3~5ml，制成斜面，再加入含1%葡萄糖、0.002%酚红和0.001%美蓝的无菌液体培养基3ml。

无菌试验后备用，如有肺炎支原体生长，美蓝被还原，利用葡萄糖产酸，培养基则由紫色变为绿色，进而变为黄色。

【用途】用于支原体的分离培养。

【注】醋酸铊是剧毒药品，须特别注意安全操作。

二、常用染液和试剂

1. Albert染色液

甲液：甲苯胺蓝0.15g、孔雀绿0.2g、冰醋酸1ml、95%乙醇2ml，加蒸馏水至100ml，将甲苯胺蓝和孔雀绿放于研钵内。加95%乙醇研磨使其溶解，然后边研磨边加冰醋酸和水。储存于瓶内，放室温过夜，次日用滤纸过滤后装入棕色瓶中，置阴暗处备用。

乙液：碘液2.0g、碘化钾3.0g，加蒸馏水至300ml，将碘液和碘化钾混合。加入双蒸水少许，充分振摇，待完全溶解后再加双蒸水至300ml。

【用途】用于白喉棒状杆菌异染颗粒染色。

2. 安氏指示剂

NaOH（1N）16.0ml、酸性品红0.1g。将酸性品红加入NaOH溶液中，无菌水补充体积至100ml，室温贮存备用。

【用途】用于白喉棒状杆菌糖分解试验，加入培养基中。如分解糖则由粉色变为黄色。

3. 靛基质试剂

（1）Kovac试剂：对二甲氨基苯甲醛10g、纯戊醇或异戊醇150ml、浓盐酸50ml。先将试剂溶于醇中，缓慢加入盐酸即成。

（2）欧氏（Ehrlich）试剂：对二甲氨基苯甲醛10g、无水乙醇95ml、浓盐酸20ml配法同（1）。

【用途】用于细菌产吲哚的测定。

4. fontana镀银染色液（改良）

固定液：冰醋酸1ml、甲醛2ml、蒸馏水100ml。

媒染液：鞣酸 5ml、石炭酸 1ml、蒸馏水 100ml。

硝酸银液：硝酸银 2g、蒸馏水 100ml。

用时待硝酸银溶解后，滴加 10% 氢氧化铵液，产生褐色沉淀，继续滴加至沉淀溶解，微现乳白色为适度。若液体变清，可加少许 10% 硝酸银矫正。

菌液涂片自然干燥后，固定液固定 1~2 分钟。按流水、无水乙醇、流水、蒸馏水顺序冲洗，晾干；媒染液微加温染色 30 秒或将染液置于 80℃ 水浴中，滴于涂片染色 30 秒，冲洗同前，晾干；银染液染色方法同媒染液，流水、蒸馏水冲洗后晾干。中性树胶封片，显微镜下观察。

【用途】用于螺旋体的染色。螺旋体菌体染为棕褐色，背景无色至浅棕色。

5. 姬美尼兹（Gimenez）染液

甲液：混合 10% 碱性复红酒精溶液（10g 碱性复红溶于 100ml 95% 酒精）100ml、4% 石炭酸溶液（10ml 石炭酸加入 250ml 蒸馏水）250ml 及 650ml 蒸馏水，临用前置 37℃ 48 小时备用。

乙液：pH 7.45 的 0.1M 磷酸盐缓冲液（0.2M NaH_2PO_4 3.5ml，0.2M Na_2HPO_4 15.5ml 及蒸馏水 19ml 混合）。

染色前将甲液 4ml 与乙液 10ml 混合后立即过滤，此液配好后保留理想效果约 48 小时，如时间太久则出现沉淀，须重新用甲、乙两液配制。

丙液：0.8% 孔雀绿水溶液。

【用途】用于立克次体或军团菌的染色。此两种细菌为红色，背影及其他细菌呈绿色。

6. 革兰染色液

【成分】

（1）结晶紫染色液：A 液：结晶紫 20g、95% 乙醇 20ml；B 液：草酸铵 0.8g、蒸馏水 80ml。染色前 24 小时将 A、B 液混合，过滤后装入试剂瓶内备用。

（2）卢戈氏碘液：碘 1g、碘化钾 2g、蒸馏水 300ml。将碘与碘化钾混合并研磨，加入几毫升蒸馏水。使其逐渐溶解，然后研磨。继续加入少量蒸馏水至碘、碘化钾完全溶解，最后补足水量。

（3）95% 酒精。

（4）沙黄复染液：沙黄 0.25g、95% 乙醇 10ml、蒸馏水 90ml。沙黄 2.5g、95% 乙醇 100ml 为贮存液。取贮存液 10ml，加蒸馏水 90ml 为应用液。

【用途】用于染色镜检鉴别革兰阳性和阴性菌。

7. 黑斯染色液（Hiss）

（1）结晶紫染液：取结晶紫饱和乙醇 5ml 与 95ml 蒸馏水混合即成。

（2）200g/L 硫酸铜水溶液。

【用途】用于细菌的荚膜染色。

8. 金胺"O"染液

（1）取金胺"O"0.1g，使之完全溶解在 95% 酒精 10ml 中。另取 3ml 石炭酸加入 87ml 蒸馏水中。将这两液体混合均匀（不必过滤），装入棕色瓶中。置室温保存。

（2）0.5% 盐酸乙醇。

（3）0.5% 高锰酸钾液。

【用途】用于抗酸菌的染色，抗酸菌呈亮黄色荧光。

9. 甲基红指示剂

0.1g 甲基红溶于 300ml 95% 乙醇内，再加入蒸馏水 200ml。

【用途】用于细菌分解葡萄糖产酸能力的测定。

笔记

10. 吉姆萨染液（pH 6.8）

（1）吉姆萨染色液配制：Giemsa 染粉 1g，甘油 31ml，甲醇 45ml。将吉姆萨染粉倾入研钵，加几滴甘油。在研钵内研磨直至无颗粒为止，此时再将全部剩余甘油倒入。放入 60℃ ~65℃ 培养箱中保温 2 小时后，加入甲醇搅拌均匀，保存于棕色瓶中备用。

（2）0.067mol/L pH 6.8 磷酸盐缓冲液（贮存液）：$Na_2HPO_4 \cdot 12H_2O$ 11.81g 或 $Na_2HPO_4 \cdot 2H_2O$ 5.92g、KH_2PO_4 4.5g、蒸馏水 1000ml。

（3）1∶10 pH 6.8 磷酸缓冲液染液（应用液）。

【用途】用于标本或组织中细菌的染色。

11. 抗酸染色液

（1）石炭酸品红液　称取碱性复红 4g，溶于 95% 酒精 100ml 中。配成碱性复红酒精饱和液。取此饱和液 10ml 与 5% 石炭酸水溶液 90ml 混匀得到石炭酸品红液。

（2）3% 盐酸酒精　取浓盐酸 3ml、95% 酒精 97ml 混合即成。

（3）吕氏美蓝称　取美蓝 2g，溶于 95% 酒精 100ml 中，配成酒精饱和液。取此饱和液 30ml，再加入蒸馏水 100ml 及 10% KOH 水溶液 0.1ml 即得到吕氏美蓝染液。

【用途】用于抗酸菌的染色。抗酸菌呈红色，非抗酸菌为蓝色，背景浅蓝色。

12. 美蓝染液

（1）美蓝酒精饱和液 30ml：将 0.3g 美蓝溶于 95% 乙醇 30ml 中。

（2）氢氧化钾溶液 100ml：将 0.01g 氢氧化钾溶于 100ml 蒸馏水中。

将上述两液混合，摇匀。

【用途】用于假丝酵母菌的活细胞染色。

13. Neisser（异染颗粒）染色液

（1）亚甲蓝 100mg 溶于无水乙醇 2ml 中，加入 5% 冰醋酸 98ml，充分混合，过滤。

（2）俾斯麦褐 1g 溶于无水乙醇 10ml 后，加水至 100ml，充分混合，过滤。

【用途】用于异染颗粒染色。如白喉棒状杆菌菌体染成淡黄褐色，异染颗粒呈深蓝色。

14. ONPG 试剂

（1）缓冲液：6.9g $NaH_2PO_4 \cdot H_2O$ 溶于 45ml 蒸馏水中，用 30% NaOH 调整其 pH 为 7.0，再加水至 50ml。保存于 4℃ 冰箱中备用，如出现结晶可加湿溶解。

（2）0.75mol/L ONPG 溶液：80mg ONPG 溶于 15ml 蒸馏水中，再加入缓冲液 5ml。置 4℃ 冰箱中保存。ONPG 溶液应为无色，如出现黄色，应弃之不用。

【用途】用于迟缓发酵乳糖菌株的快速鉴定。

15. PYR 试剂

将 1.0g N, N－二甲基肉桂醛（N, N－dimethylamino－cinnamaldehyde）溶于 50ml 含 25mmol/L TritonX－10 的 10% HCl 溶液中即可。

【用途】用于肠球菌和 D 群链球菌的鉴别。

16. 清洗液

（1）弱液：重铬酸钾 63g、浓硫酸 1000ml、蒸馏水 200ml。

（2）次强液：重铬酸钾 120g、浓硫酸 200ml、蒸馏水 1000ml。

（3）强液：重铬酸钾 100g、浓硫酸 100ml、蒸馏水 1000ml。

配制过程中，可使重铬酸钾溶于水中。有时不能完全溶解，可加热或缓慢加入浓硫酸，加时产热助溶。

【注意】加酸过急产热量过大，易发生危险。配制容器应用陶瓷或塑料制品，玻璃容器会因骤热而发生破裂。配制成清洁液一般呈棕红色。长时间使用后因有机溶剂和水分增多渐变绿色，表明已失效。应重新配制。旧的清洁液仍有一定腐蚀作用，用后严禁乱倾倒。

【用途】用于实验室玻璃器皿的浸泡和清洗。

17. 乳酸酚棉蓝染色剂

石炭酸 20ml、甘油 40ml、乳酸 20ml、蒸馏水 20ml，将这四种成分混合，稍加热溶解。然后加入棉蓝 50mg 混匀，过滤即可。

【用途】用于真菌的活细胞染色。

18. 苏丹黑 B（Sudanblack B）染液

苏丹黑 B 0.5g、70% 酒精 100ml。取一三角烧杯，装入酒精，再加入苏丹黑 B。在水浴中边加热边搅拌，直至沸腾达 2~3 分钟，取出待冷却后过滤。溶液保存于小磨沙瓶中。

【用途】用于嗜肺军团菌的脂肪染色，该菌细胞内有脂肪滴，呈蓝黑色或蓝灰色颗粒。

19. FeCl₃ 试剂

（1）10% $FeCl_3$ 苯丙氨酸脱氨酶（TDA）试剂：将 10g $FeCl_3$ 溶于 1mol/L 的盐酸 100ml 中制成。

【用途】用于细菌产苯丙氨酸脱氨酶的测定。

（2）10% $FeCl_3$ 马尿酸盐水解试剂：$FeCl_3 \cdot 6H_2O$ 12g、2% HCl 100ml。

【用途】用于测定细菌水解马尿酸盐的能力，以区别无乳链球菌和其他链球菌。

20. 苏木精－伊红染液

（1）Delafield's 苏木精染色液配制：苏木精 4g、铵矾（硫酸铝铵）40g、无水乙醇 25ml、蒸馏水 400ml 配制时先把苏木精溶于无水乙醇；铵矾溶于蒸馏水（加热使之完全溶化）。冷却后将两液混合装入瓶中，瓶口包以双层纱布，静置于阳光下或窗前阳光处数天，使苏木精充分氧化，过滤，在滤液中加入甲醇和甘油各 100ml。摇匀再放数日，过滤后备用。

（2）伊红染色液配制：伊红 1g，溶于 99ml 95% 乙醇即成。

（3）其他染色辅助液：90%、80%、70% 乙醇及酸乙醇，酸乙醇则在 70% 乙醇中加入几滴浓盐酸即成。

【用途】用于标本或组织中细菌的染色。

21. 糖发酵缓冲液

硫酸二氢钾 0.01g、硫酸氢二钾 0.04g、氯化钾 0.8g、酚红水溶液 0.2ml。将上述成分加蒸馏水至 100ml，过滤除菌。4℃ 保存备用。

【用途】在糖发酵培养基维持合适的 pH 值。

22. V－P 试剂

（1）Omeara 法：于 100ml 40% KOH 水溶液中加入 0.3g 肌酸即成。

（2）Barritt 法

VPⅠ：5% α－萘酚乙醇（无水）溶液。

VPⅡ：40% KOH 溶液或 40% NaOH 溶液。

【用途】用于细菌 V－P 实验，呈现红色者为阳性反应。

23. 魏曦鞭毛染液

饱和钾明矾液 2ml、石炭酸 5ml、200g/L 鞣酸液 2ml 相混合。临用时加碱性复红乙醇饱和液混合后过夜。次日过滤后使用。此染液以 3 日内使用效果最好。

【用途】用于细菌的鞭毛染色，菌体与鞭毛均呈红色。

24. 硝酸盐还原试剂

硝还Ⅰ：对氨基苯磺酸 0.8g、5mol/L 醋酸 100ml。

硝还Ⅱ：α－萘胺（或二甲基 α－萘胺 0.6g）0.5g、5mol/L 醋酸 100ml。

【用途】用于细菌的硝酸盐还原试验，呈现红色者为阳性反应。

25. 芽胞染色液

甲液：5% 孔雀绿染液。

笔记

乙液：0.5%沙黄染色液。

【用途】用于芽胞染色。芽胞呈绿色，繁殖体呈红色。

26. 氧化酶试剂

1%盐酸四甲基对苯二胺水溶液或1%盐酸二甲基对苯二胺水溶液。盛于棕色瓶中，置4℃冰箱可保存2周。

【用途】用于细菌产细胞色素氧化酶的测定。

27. 茚三酮试剂

称取3.5g茚三酮，溶于100ml 1∶1丙酮和丁醇的混合物液中，摇匀备用。

【用途】用于马尿酸钠水解试验，呈现紫色者为阳性反应。

（彭奕冰）

三、临床标本检验实验记录表

附表1 临床标本检验实验记录表

基本信息	检验者：		联系方法：	得分：	
	标本号：		标本类型：	临床诊断：	
实验记录					
实验时间及步骤	实验内容		结果	初步判断	实验材料
___月___日	1.				
	2.				
	3.				
___月___日	1.				
	2.				
	3.				
___月___日	1.				
	2.				
	3.				
___月___日	1.				
	2.				
	3.				
实验结果					

检出病原菌为：

药敏试验结果：

报告时间：

其他需要说明的问题：

备注："实验材料"一栏可填写本实验所需培养基、试剂及其他物品名称

四、临床微生物实验室常用仪器设备

（一）压力蒸汽灭菌器

根据冷空气排放方式的不同，压力蒸汽灭菌器可分为下排气式压力蒸汽灭菌器和预真空压力蒸汽灭菌器两大类。下排气式压力蒸汽灭菌器是利用重力置换的原理，使热蒸汽在灭菌器中从上而下，将冷空气由下排气孔排出。排出的冷空气由饱和蒸汽取代，利用蒸汽释放的潜热使物品达到灭菌。预真空压力蒸汽灭菌器是利用机械抽真空的方法，使灭菌柜室内形成负压，蒸汽得以迅速穿透到物品内部进行灭菌。

压力蒸汽灭菌器可以使用外来的管道蒸汽，也可以使用与压力蒸汽灭菌器配套的电蒸汽锅炉随时生产蒸汽。小型的下排气式压力蒸汽灭菌器多通过加热灭菌锅内的水并使之产生蒸汽达到灭菌目的，多用于实验室常用中小型物品及小量试剂的灭菌。由于外来管道蒸汽的汽源较充足，适用于较大型的压力蒸汽灭菌器，多用于医院、药厂等量多且体积较大的一些物品的灭菌。通常将容积小于60L的压力蒸汽灭菌器归为小型压力蒸汽灭菌器，在教学实验室多使用便携式压力蒸汽灭菌器。

压力蒸汽灭菌器使用的注意事项如下。

1. 不能使用任何对此高压蒸汽灭菌器灭菌有破坏性的材料和含碱金属成分的物品。否则，灭菌这些物品将会导致爆炸或腐蚀内胆和内部管道，以及破坏密封圈。

2. 含有盐分的液体漏出或溢出时，应及时擦拭干净，否则会腐蚀容器和管道，特别是盖子的密封圈需彻底清洁，以防密封圈快速老化。为有效防止外来的物质或液体进入排汽孔中，所有灭菌物品均应有严格捆扎或包装。灭菌物品放置时互相之间须留有空隙，有利蒸汽穿透，提高灭菌效果。

3. 除蒸馏水外，不要倒任何液体于容器内。要使用配套的盛放器具，不要使用其他篮筐于灭菌器内。高压锅使用前必须检查水位是否达到设备要求安全水位。

4. 每次使用前均应检查盖子的密封圈有无异物粘连，如有异物要及时清除，否则会导致蒸汽泄漏。

5. 在使用压力蒸汽灭菌器的过程中，如有异常发生（有声音发出、闻到气味、冒烟），请立即切断电源，并联系相关维护人员，绝对不许自行处理或擅自改造灭菌器的结构。

6. 在打开灭菌器的盖子之前，确认压力已归于"0/mPa"以下。灭菌后应待温度稍下降后再行取出灭菌物品，以防止烫伤。

7. 不要在爆炸性气体附近使用该仪器。

（二）超净工作台

超净工作台是一种垂直层流型的局部空气净化设备，具有操作方便舒适、工作效率高、预备时间短等特点。其原理为：室内空气经初效过滤，由小型离心风机压入静压箱，再经空气高效二级过滤。从空气高效过滤器出风面吹出的洁净气流具有一定的、均匀的断面风速，可以排除工作区原来的空气。并去除大于0.3μm的尘埃、细菌和真菌孢子等，以形成无菌高洁净的工作环境。工作人员在这样的无菌条件下操作，可以有效保持无菌材料在转移接种过程中不受污染。

超净工作台使用的注意事项如下。

1. 使用前先打开紫外灯照射，紫外线照射时间一般为30分钟。

2. 使用中，有机玻璃罩受到污染，严禁用酒精棉球擦拭，请用含水棉布檫拭。

3. 要保持超净工作台整洁，不要堆积杂物。

4. 使用完毕，勿忘关闭酒精灯，并做好使用记录。

5. 如遇故障，除记录在册外，还应及时与有关人员联系，尽早排除故障。

6. 为保证超净工作台符合无菌要求，应定期由相关工作人员对工作台内空气进行无菌测试并进行相关机械部件的维护。

（三）生物安全柜

在微生物实验室中进行具有传染性/感染性标本或极易形成气溶胶类标本的处置时，应在生物安全柜内进行。按生物安全防范级别的要求，凡达 2～3 级生物安全防范要求的试剂配置或样本的操作，均应在Ⅰ级或Ⅱ级生物安全柜内进行。凡达 4 级生物安全防范要求的，均须在Ⅲ级生物安全柜内进行相应的操作。

生物安全柜使用的注意事项如下。

1. 生物安全柜内为定向气流，人员走动、开窗、关门以及送风系统调整等都可能造成柜内气流受到干扰。因此本设备应置于空气流通性较小的位置，以防安全柜空气屏障的完整性因气流干扰而破坏。

2. 在开始工作以前以及完成工作以后，要清除生物安全柜内表面的污染，并"空载"开机至少 5 分钟以便生物安全柜来完成"净化"的过程。

3. 生物安全柜内所有物品应尽可能地放在工作台后部靠近边缘的位置，前面的进气格栅不能被纸、仪器设备或其他物品阻挡。废弃物盛放容器不应放在安全柜的外面，以免操作过程中双臂频繁进出安全柜。操作人员在移动双臂进出安全柜时，需要小心维持前面开口处气流的完整性。

4. 生物安全柜中不需要紫外灯。如果使用紫外灯，应每周进行灯管的清洁，以除去可能影响其杀菌效果的灰尘和污垢。定期检查紫外线的强度，以确保有足够的照射剂量。

5. 在生物安全柜内应避免使用明火。在对接种针或接种环进行灭菌时，可以使用红外电热灭菌器或微型电炉，而不应使用明火。

6. 一旦在生物安全柜中发生有生物学危害的物品溢出时，应在安全柜处于工作状态下立即进行清理。使用有效的消毒剂，并在处理过程中尽可能减少气溶胶的生成。

7. 生物安全柜在安装或使用一定时间后，应由具有资质的专业人员按照生产商的说明对生物安全柜的运行性能以及完整性进行认证，以检查其是否符合国家及国际的性能标准。

8. 在进行 1 级和 2 级生物安全防范要求操作时，可穿着普通试验服。在进行 3 级和 4 级生物安全防范要求（防护服型实验室除外）操作时，应使用前面加固处理的反背式试验隔离衣以达到更好的防护效果。

（四）光学显微镜

光学显微镜主要包括普通光学显微镜、偏光显微镜、暗视野显微镜、相差显微镜、微分干涉差显微镜、荧光显微镜和激光共聚焦扫描显微境等，其中普通光学显微镜最为常用。

光学显微镜在结构上可分为光学系统和机械装置两个部分。光学系统主要包括目镜、物镜、聚光器、光栅及光源等部分，机械装置主要包括镜筒、镜柱、载物台、镜座、粗细调节螺旋等部分。目镜位于显微镜筒的上方，它除了进一步扩大物镜所形成的实像之外，也限制了眼睛所观察的视野。按放大率分，常用目镜有 5 倍、10 倍和 15 倍三种。常用物镜按放大率分为三类，其中低倍镜（10×）镜头最短；高倍镜（40×）镜头较长；油浸物镜（100×）又称为油镜，镜头最长。此外，在高倍镜和油镜上还常加有一圈不同颜色的线，以示区别。

聚光器位于显微镜台的下方，可会聚来自光源的光线，将光集中于标本，使标本受到光强适度的均匀照射。聚光器的下端装有孔径光栅（光圈）以控制通过物镜光束的强弱。普通光学显微镜的照明光源位于聚光器的下方，为特制的照度均匀的强光灯泡，并且配有可变电阻，可以改变光线的强度。

光学显微镜的目镜和物镜安装在镜筒的两端，它们的距离是固定的。将标本片放在载物台上，旋转粗调螺旋使载物台接近物镜，标本片进入物镜第一焦平面。目镜内即可见标本片内的组织影像，然后用细调螺旋使目镜内的影像清晰即可进行观察。改换放大倍数时就要调换目镜或物镜。

普通光学显微镜物镜的使用范围如下。

1. 低倍镜　低倍镜多用于观察标本或组织的大体结构和染色结果，分辨率较低。

2. 高倍镜　在微生物学中，高倍镜多用于观察不染色的活体细菌及真菌的运动状况，部分体积较大的真菌亦可用高倍镜观察其细胞形态。

3. 油镜　油镜多用于观察染色标本中细菌的染色性质、形态和排列等。

光学显微镜使用的注意事项如下。

1. 持镜时必须是右手握臂、左手托座的姿势，不可单手提取，以免零件脱落或碰撞到其他地方。

2. 轻拿轻放，不可把显微镜放置在实验台的边缘，以免碰翻落地。

3. 保持显微镜的清洁，光学和照明部分只能用擦镜纸擦拭，切忌口吹手抹或用布擦，机械部分用布擦拭。

4. 水滴、酒精或其他药品切勿接触镜头和镜台，如果沾污应立即擦净。

5. 放置玻片标本时要对准通光孔中央，且不能反放玻片，防止压坏玻片或碰坏物镜。

6. 要养成两眼同时睁开的习惯，以左眼观察视野，右眼用以绘图。

7. 不要随意取下目镜，以防止尘土落入物镜。也不要任意拆卸各种零件，以防损坏。

8. 使用完毕后，必须复原才能放回镜箱内。其步骤是：取下标本片，转动旋转器使镜头离开通光孔，下降镜台，下降集光器，关闭光圈，关闭电源，推片器回位，盖上外罩，放回实验台柜内。

（五）酒精灯

酒精灯是以酒精为燃料的加热工具，其外焰加热温度可达 400℃～500℃，在微生物操作中适用于接种针、接种环的灭菌。另外，点燃的酒精灯周围的气体会形成自下而上的环流，造成距离灯芯周围直径约 10cm 范围的无菌环境。此范围内适用于细菌的接种、无菌液体的分装等。

酒精灯使用的注意事项如下。

1. 新灯或旧灯壶内酒精少于其容积 1/2 的都应添加酒精，酒精量以不超过灯壶容积的 2/3 为宜（酒精量太少则灯壶中酒精蒸气过多，易引起爆燃；酒精量太多则受热膨胀，易使酒精溢出，发生事故）。

2. 应在距离明火 1m 以外的地方借助小漏斗添加酒精，以免酒精洒出。严禁在酒精灯未熄灭的情况下添加酒精，以免造成事故。

3. 点燃酒精灯用燃着的火柴或火机，决不可用燃着的酒精灯对火。否则易将酒精洒出，引起火灾。

4. 带有大量细菌的接种针或接种环若直接在外焰中加热，由于菌体的迅速受热膨胀，会造成微量爆炸，使未完全灭菌的菌体溅出。因此，应先用内焰加热，使菌体内的水分充分蒸发，再移至外焰加热至无菌状态。

5. 加热完毕应及时盖灭酒精灯。盖灯帽时，要斜着盖，绝不允许用嘴吹灭。不用的酒精灯必须将灯帽罩上，以免酒精挥发。

6. 不要碰倒自己或别人的酒精灯，万一洒出的酒精在灯外燃烧，可用湿抹布或砂土扑灭。

（彭奕冰）

全国高等医药院校医学检验技术（医学检验）专业规划教材

第三轮修订教材目录

序号	书名	主编	单位
1	临床生物化学检验（第3版）	郑铁生	江苏大学医学院
		鄢盛恺	北京大学中日友好临床医学院
	临床生物化学检验实验指导（第3版）	涂建成	武汉大学中南医院
		李 艳	吉林医药学院
2	临床检验基础（第3版）	刘成玉	青岛大学医学院
		林发全	广西医科大学
	临床检验基础实验指导（第2版）	姜忠信	青岛大学医学院
		王元松	青岛大学医学院
3	临床微生物学检验（第3版）	洪秀华	上海交通大学医学院
		刘文恩	中南大学湘雅医学院
	临床微生物学检验实验指导（第2版）	彭奕冰	上海交通大学医学院
4	临床免疫学检验（第3版）	吕世静	广东医学院
		李会强	天津医科大学
	临床免疫学检验实验指导（第3版）	曾常茜	大连大学医学院
5	临床血液学检验（第3版）	胡翊群	上海交通大学医学院
		童向民	浙江省人民医院
	临床血液学检验实验指导（第2版）	丁 磊	上海交通大学医学院
		王小中	南昌大学医学院
6	临床寄生虫学检验（第3版）	吴忠道	中山大学中山医学院
		汪世平	中南大学湘雅医学院
	临床寄生虫学检验实验指导（第2版）	夏超明	苏州大学基础医学与生物科学学院
7	临床输血学检验（第3版）	胡丽华	华中科技大学同济医学院附属协和医院
	临床输血学检验实验指导（第2版）	胡丽华	华中科技大学同济医学院附属协和医院
8	分子诊断学（第3版）	李 伟	温州医科大学
		黄 彬	中山大学中山医学院
	分子诊断学实验指导（第2版）	金 晶	温州医科大学
		陈 茶	广州中医药大学第二附属医院
9	临床实验室管理（第3版）	王 前	南方医科大学
		邓新立	中国人民解放军总医院
10	临床检验仪器（第2版）	邹 雄	山东大学齐鲁医院
		李 莉	上海交通大学附属第一人民医院